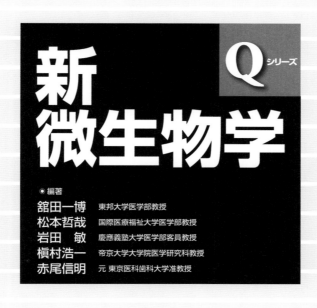

新微生物学

Q シリーズ

● 編著

舘田一博　東邦大学医学部教授
松本哲哉　国際医療福祉大学医学部教授
岩田　敏　慶應義塾大学医学部客員教授
槇村浩一　帝京大学大学院医学研究科教授
赤尾信明　元 東京医科歯科大学准教授

日本医事新報社

執筆者（執筆順　＊は編集）

＊舘田一博　　東邦大学医学部 微生物・感染症学 教授

＊松本哲哉　　国際医療福祉大学医学部 感染症学 教授

　木村聡一郎　東邦大学医学部 微生物・感染症学 准教授

　本田なつ絵　獨協医科大学埼玉医療センター 感染制御部 講師

　吉澤定子　　東邦大学医学部 微生物・感染症学 准教授

　石井良和　　東邦大学医学部 微生物・感染症学 教授

　嵯峨知生　　秋田大学医学部附属病院 中央検査部 医学部講師

　森　伸晃　　独立行政法人国立病院機構東京医療センター 総合内科・院内感染対策室副室長

　小林　了　　元 東京医科大学 微生物学 准教授

＊岩田　敏　　慶應義塾大学医学部 感染症学 客員教授

＊槇村浩一　　帝京大学大学院医学研究科 教授

＊赤尾信明　　元 東京医科歯科大学 国際環境寄生虫病学 准教授

　多屋馨子　　国立感染症研究所 感染症疫学センター 室長

　山口哲央　　東邦大学医学部 微生物・感染症学 助教

　南條友央太　順天堂大学医学部附属浦安病院 呼吸器内科 助教

はじめに

　微生物学・感染症学は，医学のすべての領域に関わる重要な学問です。内科，外科，小児科はもちろんのこと，眼科，皮膚科，泌尿器科，耳鼻科など，どの領域においても感染症患者に遭遇します。

　その感染症の原因となる病原体といえば，細菌からウイルス，真菌，寄生虫と多様であり，覚えておかなければいけない病原体名だけでも軽く 100 を超えてしまいます（今も増え続けています！）。これら病原体の中には人から人に伝播するものも多く，院内感染という視点からも重要となります。また最近では，抗微生物薬に耐性を示す病原体が増加し，社会的な問題となっています。厄介な問題を数多く抱えているだけに，医師になる上で避けては通れない分野であり，またきわめて重要な学問であることをご理解いただけると思います。

　このような状況の中で，微生物学と感染症学の基礎を分かりやすく解説することを目的に本書は作成されました。多岐にわたる微生物の特徴を箇条書きでコンパクトにまとめ，生体防御機構，抗微生物薬，そして臨床上重要な感染症とその病原体に関して概説しています。

　特に，微生物学・感染症学を初めて学ぶ人がイメージしやすいよう，病原体の特徴や，感染症でみられる典型的な臨床像を写真とシェーマで示し，理解を助けることを目指しました。今日，医学分野では膨大な知識の理解と記憶が求められていることから，できるだけシンプルに，そして医師にとって必須と思われる情報を中心にまとめました。

　最後に，お忙しい中ご執筆いただいた先生方，貴重な写真や資料をご提供いただいた先生方に心よりお礼を申し上げます。本書が，微生物学と感染症学の理解を助ける入門書となることを執筆者の一人として祈念しています。

　2021 年 2 月

舘田一博

目 次

6 ウイルス

7 真 菌

8 原虫・蠕虫

9 臨床上重要な感染症の特徴と原因微生物

1 微生物学総論

Q1 微生物学・感染症学の歴史

紀元前	ヒポクラテス 「病気（感染症）は穢れた空気により伝播する」というミアズマ説を提唱
1546	フラカストロ 「伝染病は患者との接触が直接の原因になる」というコンタギオン説を提唱
1674	レーウェンフック 自ら製作した顕微鏡で微生物を観察
1798	ジェンナー 牛痘の接種により痘瘡が予防できることを報告（種痘：免疫療法の始まり）
1861	パスツール 「すべての生物は生物から発生する」という考えのもとに自然発生説を否定。弱毒病原体の接種による感染防御効果を「ワクチン」として提唱
1865	リスター 2%石炭酸による手指消毒で術後感染症が減少することを報告
1876 〜83	コッホ ゼラチン培養法により炭疽菌，結核菌，コレラ菌の分離培養に成功。1884年コッホの4原則を発表

コッホの4原則
1. 原因菌はその疾病のすべての症例から，病巣と関連して見出されなければならない。
2. 原因菌はその疾病のみから見出されなければならない。
3. 原因菌は純培養され，動物に接種された場合，同じ疾病を起こさなければならない。
4. 3の動物から再び同一の細菌が分離されなければならない。

1880	ベーリングと北里柴三郎 破傷風に対する血清療法を報告。北里はさらに1889年破傷風菌，1894年ペスト菌の培養にも成功
1897	志賀潔 赤痢菌を発見（学名 *Shigella*）
1910	エーリッヒと秦佐八郎 梅毒治療薬としてサルバルサンを報告（化学療法学の概念の確立）
1913	野口英世 脳梅毒患者の脳組織中に存在する梅毒トレポネーマを報告
1928	フレミング アオカビの培養液中にグラム陽性菌の発育を阻害する物質（ペニシリン）を発見（化学療法学の夜明け）
1935	ドーマク スルホンアミドの一種であるプロントジールの抗菌作用を報告（サルファ剤の臨床応用）
1940	フローリーとチェイン ペニシリンの単離に成功
1943	ワクスマンら ストレプトマイシンを発見
1950	藤野恒三郎 腸炎ビブリオ菌を発見
1957	梅澤濱夫 カナマイシンを発見

ヒポクラテス

レーウェンフック

ジェンナー

パスツール

リスター

コッホ

ベーリング

北里柴三郎

志賀 潔

エーリッヒ

秦佐八郎

1945年，臨床応用された当時のペニシリンアンプル

フレミング

Q2　寄生虫学の歴史

◉ 19 世紀中頃から 20 世紀初頭にかけて多くの寄生虫の生活史が解明されるとともに植民地医療としての熱帯医学が開花した。

◉ 人体寄生虫の生活史の解明や駆虫薬の開発には多くの日本人研究者の努力があった。

紀元前	ヒポクラテスやアリストテレス，アレクサンドロスは回虫，蟯虫，条虫を観察したが，これらは汗や汚物から発生するという「自然発生」説を唱え，この思想は中世まで続いた
1681	レーウェンフック　自作の顕微鏡を使って自身の糞便中にランブル鞭毛虫を見出した
1758	リンネ　回虫や蟯虫，メジナ虫など多くの寄生虫を観察，記載
1835	パジェット（当時ロンドン医学校学生）　ヒトの横隔膜筋肉内に旋毛虫幼虫を発見
1851	ビルハルツ　血尿を呈したエジプト人患者の剖検で，膀胱から虫卵と雌成虫を発見。のちにビルハルツ住血吸虫と呼ばれるようになった
1863	ドゥマルケ　ハイチ人の陰嚢水腫患者からミクロフィラリアを発見
1876	バンクロフト　バンクロフト糸状虫の発見
1878	マンソン　バンクロフト糸状虫が蚊によって媒介されることを発見
1880	ラベラン　熱帯熱マラリア原虫をヒトの血液中に発見（のちにノーベル賞受賞）
1897	ロス　マラリア原虫がアノフェレス属蚊によって媒介されることを発見（のちにノーベル賞受賞）
1904	桂田富士郎　山梨県甲府市内で飼育されていた猫から日本住血吸虫雄成虫を発見。4 日遅れて藤浪鑑が広島県片山で死亡したヒトの肝臓から雌成虫を発見
1910	小林晴次郎　肝吸虫の第 2 中間宿主を発見
1911	横川定　横川吸虫の第 2 中間宿主を発見
1913	宮入慶之助　日本住血吸虫の中間宿主貝（ミヤイリガイ）を鈴木稔とともに筑後川で発見
1914	中川幸庵　ウェステルマン肺吸虫の第 2 中間宿主サワガニを台湾新竹で発見
1917	吉田貞雄　回虫の幼虫が肺を通過し体内移行することを証明
1917	武藤昌知　横川吸虫と肝吸虫の第 1 中間宿主を発見
1944	野村精策ら　広東住血線虫の人体寄生例を世界で初めて報告
1953	竹本常松ら　回虫駆虫薬カイニン酸を海人草から精製
1979	大村智　静岡県伊東市川奈の土壌中から放線菌 *Streptomyces avermectinius* を分離・培養し，エバーメクチンを発見。糸状虫症や疥癬などに効果のあるイベルメクチンの開発につながる（のちにノーベル賞受賞）

Q3 微生物の種類と特徴

◉ 細菌は，明瞭な核を持たない原核生物である。

◉ 真菌は，寄生虫と同じく真核生物である。

◆ 細菌（マイコプラズマ，クラミジア，リケッチアを含む）は原核生物 prokaryote（核膜なし）の代表である。原核生物は真正細菌 eubacteria（ほとんどすべての病原細菌）と古細菌 archaebacteria に大別される。真核生物 eukaryote（核膜あり）には真菌，原虫・蠕虫，動物などその他の生物が含まれる。

◆ 大部分の細菌はその形態から球菌 coccus，桿菌 bacillus，らせん菌 spirillum に分類される。また，グラム染色性によってグラム陽性菌，グラム陰性菌に大別される。

◆ 抗酸菌 *Mycobacterium*：抗酸性染色で陽性となる菌の総称。結核菌 *M. tuberculosis* がその代表であり，それ以外の抗酸菌は非結核性抗酸菌と呼ばれる。

◆ 真菌 fungi：真核生物に分類される微生物で，アスペルギルス，カンジダ，クリプトコックス，ニューモシスチスなどが重要。カビ mold や酵母 yeast も真菌の一種。表在性皮膚真菌症（いわゆる水虫）から免疫不全宿主にみられる深在性真菌症まで幅広い感染症の原因となる。

◆ 原虫 protozoa：単細胞で光合成を行わない真核生物の一種。マラリア，赤痢アメーバ，トキソプラズマ，トリコモナスが感染症の原因として重要。

◆ 蠕虫 helminth：ヒトに寄生して生きる虫（寄生虫）の一群。多細胞性の真核生物で，条虫類，吸虫類，線虫類に分類される。

◆ マイコプラズマ *Mycoplasma*：細胞壁を持たない真正細菌の一種。人工培地（PPLO 培地）で培養できる最小の微生物。*M. pneumoniae* は若年者の肺炎の重要な原因菌。

◆ クラミジア *Chlamydia*：動物細胞の中でしか増殖できない細菌。ヒトに対して病原性を示すクラミジアとしては *C. trachomatis*（性器クラミジア），*C. psittaci*（オウム病），*C. pneumoniae*（クラミジア肺炎）が重要である。

◆ リケッチア *Rickettsia*：動物細胞の中でしか増殖できない細菌。ダニなどの節足動物を介してヒトに感染する。発疹チフス，日本紅斑熱，ツツガムシ病などの原因。

◆ ウイルス virus：細胞構造を持たない病原体で，宿主細胞内でのみ増殖する。遺伝情報

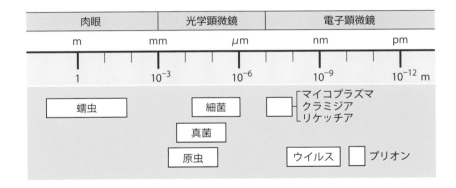

としてDNAまたはRNAのどちらか一方を有し，これが膜で覆われた構造をしている。宿主細胞の酵素や蛋白合成系を利用して増殖する。

◆ プリオン prion：DNA・RNAを含まない蛋白質からなる感染性因子。異常構造を持つ蛋白質が正常構造の蛋白質に作用し，その立体構造を変化させることにより増幅する。牛海綿状脳症（狂牛病）やクロイツフェルト・ヤコブ病の原因。

Q4　感染症の原因としての微生物

● 全身のあらゆる臓器に感染症が起こりうる。

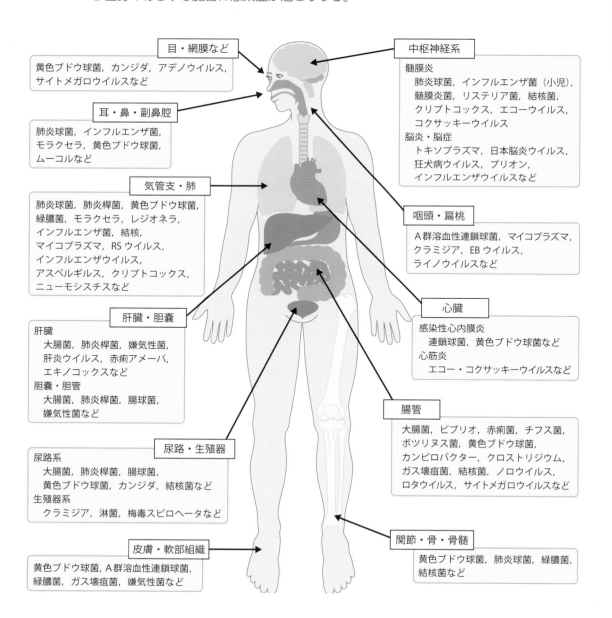

目・網膜など
黄色ブドウ球菌，カンジダ，アデノウイルス，サイトメガロウイルスなど

耳・鼻・副鼻腔
肺炎球菌，インフルエンザ菌，モラクセラ，黄色ブドウ球菌，ムーコルなど

気管支・肺
肺炎球菌，肺炎桿菌，黄色ブドウ球菌，緑膿菌，モラクセラ，レジオネラ，インフルエンザ菌，結核，マイコプラズマ，RSウイルス，インフルエンザウイルス，アスペルギルス，クリプトコックス，ニューモシスチスなど

肝臓・胆嚢
肝臓
　大腸菌，肺炎桿菌，嫌気性菌，肝炎ウイルス，赤痢アメーバ，エキノコックスなど
胆嚢・胆管
　大腸菌，肺炎桿菌，腸球菌，嫌気性菌など

尿路・生殖器
尿路系
　大腸菌，肺炎桿菌，腸球菌，黄色ブドウ球菌，カンジダ，結核菌など
生殖器系
　クラミジア，淋菌，梅毒スピロヘータなど

皮膚・軟部組織
黄色ブドウ球菌，A群溶血性連鎖球菌，緑膿菌，ガス壊疽菌，嫌気性菌など

中枢神経系
髄膜炎
　肺炎球菌，インフルエンザ菌（小児），髄膜炎菌，リステリア菌，結核菌，クリプトコックス，エコーウイルス，コクサッキーウイルス
脳炎・脳症
　トキソプラズマ，日本脳炎ウイルス，狂犬病ウイルス，プリオン，インフルエンザウイルスなど

咽頭・扁桃
A群溶血性連鎖球菌，マイコプラズマ，クラミジア，EBウイルス，ライノウイルスなど

心臓
感染性心内膜炎
　連鎖球菌，黄色ブドウ球菌など
心筋炎
　エコー・コクサッキーウイルスなど

腸管
大腸菌，ビブリオ，赤痢菌，チフス菌，ボツリヌス菌，黄色ブドウ球菌，カンピロバクター，クロストリジウム，ガス壊疽菌，結核菌，ノロウイルス，ロタウイルス，サイトメガロウイルスなど

関節・骨・骨髄
黄色ブドウ球菌，肺炎球菌，緑膿菌，結核菌など

Q5 微生物の培養法

◉ 細菌の培養には，寒天培地あるいは液体培地が用いられる。

◉ 細菌の種類によって，好気培養，嫌気培養，微好気培養を行う。

◆ 寒天培地法は，寒天で固形化された培地を用い，コロニー colony（細菌の集落）を形成させる。液体培地法は，検体を液体培地に接種することにより菌を増殖させ，その存在を推定する（例；敗血症を疑った場合の血液培養など）。

◆ 大気の酸素濃度（約21%）での培養を好気培養 aerobic culture，酸素を含まない状態での培養を嫌気培養 anaerobic culture という。これに対して，微量の酸素（6〜12%）の中で培養する方法を微好気培養 micro-aerobic culture という。嫌気性菌・微好気性菌は大気の酸素濃度で死滅しやすいことから，採取した検体は速やかに移送し，培養を開始することが必要。微好気培養が必要な細菌は，髄膜炎菌，淋菌，カンピロバクター，ヘリコバクターなど。

◆ ある種の細菌を培養するために，他の菌の発育を抑制する成分を添加した培地を選択培地という。これに対して通常の培地には発育しない細菌を対象に，特殊成分を添加した培地を特殊培地という。

選択・特殊培地の成分と対象となる微生物

培　地	選択・特殊成分	目的とする微生物
TCBS 寒天培地	胆汁酸塩，チオ硫酸塩，pH8.8	ビブリオ属細菌
マンニット食塩寒天培地	食塩 7.5%	ブドウ球菌
NAC 寒天培地	セトリマイド，ナリジクス酸	緑膿菌
EF 寒天培地	窒化ナトリウム	腸球菌
スキロー寒天培地	バンコマイシン，ポリミキシン B，トリメトプリム	カンピロバクター，ヘリコバクター
マッコンキー寒天培地	胆汁酸塩，クリスタルバイオレット	グラム陰性桿菌
DHL 寒天培地	胆汁酸塩，チオ硫酸ナトリウム	
コロンビア CNA 寒天培地	コリスチン，ナリジクス酸	グラム陽性球菌
チョコレート寒天培地	X 因子，V 因子	髄膜炎菌，淋菌，インフルエンザ菌
ボルデー・ジャング培地	ジャガイモ抽出液，血液 15%	百日咳菌
CCFA 培地	サイクロセリン，セフォキシチン	ディフィシル菌
BCYE-α 培地	活性炭，L- システイン，ピロリン酸鉄，ACES バッファー	レジオネラ
PPLO 培地	ペニシリン G，酢酸タリウム	マイコプラズマ
小川培地	リン酸二水素カリウム，全卵，マラカイトグリーン	抗酸菌
サブロー培地・ブドウ糖寒天培地	ブドウ糖，ペプトン	真菌全般
NNN 培地	ウサギ脱繊血	トリパノソーマ，リーシュマニア
GAM 培地		嫌気性菌

Q6 微生物の同定法

◉ グラム陽性菌にカタラーゼ試験を行い，陽性（ブドウ球菌属），陰性（連鎖球菌属）を判定する。

◉ グラム陰性桿菌にオキシダーゼ試験を行い，陽性（ブドウ糖非発酵菌），陰性（腸内細菌）を判定する。

◆ 生化学的同定法：分離培養された菌の生化学的性状（糖・蛋白分解能，酵素活性など）から菌種を同定する方法。特にカタラーゼ試験（ブドウ球菌属は陽性，連鎖球菌属は陰性），オキシダーゼ試験（緑膿菌は陽性，腸内細菌は陰性）は迅速かつ簡便な検査法であり，臨床的に重要な細菌群の鑑別に重要である。

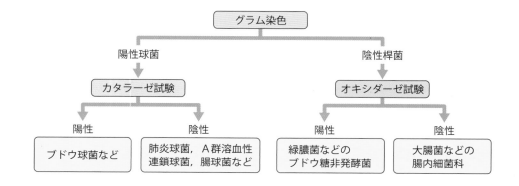

◆ 特異抗体を用いた同定法：病原体特異抗原を抗体で検出する方法。莢膜抗原型（肺炎球菌，インフルエンザ菌など），血清型（大腸菌，赤痢菌，チフス菌など）など。

◆ 遺伝学的同定法：菌種ごとに特異的な遺伝情報として保持されている 16S リボソーム RNA 遺伝子をターゲットとして塩基配列を増幅し，その相同性から菌種を判定する。

Q7 微生物の染色法

◉ グラム染色の染色性と形態から，陽性（厚いペプチドグリカン層，外膜なし），陰性（薄いペプチドグリカン層，外膜あり），球菌，桿菌に分類される。

◆ グラム染色 Gram stain：細菌の染色法として最も重要。ペプチドグリカンが厚く外膜を有しない菌は紫色に（グラム陽性），ペプチドグリカンが薄く外膜を有する菌はピンク色（グラム陰性）に染色される。その形態を合わせて，グラム陽性球菌 / 桿菌，グラム陰性球菌 / 桿菌の 4 種類に分ける。グラム染色法とオキシダーゼ試験，カタラーゼ試験の結果から，臨床的に重要な細菌群を鑑別することができる。

◆ HE 染色 hematoxylin eosin stain：組織の病理学的検討に用いられる染色法。カンジダ，アスペルギルス，クリプトコックスなどは紫色に染色される。またサイトメガロウイルス感染症では特徴的な巨細胞（フクロウの目細胞：owls'eye）が観察される。

グラム染色の方法　☞ Q51 参照
スライドグラスへの菌の塗抹と乾燥・固定
⬇
クリスタルバイオレット染色 1分間（紫色）
⬇
水洗ののち脱色液 1分間
⬇
フクシン液（あるいはサフラニン液）1分間（ピンク色）
⬇
顕微鏡（細胞は 100 倍，菌は 1000 倍油浸で観察）

グラム陽性球菌	グラム陰性桿菌
ブドウ球菌，肺炎球菌 A群溶血性連鎖球菌 腸球菌など	大腸菌，肺炎桿菌 その他の腸内細菌 緑膿菌，セパシア菌など
バシラス，炭疽菌 クロストリジウム リステリアなど	髄膜炎菌 淋菌 モラクセラなど
グラム陽性桿菌	グラム陰性球菌

- ◆グロコット染色：真菌の表層に存在する多糖体を染色する方法。真菌の菌糸が黒色に染色される。

- ◆墨汁染色：クリプトコックスの存在を疑う場合（特に髄膜炎）に使用される。髄液と墨汁を混ぜて顕微鏡で観察する。生体内ではクリプトコックスは厚い莢膜を有することが多く，墨汁染色では莢膜が菌体周囲の透明体として観察される。

- ◆ヒメネス染色：レジオネラ感染症を疑ったときに使用される。グラム染色で染色されず（レジオネラはグラム染色に難染色性），ヒメネス染色で細胞に存在する桿菌が見られた場合にレジオネラ感染症を疑う。

- ◆ディフ・クイック染色：病理検査で使用されるメイ・ギムザ染色の簡易法。ニューモシスチス感染症を疑ったときに使用される。ニューモシスチスの栄養体は染色されるが，シストは染色されないことに注意。

- ◆抗酸菌染色：チール・ネールゼン染色 Ziehl-Neelsen stain が代表的。結核菌などの抗酸菌は外層に脂溶性成分を有し，通常の染色法ではなかなか染色されない。しかし，熱を加えいったん染色されると，酸やアルカリ処理による脱色に抵抗性を示す。この特徴から抗酸菌（acid-fast bacilli）と呼ばれる。

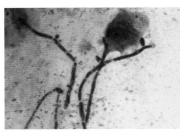

カンジダ：グラム染色

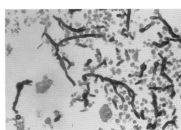

アスペルギルス：グロコット染色

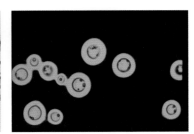

クリプトコックス：墨汁染色

レジオネラ：ヒメネス染色

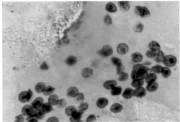

ニューモシスチス：ディフ・クイック染色

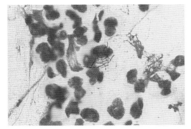

結核菌：チール・ネールゼン染色

Q8　感染症の診断法

◉検体のグラム染色で原因菌が推定できることが多い。

塗抹染色による原因微生物の推定

◆ 一般に感染部位から得られた検体には白血球が多く（100倍で観察），そこにみられた
細菌（1000倍油浸で観察）は原因菌である可能性が高い。白血球内に貪食された細菌
の存在は，原因菌を強く示唆する。

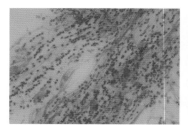 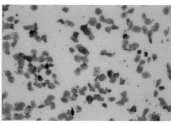 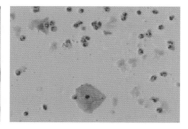

白血球多数
感染部位から得られた検体であること
を示唆

上皮細胞多数
口腔内の唾液・粘液などの成分が多い

上皮細胞と好中球
上皮細胞の核が好中球と同等

◆ 呼吸器検体では，肉眼観察所見（Miller & Jones 分類）と，塗抹染色による上皮細胞と白
血球数の割合（Geckler 分類）で評価する。膿性度が高い検体で，白血球数が多く上皮
細胞数が少ない視野にみられた微生物は原因菌である可能性が高い。
◆ 適切に採取された検体をグラム染色すれば，かなりの確からしさで存在する微生物を推
定することができる。

Miller & Jones 分類

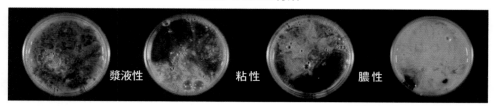

漿液性　　　　粘性　　　　膿性

Geckler 分類

グループ	細胞数 / 1 視野（100 倍）	
	白血球（好中球）	扁平上皮細胞
1	< 10	> 25
2	10 〜 25	> 25
3	> 25	> 25
◎ 4	> 25	10 〜 25
◎ 5	> 25	< 10
6	< 25	< 25

◎：良質な喀痰

グラム染色で推定することができる代表的な細菌

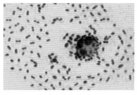
肺炎球菌

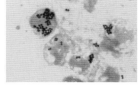
ブドウ球菌

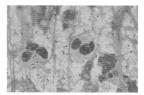
インフルエンザ菌

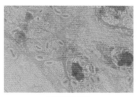
肺炎桿菌

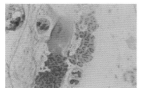
緑膿菌（ムコイド株）

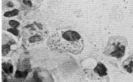
モラクセラ（喀痰）

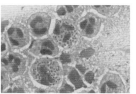
淋菌（尿道分泌物）

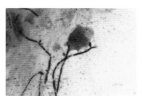
カンジダ

原因微生物の抗原・遺伝子検出

- 咽頭ぬぐい液や鼻腔ぬぐい液を用いてインフルエンザ，アデノウイルス，A群溶血性連鎖球菌などの存在を推定できる。
- レジオネラや肺炎球菌肺炎患者の尿中には病原体特異抗原が排出されており，その検出が診断に有用である。
- ニューモシスチス，カンジダ，アスペルギルスなどの菌体成分である β-D-グルカン，マンナン抗原の検出が真菌感染症の診断に応用されている。
- PCR法などを用いた病原体特異的遺伝子の検出が診断に用いられる。ただし，常在菌として存在するような病原体では遺伝子増幅法は使用できない。

感染症の診断に応用されている病原体抗原検出法

対象病原体	検体	検査法の特徴
インフルエンザ	鼻腔ぬぐい液	15分で診断
アデノウイルス	咽頭ぬぐい液	
A群溶血性連鎖球菌		
マイコプラズマ		
レジオネラ	尿	15分で診断。*L. pneumophila* 血清群1のみ陽性
肺炎球菌	尿・喀痰	15分で診断。小児では偽陽性あり。23種の莢膜型のみ陽性
ディフィシル菌	便	glutamate dehydrogenase によりクロストリディオイデス（クロストリジウム）属菌の存在を確認。トキシンB検出により病原性を確認
クリプトコックス	血清	クリプトコックス莢膜抗原を検出
アスペルギルス		アスペルギルス属真菌のガラクトマンナン抗原を検出

培養検査

- 髄液，胸水，血液，穿刺液などの無菌的な部位から得られた検体から微生物が培養された場合には，その菌が原因菌である可能性が高い。
- 血液培養では皮膚常在菌の汚染に注意する。皮膚汚染菌としては表皮ブドウ球菌，プロピオニバクテリウム，バシラスなどが重要である。
- 血液培養は，2セット4本（好気・嫌気培養ボトルそれぞれ1本を1セットとして2回）を原則とする。採血場所あるいは時間を変えて，静脈血を採取し提出する。複数のボトルから同一菌が分離されれば原因菌の可能性が高い。

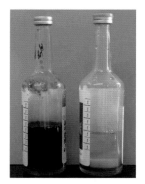

血液培養検査に使用される
液体培地ボトル
（好気性菌用・嫌気性菌用）

血清抗体価測定

- 特異病原体に対する抗体価およびその推移から感染症を診断する。感染後1〜2週間でIgMの増加，2〜4週間後にIgGの増加が観察される。急性期から回復期にかけて4倍以上の抗体価の上昇，あるいは急性期だけでも有意に高い抗体価を示した場合には陽性と判断する。

Q9 生活の中で利用される微生物

◉ 微生物による発酵，あるいは微生物そのものが健康食品として長く利用されている。

食品など	利用される微生物
納豆	バシラス菌による大豆の発酵
ヨーグルト・チーズ	乳酸菌による牛乳の発酵
くさや	コリネバクテリウム・クサヤによる魚の発酵
醤油・味噌・酢	種々の微生物による大豆・米の発酵
日本酒・泡盛	真菌（アスペルギルス），酵母（サッカロマイセス）による米の発酵
整腸剤（ビオフェルミン）	乳酸菌，腸球菌などによる腸内細菌叢の調整

2 微生物に対する生体防御機構

Q10　自然免疫

◎ 感染初期において重要な役割を担う防御機構。

◎ 病原体の種類を選ばず，広く貪食・殺菌を行う。

◆ 自然免疫は感染防御の初動部隊として，侵入してきた微生物の排除にあたる。自然免疫を構成する各要素は，病原体の種類を選ばず広く対応することが可能であり，感染の急性期において特に重要な役割を担っている。

◆ 皮膚のバリアーや胃液，分泌液中のリゾチームやラクトフェリン，常在細菌叢などが，微生物の体内への侵入を防いでいる。これらの防御機構が何らかのきっかけで障害されたとき，感染が起こり得る。

細菌感染 ◆ たとえば，切り傷やカテーテル挿入などにより，皮膚のバリアー機能が障害される。その部位から侵入した菌は，まずは組織に定着し，やがて増殖を始める。増殖した菌は毒素などを産生して周囲の組織を傷害し，生体側の反応として炎症が引き起こされる。

◆ 損傷した細胞が分泌するプロスタグランジンなどのエイコサノイドは，局所の血管透過性を亢進させ，体液が滲出する。体液中に含まれる補体は，細菌など異物の刺激を受けると活性化され，細菌表面に結合し穴を開ける。

◆ さらに菌が増殖すると，炎症局所から産生された IL-8 などのケモカインに反応して好中球やマクロファージが局所に遊走してくる。補体は好中球のレセプターと結合して貪食を促す作用（オプソニン化）を持つ。貪食されてファゴソーム内に取り込まれた菌は，殺菌物質を含むライソソームと融合することで処理される。その後，菌は消化されて細胞外に排出される。

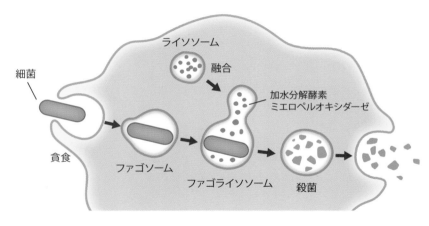

ライソソーム
融合
細菌
加水分解酵素
ミエロペルオキシダーゼ
貪食
ファゴソーム
ファゴライソソーム
殺菌

自然免疫と獲得免疫の特徴

	自然免疫	獲得免疫
対象の範囲	広範囲	病原体に特異的
主な担当細胞	マクロファージ，好中球，NK 細胞	T 細胞，B 細胞，γδ T 細胞，NKT 細胞
反応までの時間	短時間	長時間
ワクチンの効果	なし	あり
対象となる病原体	一般細菌，一部の真菌	ウイルス，結核菌，一部の真菌

注）γδ T 細胞，NKT 細胞は自然免疫にも関与しているといわれている。

- ◆ サルモネラ，リステリア，レジオネラ，結核菌はマクロファージに貪食されてもその細胞内で生き延びることから，細胞内寄生菌と呼ばれる。
- ◆ 菌がうまく処理されなかった場合，マクロファージは TNF-α，IL-1 などの炎症性サイトカインを産生し，自らおよび他の炎症細胞の貪食殺菌能を高めて菌の処理を強化する。さらに時間が経過すると，獲得免疫が誘導され，樹状細胞などから抗原提示を受けた T リンパ球が活性化され，各種のサイトカインを産生し，菌の処理を有効に行う。
- ◆ 菌を処理した好中球などの細胞はやがて死滅し，炎症部位に膿として蓄積し化膿性病変を形成する。その後，組織に吸収されるか，自壊して膿が外部に排泄されると，炎症は軽快し，感染巣は修復されていく。

ウイルス
感染
- ◆ ウイルスによる感染症の場合は，細菌と異なり好中球などによる貪食殺菌が困難である。感染細胞が産生するインターフェロン α が他の細胞に刺激を与えて，ウイルスの増殖ができない状況に変化させる。それでもウイルスが増殖した場合は，引き続き獲得免疫による生体防御機構が中心となってウイルスの排除を行う。

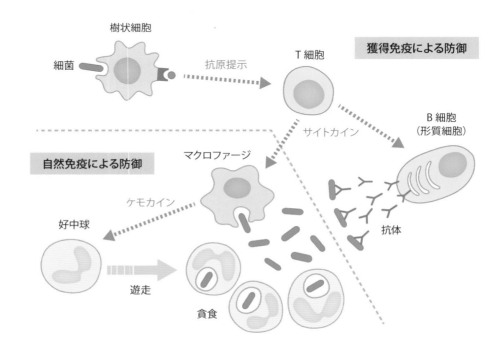

Q11 　獲得免疫

● リンパ球が主役となって行う，抗原特異的な免疫反応。

● B 細胞は液性免疫に関与し，T 細胞は細胞性免疫に関与する。

◆ 獲得免疫は病原体に感染するなどして，その病原体の抗原を認識することで成立する免疫反応であり，感染以前には備わっていない。認識した病原体以外には作用しないため，その病原体に特異的な防御反応である。

◆ 特定の病原体に作用できるため，その作用は効率的であるが，病原体に曝露して免疫反応が起こるまでの時間は，自然免疫に比較して長時間を要する。ただし，過去にその病原体による感染の既往がある場合は，免疫の記憶によって 2 回目以降の感染には早期に対応が可能である。対象となる病原体は，ウイルスや結核菌など細胞内で増殖する病原体を含み，ワクチンによって感染防御効果の向上が期待できる。

液性免疫 ◆ 液性免疫の主体となるのは抗体 antibody である。抗原を認識した B 細胞が活性化し形質細胞となって産生する血漿蛋白質で，免疫グロブリン，γ グロブリンとも呼ばれる。1 つの B 細胞は 1 種類の抗原を認識する抗体しか産生できないため，多様な抗原に対して多くの B 細胞がそれぞれ異なる抗体を産生して対処している。

◆ 抗体の作用は，①毒素の作用を中和する，②細菌の表面に結合し，補体を活性化することで溶菌作用をもたらす，③マクロファージによる貪食を高める（オプソニン作用），などである。

◆ ワクチンの効果として重要なのは，接種した抗原に対する免疫の誘導と抗体の産生であり，抗原に対する抗体価が効果の指標となっている。臨床的には重症感染症の治療に用いられたり，破傷風などに対する抗毒素作用，B 型肝炎ウイルス曝露後の感染予防などを期待して用いられる。

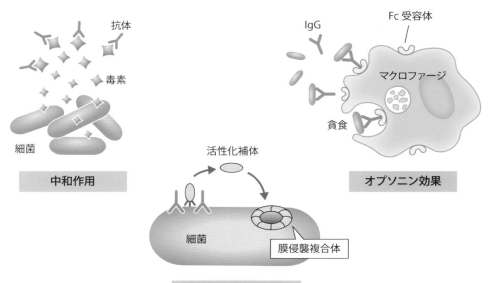

中和作用

オプソニン効果

補体活性化 ➡ 溶菌

2

微生物に対する生体防御機構

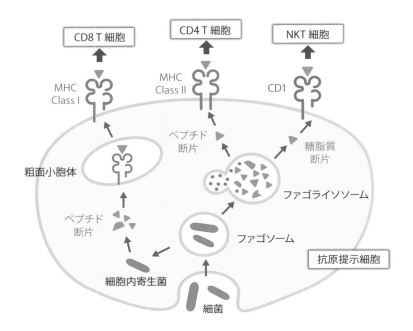

細胞性免疫 ◆細胞性免疫の主体はT細胞であり，微生物など外来抗原を異物として認識すると活性
化される。樹状細胞などの抗原提示細胞が，抗原を主要組織適合遺伝子複合体（major
histocompatibility complex：MHC）分子とともにT細胞に提示して，抗原が認識され
る。CD8 T細胞（キラーT細胞）はMHC Class I 分子を介して，CD4 T細胞（ヘルパー
T細胞）はMHC Class II 分子を介してそれぞれ抗原を認識する。またNKT細胞はCD1
分子を介して抗原を認識する。抗原提示を受けたこれらの細胞は活性化し増殖する。
◆キラーT細胞は感染細胞に直接攻撃を加えて死滅させ，病原体の増殖の場を奪う。
◆ヘルパーT細胞にはいくつかのサブセットがあり，産生するサイトカインが異なる。
Th1リンパ球はキラーT細胞を活性化してパーフォリンなどの細胞傷害性物質を誘導
する。Tfhリンパ球はB細胞を活性化して抗体産生を促す。このようにヘルパーT細胞
は細胞性免疫において司令塔の役割を果たしている。

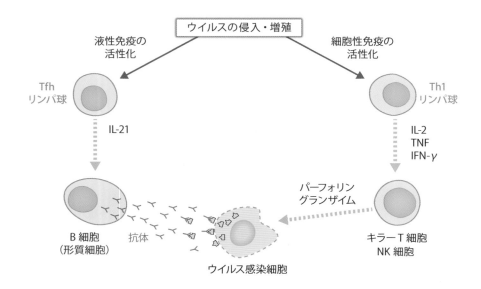

Q12 常在細菌叢による感染防御

◉ 健康な人の皮膚や粘膜表面に生息し，通常は病原性を示さない細菌。

◉ 病原菌の定着・増殖を防いでいる。

◆ 常在細菌叢は皮膚や口腔，消化管，気道，泌尿生殖器など各部位に存在する。これらは単に菌が生体に寄生しているだけでなく，生体にとって有益な存在となっている。たとえば腸内細菌は，ビタミン合成や物質代謝，消化吸収の補助，免疫賦活化などに役立っており，感染防御の点からも重要な役割を担っている。

◆ 生後早期に親から受け渡されたり，食物や環境から体内に入ってきた各種の菌が定着を始め，常在細菌叢を作り上げていく。年齢を経る間に菌叢の内容に変化が生じ，個人差も大きいと考えられている。

◆ 常在細菌叢を構成する細菌の種類は部位によって大きく異なる。特に腸管内は他の部位に比較して非常に多くの常在菌が生息している。成人の場合，その菌量は胃で 10^3/g，小腸で $10^4 \sim 10^6$/g と少ないのに対し，大腸では $10^{10} \sim 10^{11}$/g と非常に多い。

◆ 常在菌は通常は宿主に病原性を示すことはなく，外部から侵入する各種の病原体に対して抵抗性を高めている。たとえば消化管内では，上皮細胞に多くの常在菌が接着して生息しているため，病原菌が粘膜内に定着することは容易ではない。また乳酸菌は乳酸や酪酸を分泌することで，pH を低くして病原菌の増殖を防いでいる。さらに，常在菌の存在により腸管の粘膜免疫が賦活化され，免疫システムの構築に役立っている。

◆ 抗菌薬は病原菌だけでなく，多くの常在菌も死滅させる。常在細菌叢の機能が低下すると，抗菌薬に耐性の菌が容易に増殖しやすい環境が作られ，一部の菌が異常に増殖して病原性を発揮するようになる。*Clostridioides (Clostridium) difficile* は抗菌薬関連下痢症の主要な起因菌であり，抗菌薬投与による選択的な菌の増殖に伴い，毒素を産生して偽膜性腸炎を発症する。

◆ 乱れた常在細菌叢を正常化させる目的で，各種のプロバイオティクス製剤が使用されており，下痢性疾患や抗菌薬投与後などに用いられている。

皮膚および腸管内の主な常在菌（成人）

皮膚常在菌	腸内細菌叢
プロピオニバクテリウム	バクテロイデス
コリネバクテリウム	ユーバクテリウム
ブドウ球菌	ビフィドバクテリウム
連鎖球菌	クロストリジウム
バシラス	ラクトバシラス
クロストリジウム	ストレプトコッカス
カンジダ	ベイオネラ
アシネトバクター	腸内細菌目
	腸球菌

3 感染・発症・伝播形式と対策

Q13 感染，感染症，発症とは

◉病原体が宿主の防御因子を打破もしくは逃れた結果，「感染」が起こる。

◉感染により炎症性変化を伴う病態を「感染症」という。

◆病原体の病原因子と宿主の防御因子とのバランスが崩れ，病原体が宿主に対して何らかの影響を与えた状態を感染 infection と定義する。一方，病原体が宿主細胞に付着・増殖しても宿主に影響を与えない状態を定着 colonization と呼ぶ。

◆宿主の防御因子としては，皮膚のバリア機構，気道粘液や線毛運動，胃腸分泌液によるpH 環境，常在細菌叢，補体因子，貪食細胞などの非特異的防御因子と，免疫グロブリン（抗体）産生などの特異的防御因子とがある。

◆感染により宿主に炎症などの症状が出現することを発症と呼び，その疾患を感染症と呼ぶ。

◆病原体に感染した後，潜伏期を経て明確な炎症症状を伴って発症することを顕性感染と呼ぶ。ときには明確な症状が現れず，きわめて軽い症状で経過することもあり，不顕性感染と呼ぶ。

◆いずれの感染においても宿主の体内に病原体が残留することがあり，その状態を保菌，その宿主を保菌者と呼ぶ。保菌者は他の人に感染の機会を与えるだけでなく，自身の免疫力が低下した場合には感染症を発症することもある。

Q14 微生物の病原因子の種類と特徴

◉病原微生物は，宿主への付着・侵襲因子を持つ。

◉細菌毒素は内毒素と外毒素に分けられ，それぞれ特徴が異なる。

◆感染が成立するためには，病原体が宿主に付着・侵入し，宿主の防御因子を逃れて増殖する必要がある。

◆病原体の宿主組織内への入口を侵入門戸という。粘膜，刺し傷，創傷，口腔・鼻腔，消化管などから侵入するが，宿主の防御因子により排除されることもある。一部の細菌が持つ莢膜や細胞外多糖は，マクロファージなどによる貪食作用に対して抵抗性に働き，防御因子から逃れる手段となっている。

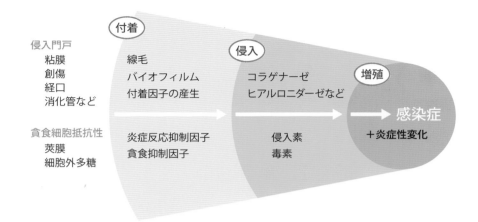

付着因子
◆ グラム陰性菌などが持つ線毛は，宿主粘膜への付着を助ける。そのほか細菌表面にはレクチン，リポタイコ酸などの付着分子が存在する。細菌表面の疎水性は，宿主細胞との相互作用により付着を助ける。

◆ 大腸菌のP線毛は膀胱炎への関与が知られており，A群溶血性連鎖球菌の線毛様構造も宿主細胞のフィブロネクチンへの付着に関与する。このような付着性により，粘液や尿などにより排除されることを防ぐ。また，炎症反応や貪食を抑制する因子を産生し，宿主の防御機構から回避する手段を持つものもいる。

侵襲因子
◆ 感染部位の病原体は周囲の組織を破壊することにより，さらなる侵襲をもたらす。このとき，細胞骨格などを分解する菌体外酵素を産生する。さらに，宿主細胞内へ侵入するためのメカニズムを備えているものもいる。

付着因子	病原体
P線毛	大腸菌
レクチン	クラミジア，マイコプラズマ，赤痢アメーバ
リポタイコ酸	黄色ブドウ球菌
マンナン	カンジダ

菌体外酵素	病原体
ヒアルロニダーゼ	多くのグラム陽性菌
コアグラーゼ	ブドウ球菌
コラゲナーゼ	ガス壊疽菌

毒素
◆ 外毒素 exotoxin：細菌が分泌する蛋白質で，グラム陰性菌・陽性菌に関わらず産生される。通常2つのポリペプチドからなり，1つは宿主細胞の受容体に結合し，他方は毒性を発現する。特に毒性の強いものとしてジフテリア毒素，コレラ毒素，ボツリヌス毒素が知られている。蛋白質なので，加熱により失活する。

◆ 内毒素 endotoxin：グラム陰性菌の外膜を構成するリポ多糖（lipopolysaccharide：LPS）をさす。宿主の体内で菌が破壊されLPSが溶出すると，発熱，ショック（エンドトキシンショック），血栓形成などの症状を引き起こす。

Q15　内因性感染と外因性感染

◉ 起因菌が患者に由来する内因性感染と，環境に由来する外因性感染がある。

◉ 菌交代症や日和見感染症の一部は常在菌による内因性感染である。

◆ **外因性感染**とは，外来性の病原体が原因となった感染症をさす。

◆ **内因性感染**とは，宿主が持つ常在菌により感染症を発症することである。常在細菌叢は生体防御機構の一部として働いているが，種々の要因により宿主の免疫力と常在菌とのバランスが破綻すると，常在菌が病原性を発揮することがある。

◆ 宿主の免疫力が低下したために，常在菌や外来の非病原性の病原体が原因となって発症した感染症を**日和見感染症**という。このとき関与した病原菌が常在菌であれば，内因性感染と同義となる。

◆ 抗菌薬治療により常在細菌叢の中の抗菌薬に対して感受性の高い菌種が減少もしくは消失し，感受性の低い菌種が優位となる現象を**菌交代現象**といい，その菌により新たな感染症を発症した場合を**菌交代症**という。この場合も常在細菌叢由来の感染症であるため，内因性感染といえる。

Q16　感染源と感染経路

◉ 水平感染は個体間，垂直感染は母子間の感染。

◆ **感染源**とは，感染症を起こしうる病原体を保有するヒトや環境をさす。感染したヒトや動物の排泄物，分泌物なども感染源となりうる。

◆ **感染経路**とは，感染源から宿主までの経路を指し，垂直感染と水平感染に分けられる。

水平感染　◆ 個体間で病原体が伝播する経路。経口，飛沫，空気，接触による感染がある。

①**経口感染**：食中毒を含む腸管感染症が関与する。主に水や食品を介して感染するため，間接感染とも考えられる。

②**飛沫感染**：主に呼吸器感染症が関与する。咳・くしゃみ・会話などで生じた飛沫中に病原体が存在し，感染源となる。

③**空気感染**：病原体が存在する飛沫粒子（飛沫核）が小さいために，飛沫感染よりも飛行距離が長くなり，空気中に漂うこととなる。

④**接触感染**：直接病原体や保菌者に触れた場合と，汚染された器具などに触れて感染する場合とがある。

垂直感染　◆ 母親から子に病原体が伝播する経路。

①**経胎盤感染**：胎盤を介して胎児が感染すること。

②**産道感染**：分娩時に産道の粘膜や血液を介して，母体が保有していた病原体に胎児が感染する。特定の病原体が存在している場合には，抗菌薬投与や帝王切開により対処することとなる。

3

感染・発症・伝播形式と対策

③母乳感染：母乳を介して乳児が感染すること。

垂直感染	産道感染	B群連鎖球菌，クラミジア，単純ヘルペスウイルス，B型肝炎ウイルス
	母乳感染	成人T細胞白血病（HTLV-1）
	経胎盤感染	風疹ウイルス，サイトメガロウイルス，梅毒トレポネーマなど
水平感染	経口感染	ノロウイルス感染症，腸管出血性大腸菌感染症など
	飛沫感染	インフルエンザ，マイコプラズマ肺炎，百日咳，風疹など
	空気感染	肺結核，水痘，麻疹
	接触感染	多種に及ぶ（昆虫など媒介動物による感染も含まれる）

Q17　先天性感染症

◉ 主な感染経路は，①経胎盤感染，②上行性感染・産道感染，③母乳感染。

◉ 母体の感染時期により児への影響が異なる。妊娠初期では流死産，器官形成期では奇形，妊娠前半期では子宮内胎児発育遅延（IUGR），妊娠後半期では発達障害や機能障害などがみられる。

◆ 母子感染する病原体はさまざまであるが，胎児に及ぼす影響には共通点も多く，代表的な疾患の頭文字をとって TORCH complex と呼ばれている。

Toxoplasmosis	トキソプラズマ症
Others	梅毒，B型肝炎ウイルス，コクサッキーウイルス，パルボウイルスB19など
Rubella	風疹
Cytomegalovirus	サイトメガロウイルス
Herpes simplex	単純ヘルペスウイルス

風疹　◆ 妊娠初期（特に3ヵ月以内）に風疹に感染すると，経胎盤感染により胎児に先天性風疹症候群を起こすことがある。3大症状は先天性心疾患，難聴，白内障である。ほかに網膜症，肝脾腫，血小板減少，糖尿病，発育遅滞，精神発達遅滞，小眼球など多岐にわたる。

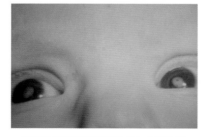

先天性風疹症候群にみられた白内障

サイトメガロウイルス　◆ 妊婦が初感染すると20〜40％に経胎盤感染が生じる。先天性サイトメガロウイルス感染症の約90％は出生時には無症状であるが，後に感音性難聴や神経学的後遺症が出現することがある。

| トキソプラズマ | ◆妊娠中に初感染した場合，母体は通常無症状であるが，約30％が経胎盤感染を起こす。そのうち数％から20％に先天性トキソプラズマ症（脳内石灰化，水頭症，網脈絡膜炎，精神発達遅滞，てんかんなど）を生じる。 |

先天性トキソプラズマ症の眼底
（網脈絡膜炎瘢痕）

梅毒
◆妊婦の梅毒の治療が遅れたりすると，約半数で児に感染する（経胎盤感染）。
◆出産後2年以内に発症する早期先天梅毒では，口周囲の亀裂（Parrot 凹溝）により特徴的な老人様顔貌を呈することがある。バラ疹と呼ばれる皮疹，骨軟骨炎，四肢の仮性麻痺（Parrot 麻痺），肝脾腫，神経梅毒症状などの症状を認める。
◆2年以降に発症する晩期先天梅毒では，角膜実質炎，扁平コンジローマ，ゴム腫，ハッチンソン歯，聴神経障害（内耳性難聴），神経梅毒症状などを呈する。

成人T細胞白血病
◆HTLV-1 は母乳中から経口的に児に移行する。乳幼児期に感染したキャリアが成人後，約5％の頻度で成人T細胞白血病・リンパ腫を発症する。まれに HTLV-1 関連脊髄症を発症することもある。
◆妊婦健診時（妊娠中期以降でも可）に HTLV-1 抗体検査を実施する。

伝染性紅斑
◆ヒトパルボウイルス B19 による感染症で，母体の症状は発疹や関節炎など軽度であるが，約30％が経胎盤感染し，その 1/3 は胎児水腫や胎児死亡などを引き起こす。

B型肝炎ウイルス
◆感染力の強い HBe 抗原陽性妊婦から生まれた児は，ほぼ100％が経胎盤感染し，その 85～90％に持続感染が成立する。
◆妊娠初期の健診時に HBs 抗原検査を実施し，母子感染のリスクを把握する。

HIV
◆経胎盤感染，産道感染，母乳感染が起こりえるため，妊娠中から分娩時，出産後にわたり感染予防対策が必要になる。母子感染予防対策を実施しなかった場合，感染率は 20～30％である。

単純ヘルペスウイルス
◆産道感染（多くは不顕性感染）が約80％。新生児単純ヘルペスウイルス感染症の70％は HSV-2 による。
◆発熱，活気・哺乳力の低下，皮疹などで発症する全身型が最も多い。中枢神経型ではけいれん発作などがみられる。高用量のアシクロビル療法を行う。

ジカウイルス
◆妊婦が感染すると，胎児の小頭症のリスクが高まることが報告されている。
◆ジカウイルスは流行地で蚊によって媒介され，症状はデング熱に類似するが，より軽症である。

Q18 医療関連感染と感染対策

◉感染対策を適切に行うためには，まず標準予防策を徹底し，その上で病原体・感染症に応じた感染経路別予防策を実践する。

◆医療関連感染 healthcare-associated infection とは，①医療現場において患者が新たに罹患した感染症，②医療従事者などが医療現場において罹患した感染症のことであり，近年は在宅ケアなどでの感染を含めた概念となっている。

◆医療関連感染は，人から人へ直接，または医療機器や環境を介して感染する。免疫力の低下した患者，未熟児，高齢者などの易感染患者は，通常の病原微生物のみならず，感染力の弱い微生物によっても医療関連感染を発症する可能性がある。

◆医療関連感染対策は，感染症の発生を未然に防ぐとともに，発生した感染症を制圧することを目標にする。これには，①患者個人における感染症の発生，②患者から患者への感染症の伝播，③職業感染（医療従事者における感染）を防ぐことが含まれる。

標準予防策　◆標準予防策 standard precaution とは，患者の血液・体液や分泌排泄されるすべての湿性物質（尿・痰・便・膿など）は微生物を伝播するおそれがあるとみなして対応することをいう。感染症の有無にかかわらず，病院でケアを受けるすべての患者に適用される予防策である。具体的には，次の 4 つの対策を行う。

① 湿性生体物質で衣類が汚染される可能性があるときはガウンを着用する。

② 飛沫汚染が起こりうるときはマスクやゴーグルを着用する。

③ 湿性生体物質に触れたときは手洗いをする。

④ 湿性生体物質に触れるときは手袋を着用し，使用後には手洗いする。

感染経路別予防策　◆標準予防策だけでは予防することができない感染性の強い，または疫学的に重要な病原体による感染を防止するために，感染経路別の予防策を実施する。

感染経路別予防策

感染経路	予防策
接触感染	①患者は個室に入る（同じ微生物による感染症患者との同室は可能） ②個室に入るときはガウン，手袋を着け退室時にはずす ③手袋をはずした後に手洗いを行う
飛沫感染	①患者は個室に入る（同じ微生物による感染症患者との同室は可能）。 　不可能ならば，他の患者や訪問者との間に少なくとも 1 m の距離をおく ②患者から 1 m 以内での医療行為の際にはマスクやゴーグルを着用する
空気感染	①陰圧に設定され，1 時間に 6 〜 12 回の換気がなされ，室内空気が排出される前に高性能の濾過を受けるように設定された個室に入る。不可能ならば，トイレを備えた個室に入る ②個室のドアは閉じておく ③医療従事者が個室に入るときは，濾過マスク（N95 マスク）を着用する

Q19 消毒と滅菌

◉消毒薬は固有の抗微生物スペクトルを持つため，それぞれの特徴を理解して使用することが重要である。

◆滅菌とは，すべての微生物を殺滅させることである。それに対し消毒とは，生存する微生物の数を減らすために用いられる処置法で，必ずしも微生物をすべて殺滅するものではない。

◆消毒薬は，それぞれ固有の抗微生物スペクトルを持つ。消毒薬を選択する際には，抗微生物スペクトルに留意することが重要である。

◆微生物の消毒薬に対する抵抗性は芽胞が最も強く，結核菌やウイルスがそれに続く。ウイルスの消毒薬抵抗性は，一般にエンベロープの有無によって左右される。エンベロープを持たないノロウイルスなどは抵抗性が強く，エンベロープを持つインフルエンザウイルスなどは抵抗性が弱い。

消毒薬

分類	消毒薬	一般細菌	真菌	抗酸菌	芽胞	ウイルス
高水準消毒	過酢酸	○	○	○	○	○
	グルタラール	○	○	○	○	○
中水準消毒	次亜塩素酸ナトリウム	○	○	○	○	○
	ポビドンヨード	○	○	○	△	○
	イソプロパノール	○	△	○	×	△
	エタノール	○	△	○	×	△
低水準消毒	塩化ベンザルコニウム	○	△	×	×	—*
	グルコン酸クロルヘキシジン	○	△	×	×	—*

○：有効
△：効果は得られにくいが，高濃度や時間をかければ有効な場合がある
×：無効
＊エンベロープを持たないウイルスには無効

Q20 新興・再興感染症

◉ 新興感染症は，1970年代以降に新たに認識されるようになった感染症。

◉ 再興感染症は，かつて流行が下火になったが，近年再び増加してきた感染症。

◆ 感染症の出現と伝播は，宿主と病原菌，そして環境の相互関係に大きく影響される。近年の人口増加と移動，大規模な森林開発や地球温暖化により，未知の病原体や保菌動物あるいは昆虫などに接触する機会が増えている。

◆ 新興感染症とは，1970年代以降に新たに知られるようになった病原体による感染症のことである。腸管出血性大腸菌O157感染症，レジオネラ症，エボラ出血熱，HIV（AIDS），SARS，鳥インフルエンザ，新型コロナウイルス感染症などがある。

◆ 再興感染症とは，かつて流行した感染症のうち，公衆衛生上ほとんど問題とならなくなっていたが，近年再び増加してきた感染症のことである。結核，デング熱，マラリア，狂犬病などがある。コレラやデング熱の再流行は，国際交流の活性化に伴う輸入感染症ととらえることもできる。

◆ わが国においても，通常は遭遇することのないような感染症が国外から持ち込まれ，診断の遅れから不幸な転帰をたどるケースがみられる。新興・再興感染症を見逃さないために，世界的な流行状況や渡航歴には常に留意する必要がある。

主な新興・再興感染症

発見年	病　名	病原体	流行地
1976	エボラ出血熱	エボラウイルス	サハラ以南の熱帯
1976	レジオネラ症（在郷軍人病）	レジオネラ属菌	米国で発見
1978	腎症候性出血熱	ハンタウイルス	ユーラシア大陸
1978	ビブリオ・バルニフィカス	同名菌	海水中に広く分布
1980	ヒト成人T細胞白血病	HTLV-1	日本を中心にアジア
1982	腸管出血性大腸菌感染症	大腸菌O157	全世界
1983	ピロリ菌感染症	ヘリコバクター・ピロリ	
1983	AIDS	HIV	
1986	牛海綿状脳症	プリオン	
1989	C型肝炎	HCV	
1992	新型コレラ	コレラ菌O139	インドで発見
1993	ハンタウイルス肺症候群	ハンタウイルス	米国で集団発生
1997	高病原性鳥インフルエンザ	H5N1	香港
1999	ウエストナイル熱／脳炎	ウエストナイルウイルス	米国
2003	重症急性呼吸器症候群（SARS）	SARSコロナウイルス	中国，香港
2009	インフルエンザA	H1N1（AH1pdm）	メキシコ，米国で発生
2012	中東呼吸器症候群（MERS）	MERSコロナウイルス	中東，ヨーロッパ
2013	鳥インフルエンザA	H7N9	中国
2014	エボラ出血熱	エボラウイルス	西アフリカ
2015	中東呼吸器症候群（MERS）	MERSコロナウイルス	韓国で集団発生
2016	ジカ熱	ジカ熱ウイルス	ブラジル
2020	新型コロナウイルス感染症	SARS-CoV-2	中国で発生し全世界に拡大

Q21　届け出が必要な感染症

◉ 感染症法，予防接種法，食品衛生法，学校保健安全法，検疫法がある。

◉ すべての医師が届出を行う感染症と，指定された医療機関のみが届出を行う感染症がある。

◆ 感染症法に基づく届出疾病は，1～5類感染症および指定感染症に区分されている。

感染症法に基づく届出疾病（全数把握の対象）

1類感染症 （診断後直ちに届出）	エボラ出血熱，クリミア・コンゴ出血熱，痘瘡，南米出血熱，ペスト，マールブルグ病，ラッサ熱
2類感染症 （診断後直ちに届出）	急性灰白髄炎，結核，ジフテリア，重症急性呼吸器症候群（SARS コロナウイルス），中東呼吸器症候群（MERS コロナウイルス），鳥インフルエンザ（H5N1 および H7N9）
3類感染症 （診断後直ちに届出）	コレラ，細菌性赤痢，腸管出血性大腸菌感染症，腸チフス，パラチフス
4類感染症 （診断後直ちに届出）	E 型肝炎，ウエストナイル熱，A 型肝炎，エキノコックス症，黄熱，オウム病，オムスク出血熱，回帰熱，キャサヌル森林病，Q 熱，狂犬病，コクシジオイデス症，サル痘，ジカウイルス感染症，重症熱性血小板減少症候群（SFTS ウイルス），腎症候性出血熱，西部ウマ脳炎，ダニ媒介脳炎，炭疽，チクングニア熱，つつが虫病，デング熱，東部ウマ脳炎，鳥インフルエンザ（H5N1 および H7N9 を除く），ニパウイルス感染症，日本紅斑熱，日本脳炎，ハンタウイルス肺症候群，B ウイルス病，鼻疽，ブルセラ症，ベネズエラウマ脳炎，ヘンドラウイルス感染症，発疹チフス，ボツリヌス症，マラリア，野兎病，ライム病，リッサウイルス感染症，リフトバレー熱，類鼻疽，レジオネラ症，レプトスピラ症，ロッキー山紅斑熱
5類感染症の一部 （侵襲性髄膜炎菌感染症，風疹および麻疹は直ちに，他は診断後 7 日以内に届出）	アメーバ赤痢，ウイルス性肝炎（E 型および A 型肝炎を除く），カルバペネム耐性腸内細菌目細菌感染症，急性弛緩性麻痺（急性灰白髄炎を除く），急性脳炎（4 類感染症を除く），クリプトスポリジウム症，クロイツフェルト・ヤコブ病，劇症型溶血性連鎖球菌感染症，後天性免疫不全症候群，ジアルジア症，侵襲性インフルエンザ菌感染症，侵襲性髄膜炎菌感染症，侵襲性肺炎球菌感染症，水痘（入院例），先天性風疹症候群，梅毒，播種性クリプトコックス症，破傷風，バンコマイシン耐性黄色ブドウ球菌感染症，バンコマイシン耐性腸球菌感染症，百日咳，風疹，麻疹，薬剤耐性アシネトバクター感染症
指定感染症 （診断後直ちに届出）	新型コロナウイルス感染症

（2021 年 1 月現在）

◆ 食品衛生法に基づく食中毒は，食に関連した健康の異常すべてを指し，食品のみならず添加物，器具あるいは容器包装，付着した微生物・化学物質・自然毒を含む。食中毒またはその疑いのある患者を診断した医師は，その旨を保健所長に遅滞なく届け出なければならない。☞ Q189

4 抗微生物薬の種類と特徴

Q22 薬剤感受性検査

◉ 試験管内で抗菌薬の効き目を調べる検査。
◉ ブレイクポイントを参考に抗菌薬を選択する。

◆ 薬剤感受性検査とは，抗菌薬に対する細菌の感受性を調べるための検査である。希釈法と拡散法に大別される。

◆ 拡散法：一定濃度の菌液を寒天培地表面に塗抹し，その上に決められた濃度の薬剤を含む濾紙（ディスク）を貼る。一定時間培養後，ディスクの周囲に形成された発育阻止円の直径から感受性の有無を判定する。

◆ 希釈法：液体希釈法と寒天培地希釈法があり，微量液体希釈法が汎用される。抗菌薬の2倍希釈系列を含む液体培地に，一定量の菌株を接種する。一定時間培養後，菌の発育の有無を目視で観察し，感受性の有無を判定する。

◆ 菌の発育を阻止する最小の薬剤濃度を最小発育阻止濃度（minimum inhibitory concentration：MIC）という。これに対し最小殺菌濃度（minimum bacteriocidal concentration：MBC）とは，培養液の一部を菌の発育を認めなかった試験管から，薬剤を含まない培地に接種し，それでも菌の発育を認めない最小の薬剤濃度のことである。MBCとMICの値が近似していればその薬剤は殺菌性であり，値が離れていれば静菌性である。

◆ 薬剤感受性検査の成績から抗菌薬の臨床効果を予測する際に用いられる基準値をブレイクポイントといい，抗菌薬の体内動態や臨床効果などを参考に設定される。

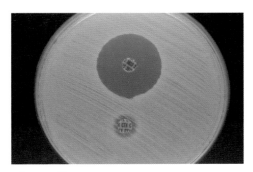

ディスク法 阻止円の大きい薬剤（上）に対しては感受性が高く，阻止円が小さい薬剤（下）に対しては耐性である。

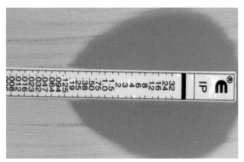

E test しゃもじ型をした阻止円とE testストリップの交点の数字を読み取ることでMIC値を求めることができる。本菌のMIC値は0.19μg/mLである。

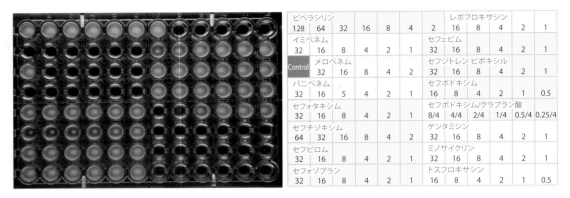

微量液体希釈法　ウエルの白濁により菌の発育が確認できる。右にパネルパターンと発育（阻止）状況を示した。本菌のMIC値はピペラシリン> 128 μg/mL，イミペネム≦ 1 μg/mL，セフポドキシム/クラブラン酸 8/4 μg/mL と判定する。

Q23　抗菌薬の作用機序と副作用

◉ 選択毒性とは微生物にのみ毒性を示し，ヒト細胞には無毒なこと。

◉ 選択毒性の高い薬剤は副作用が少なく効果が高いことが期待される。

◆ 抗菌薬の作用点は，ヒト細胞にはない，細菌の発育に重要な酵素や構造を標的にしている。このためヒト細胞には毒性を発揮せず，微生物にのみ毒性を示す。この性質を選択毒性という。

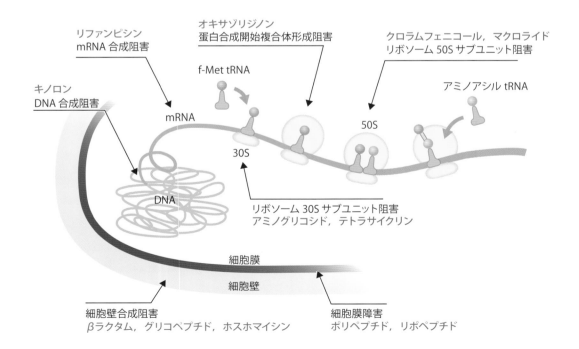

主な抗菌薬の作用機序と副作用

作用機序	抗菌薬の系統	副作用
細胞壁合成阻害	βラクタム	発疹，発熱，ショック
	グリコペプチド	腎障害
蛋白合成阻害	アミノグリコシド	腎障害，聴神経障害
	マクロライド	肝障害
	テトラサイクリン	
	オキサゾリジノン	血小板減少
	クロラムフェニコール	造血障害
DNA 合成阻害	キノロン	痙攣，光線過敏症，低血糖，不整脈，関節障害
mRNA 合成阻害	リファンピシン	肝障害
細胞膜障害	ポリペプチド	腎障害，神経障害
	リポペプチド	筋障害

4

抗微生物薬の種類と特徴

Q24 抗菌薬の効果に影響を与える因子

◉ 菌側の因子は薬剤耐性因子，バイオフィルム形成など。

◉ 宿主側の因子は免疫能や肝・腎機能，医療デバイスの留置など。

◉ 投与方法や投与量，組織移行性などが影響する。

◆ 菌側の耐性因子として，抗菌薬の不活化，作用点の変化，作用点付近の薬剤濃度の低下，作用点の保護などがある。また，多くの抗菌薬はバイオフィルムを形成した菌に対して無効である。バイオフィルム内への抗菌薬の透過性が低いのがその理由である。

◆ 宿主側の因子として，全身および局所の免疫能，薬物代謝に関わる肝・腎機能がある。また，カテーテルなど体内に留置された医療デバイスは，バイオフィルムによる菌の定着を促進する要因となる。

PK-PD パラメータ

◆ 抗菌薬自体の効果は PD（pharmacodynamics；薬力学）といい，薬剤感受性検査（MIC値）が 1 つの指標となる。

◆ これに加えて，体内における薬剤の吸収，分布，代謝，排泄が実際の臨床効果に影響を及ぼす。このような薬物の体内動態のことを PK（pharmacokinetics；薬物動態）といい，投与法や投与量，組織移行性など薬剤の特徴が影響する。

◆ PK-PD の相関関係から，抗菌薬の効果に影響を及ぼす下記のパラメータが導かれる。

Cmax/MIC：最高血中濃度（Cmax）を MIC で割った値。キノロン系薬，アミノグリコシド系薬の有効性の指標。

AUC/MIC：血中濃度–時間曲線下面積（area under curve）を MIC で割った値。

TAM：血中濃度が MIC を越えている時間（time above MIC）。βラクタム系薬の有効性の指標。

MPC：突然変異抑制濃度（mutant prevention concentration）。耐性菌を誘導させない抗菌薬濃度。

MSW：耐性菌の誘導がみられる抗菌薬濃度域（mutant selection window）。

治療薬
モニタリング

◆治療薬モニタリング（TDM：therapeutic drug monitoring）とは，治療薬を有効かつ安全に使用するために行う血中濃度測定のことである。通常，最高血中濃度やトラフ値（trough；抗菌薬投与直前の最低血中濃度）などを指標に評価する。

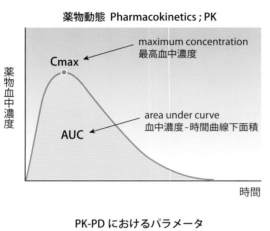

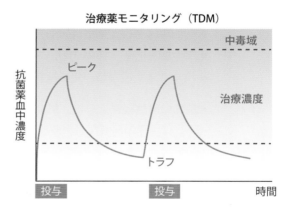

Q25　抗菌薬の耐性機序

◉①標的親和性の低下，②菌体内薬剤濃度の低下，③薬剤の修飾・分解に大別される。

◉菌種と薬剤の組み合せにより耐性機序が異なる。

◉内在遺伝子の変異，あるいは外来遺伝子の獲得により耐性化する。

耐性機序

◆薬剤の作用点が変化する。遺伝子変異により薬剤の標的部位が変化したり，標的部位のメチル化，保護蛋白により薬剤親和性が低下することによる。

◆菌体内の薬剤濃度が低下する。薬剤透過孔（ポーリン）が欠損すると，薬剤が外膜を通過することができない。また，いったん菌体内に入った抗菌薬を菌体外に排出するポンプをエフラックス機構という。

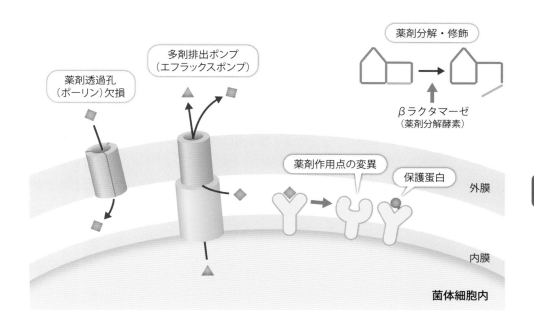

◆薬剤を修飾・分解することで薬剤活性が失われる。薬剤修飾酵素としてアセチル化，リン酸化，アデニル化酵素がある。薬剤分解酵素として加水分解酵素（βラクタマーゼなど）がある。

◆臨床分離菌株は，これらの複数の耐性機序を有することがある。

耐性機序			薬　剤
薬剤標的親和性低下	薬剤標的遺伝子の変異	標的遺伝子変異	キノロン，メチシリン
	標的の保護	メチル化，保護蛋白	マクロライド，アミノグリコシド
菌体内薬剤濃度低下	薬剤透過孔欠損	ポーリン欠損	多くの薬剤
	薬剤の菌体外への排出	エフラックス機構	
薬剤修飾・分解	薬剤修飾酵素	アセチル化，リン酸化	アミノグリコシド
	薬剤分解酵素	加水分解酵素	βラクタム

耐性化のメカニズム

◆細菌がもともと保有する遺伝子に突然変異が生じる場合と，外来の耐性遺伝子を獲得する場合がある。

◆耐性遺伝子が伝達性プラスミド上に存在する場合，接合伝達によってプラスミドを獲得することで耐性化が起こる。耐性遺伝子がファージ上にあると，形質導入による耐性化が起こる。インテグロン，トランスポゾン，挿入配列なども遺伝子の水平伝播による耐性化に関与する。

◆薬剤耐性の変異を有する菌株は，薬剤存在下で選択されて優勢となることがある。

Q26　βラクタム系

◉グラム陽性菌・陰性菌の細胞壁合成を阻害する。

◉幅広い抗菌スペクトルを有する。

◉安全性の高い薬剤である。

構造
- ◆βラクタム系薬は，βラクタム環（四員環）構造を有する薬剤の総称である。細菌の細胞壁合成酵素（ペニシリン結合蛋白）と結合し，ペプチドグリカンの合成を阻害する。
- ◆βラクタム系薬にはペニシリン，セファロスポリン，セファマイシン，ペネム，モノバクタム，カルバペネムが含まれる。

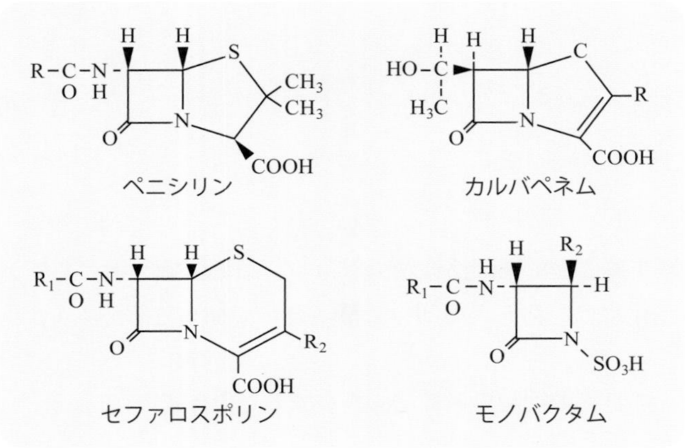

ペニシリン

カルバペネム

セファロスポリン

モノバクタム

作用機序
- ◆細胞壁合成阻害：細菌に特有の細胞壁合成酵素と結合し，ペプチドグリカン合成の最終段階を阻害する。
- ◆腎排泄型のものが多く，組織移行性は高くない。腎障害患者では投与量の調節が必要である。

適応
- ◆グラム陽性菌，陰性菌ともに有効である。
- ◆グラム陽性菌：ペニシリンおよび第1・第2世代セファロスポリン，第4世代セファロスポリン，カルバペネム。
- ◆グラム陰性菌：アンピシリン，アモキシシリン，ピペラシリン，第3世代セファロスポリン，第4世代セファロスポリン，カルバペネム。
- ◆細胞内寄生菌（レジオネラ，結核菌，抗酸菌など），細胞壁を有さない菌（マイコプラズマ，クラミジアなど）には無効である。

副作用
- ◆アナフィラキシーショック，過敏症などのアレルギー，胃腸障害がみられる。
- ◆中枢神経障害（カルバペネム），*Clostridioides difficile* による偽膜性大腸炎。

耐性
- ◆βラクタマーゼによる不活化。例：ペニシリナーゼ，セファロスポリナーゼ，基質特異性拡張型βラクタマーゼ，カルバペネマーゼ。☞ Q48

	第1世代	第2世代	第3世代	第4世代
セファロスポリン系	セファクロル セファレキシン セフロキサジン セファゾリン セファロチン	セフォチアム セフロキシム	セフォタキシム セフォペラゾン セフタジジム セフトリアキソン	セフピロム セフェピム セフォゾプラン
セファマイシン系		セフォキシチン セフメタゾール	セフォテタン	
オキサセフェム系		フロモキセフ	ラタモキセフ	
抗菌力 グラム陰性桿菌	弱	やや強	強	強
グラム陽性球菌	強	強	弱	強
緑膿菌	無効	無効	一部有効	有効
βラクタマーゼに対する安定性	不安定 (ペニシリナーゼには安定)	安定	安定	安定

4

抗微生物薬の種類と特徴

- ◆βラクタム系薬との親和性の低下した細胞壁合成酵素。例：メチシリン耐性黄色ブドウ球菌（☞ Q47），ペニシリン耐性肺炎球菌，βラクタマーゼ非産生アンピシリン耐性インフルエンザ桿菌。
- ◆透過孔の産生低下。例：緑膿菌における OprD，*Acinetobacter baumannii* における CarO。

Q27 アミノグリコシド系

- ◉リボソームに結合して蛋白質合成を阻害する。
- ◉ストレプトマイシン，カナマイシン，ゲンタマイシンの3群に大別する。
- ◉腎障害，耳毒性，神経筋接合部遮断作用などの重篤な副作用を起こすことがある。

作用機序
- ◆蛋白質合成阻害：30S リボソームにおける 16S rRNA に結合して，DNA から転写された mRNA の情報を誤翻訳させる。翻訳の停止，誤ったアミノ酸の取り込みを惹起する。
- ◆菌体外膜障害：本剤は陽電荷を帯びており，グラム陰性菌の LPS と結合して外膜を障害する。

体内動態
- ◆主として腎排泄であり，組織移行性は高くない。消化管からほとんど吸収されない。
- ◆臨床効果は最大血中濃度，副作用はトラフ値に依存するので，1日1回投与が原則である。また，適切な投与量・投与間隔設定のために血中濃度モニタリングを実施する必要がある。

適応
- ◆幅広い抗菌スペクトルを有するが，嫌気性菌には無効である。
- ◆結核菌：ストレプトマイシン，カナマイシン。

◆緑膿菌：ゲンタミシン，トブラマイシン，アミカシン。

◆メチシリン耐性黄色ブドウ球菌：アルベカシン。

◆ペストや野兎病にも有効。

◆緑膿菌などの日和見感染症の原因菌による敗血症や，腎盂腎炎などの重篤なグラム陰性菌感染症に用いられる。腸球菌感染症ではペニシリンと併用される。

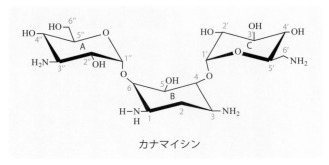

カナマイシン

◆スペクチノマイシンは淋菌性尿道炎，子宮頚管炎および直腸炎に用いられる。

副作用	◆腎障害：近位尿細管の壊死変性。
	◆耳毒性：内耳の有毛細胞破壊による聴力および平衡感覚障害。
	◆神経筋接合部遮断作用：重症筋無力症患者への投与は注意を要する。
耐性	◆修飾酵素（リン酸化酵素，アデニリル化酵素，アセチル化酵素）による不活化。
	◆16S rRNA メチル化酵素：作用点である 16S rRNA をメチル化し，すべてのアミノグリコシドに高度耐性。

Q28　ニューキノロン系

◉幅広い菌種に作用する合成抗菌薬。

◉DNA 複製を阻害して殺菌的に作用する。

構造	◆オールドキノロンであるナリジクス酸のキノロン環の 6 位にフルオロ基を導入したフルオロキノロンが抗菌力と組織移行性に優れ，主流となっている。
	◆ノルフロキサシン，シプロフロキサシン，レボフロキサシン，モキシフロキサシンなどがある。
	◆呼吸器感染症への効果が高いものをレスピラトリーキノロンと呼ぶ。
作用機序	◆細菌の DNA ジャイレース（二本鎖 DNA の負の超らせん構造を形成する酵素），トポイソメラーゼ IV（細胞分裂時に複製された DNA を分離する酵素）を阻害する。
	◆経口剤でも吸収および組織移行は良好である。
適応	◆グラム陽性菌からグラム陰性菌，クラミジア，マイコプラズマ，レジオネラ，抗酸菌などの細胞内寄生菌まで幅広い菌種に抗菌力を有する。その分，適正使用が求められる。
	◆呼吸器感染症：肺炎（市中・院内），慢性気管支炎の急性増悪，急性副鼻腔炎。肺炎球菌，インフルエンザ菌，モラクセラ，黄色ブドウ球菌，緑膿菌などの一般細菌に加え，マイコプラズマ，クラミジア，レジオネラに有効。
	◆腸チフス，細菌性赤痢などの腸管感染症，旅行者下痢症。
	◆尿路感染症（大腸菌が多い），クラミジア尿道炎（淋菌には無効），炭疽。

副作用	◆ 悪心，嘔吐，下痢。光線過敏症，光毒性。腱断裂，腱炎。
	◆ 関節毒性を考慮し，妊婦には投与しない。小児への投与も限定的。
	◆ けいれん誘発（特に NSAIDs 併用時）。
	◆ 一部の薬剤は QT 延長，血糖異常。
耐性	◆ 標的酵素の変異が最も重要である。
	◆ 国内では大腸菌のキノロン耐性率が上昇しており，淋菌に対してはもはや無効である。

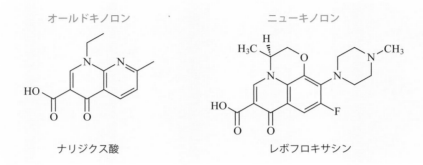

オールドキノロン　　　　　　ニューキノロン

ナリジクス酸　　　　　　　　レボフロキサシン

Q29　マクロライド系

● グラム陽性球菌に加え，マイコプラズマやクラミジアなどにも有効。
● 市中肺炎その他の感染症に対して幅広く使用される。

構造	◆ 巨大ラクトン環構造を持ち，分子量が 800 前後と大きい。そのためグラム陰性菌の外膜を通過することが難しく，陰性菌に対する抗菌活性は弱い。
	◆ 14 員環マクロライドとしてエリスロマイシン（EM），クラリスロマイシン（CAM），15 員環マクロライドとしてアジスロマイシン（AZM）などがある。

作用機序	◆ 細菌の 70S リボソームの 50S サブユニットに不可逆的に結合し，蛋白合成を阻害する。動物細胞のリボソームは 80S が主体であるため，細菌に対して選択的に作用する。
	◆ 静菌的 bacteriostatic な作用を示す。
	◆ CAM，AZM などのニューマクロライドは経口吸収性がよく，組織・細胞内移行性にも優れる。肺・肝臓・腎臓やマクロファージ内での薬物濃度は，血中濃度以上に達する。

クラリスロマイシン

適応	◆ 市中肺炎の主な原因菌である肺炎球菌 *S. pneumoniae* をはじめとするグラム陽性球菌のほか，β ラクタム系薬が無効なマイコプラズマやクラミジア，レジオネラなどにも有効

である。そのため，小児から成人まで市中感染症全般に対して幅広く使用される。

◆EM はマイコプラズマ，レジオネラ，カンピロバクター，クラミジア，グラム陽性球菌などに有効である。

◆AZM と CAM も同様のスペクトラムを持つが，クラミジアや非結核性抗酸菌，トキソプラズマにより強い抗菌活性を示す。

◆AZM は，淋病ではセフトリアキソン，梅毒ではペニシリン G の代替薬である。

副作用 ◆一般的に安全性は高い薬剤である。一過性の胃腸障害がほとんどであるが，肝障害も生じることがある。

◆EM，CAM などの 14 員環マクロライドの代謝産物が肝のシトクローム P450（CYP）と結合し，CYP の酵素活性が阻害され，CYP によって代謝される他剤の血中濃度を上昇させることがある。この CYP 阻害作用は，AZM では弱い。

耐性 ◆肺炎球菌のマクロライドに対する耐性機序は，薬剤作用点の変化と薬剤排出機構である。

◆マイコプラズマの耐性機序は 23S rRNA 配列の点変異による。

Q30　テトラサイクリン

◉4 つの環状構造を有する。

◉30S リボソームと結合して蛋白質合成を阻害する。

◉グラム陽性菌からグラム陰性菌まで幅広い抗菌スペクトルを有する。

◆ドキシサイクリン，ミノサイクリン，チゲサイクリンなどがある。

作用機序 ◆リボソーム 30S サブユニットに結合し，リボソームにアミノアシル tRNA が結合するのを阻害する。その結果，ポリペプチド鎖の合成が阻害される。

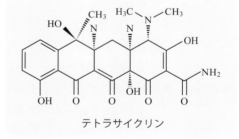

テトラサイクリン

◆ミノサイクリンは肝臓および胆汁移行性がある。チゲサイクリンは胆汁中濃度，肺内濃度が高い。

適応 ◆グラム陽性菌から陰性菌まで幅広い抗菌力を持つ。

◆ブドウ球菌，連鎖球菌，肺炎球菌，腸球菌，淋菌，大腸菌をはじめとする腸内細菌目細菌，インフルエンザ桿菌，百日咳菌，リケッチア，クラミジア，マイコプラズマに有効。

◆ライム病，ブルセラ症，痤瘡，レプトスピラ症，旅行者下痢症，歯周病，炭疽，ペストにも有効である。

◆チゲサイクリンは多剤耐性グラム陽性菌および ESBL 産生グラム陰性菌にも抗菌力を示す。

副作用 ◆骨発育不全，歯牙の着色・エナメル質形成不全を引き起こす。妊婦，授乳中の女性およ

び 8 歳以下の子供への投与は避ける。

◆ 光過敏症，前庭障害。チゲサイクリンでは悪心，嘔吐，下痢がみられる。

耐性 ◆ テトラサイクリン排出ポンプ

◆ 30S リボソームの結合部位の保護蛋白質

Q31 グリコペプチド系

◉ グラム陽性菌の細胞壁合成を阻害する。

◉ MRSA 感染症，*C. difficile* 関連腸炎などの治療に用いられる。

◆ バンコマイシン，テイコプラニンがある。

作用機序 ◆ 細胞壁合成阻害：細胞壁の前駆体末端の D- アラニル -D- アラニンに結合し，重合・架橋を阻害する。

◆ 腸管から吸収されず，静注薬は腎臓から排泄される。

適応 ◆ グラム陽性球菌（黄色ブドウ球菌，腸球菌など）全般に抗菌力があり，グラム陽性桿菌（クロストリジウム，バシラス，コリネバクテリウムなど）も一部を除き有効である。グラム陰性菌には効果がない。

バンコマイシン

◆ 有効菌種は幅広いが，他剤が無効な感染症に限って使用すべきである。

◆ MRSA 感染症に対する第 1 選択薬：菌血症，感染性心内膜炎，肺炎，骨関節感染症，髄膜炎，中枢神経感染症，トキシックショック症候群。

◆ MRSA などの β ラクタム耐性グラム陽性菌の重症感染症が強く疑われる場合の経験的治療。

◆ 重篤な β ラクタム系抗菌薬アレルギーを有する患者のグラム陽性菌感染症。

◆ *C. difficile* 関連腸炎：偽膜性腸炎に対し経口投与する。

副作用 ◆ 発疹，薬剤熱。高濃度では聴毒性，腎毒性。

◆ ヒスタミン遊離作用のため，急速静注に際して red man syndrome（red neck syndrome）を呈することがある。

◆ 治療薬モニタリングが必要である。治療効果および腎毒性の防止にはトラフ値が重要である。早期に目標とする血中濃度に到達させるために，投与開始時にローディングドーズの投与を行う。

耐性　◆バンコマイシン耐性腸球菌（vancomycin-resistant *Enterococci*：VRE）は欧米で分離頻度
　　　が高い。ヨーロッパでは鶏の成長促進剤として使用されていた抗菌薬アボパルシンによ
　　　り選択された可能性が示唆されている。☞ Q50
　　◆黄色ブドウ球菌では高度耐性はまれである。

Q32　ポリペプチド系

◎ 複数のペプチドからなる抗菌薬。
◎ 他の抗菌薬に耐性化した多剤耐性緑膿菌などに対する最終手段。

　　◆ポリミキシン B，コリスチン（ポリミキシン E）がある。

作用機序　◆細胞膜障害：陽イオン性の界面活性剤として細菌外膜に結合し，膜に存在するカルシウ
　　　ム・マグネシウムを置換することにより抗菌活性を発揮する。
　　◆局所投与の場合は吸収されない。全身投与の場合は，注射剤としてコリスチンメタンス
　　　ルホン酸ナトリウムが用いられる。
　　◆ポリミキシン B はエンドトキシンの Lipid A と結合し，毒力を弱める可能性がある。

適応　◆グラム陰性菌の一部に有効である。大腸菌，クレブシエラ，エンテロバクター，シトロ
　　　バクター，緑膿菌，アシネトバクターなど。
　　◆上記起因菌による皮膚・粘膜・眼・耳の感染症，たとえば緑膿菌による外耳道炎や角膜
　　　潰瘍などに局所投与される。
　　◆全身投与は，他剤に耐性化した多剤耐性腸内細菌目細菌，多剤耐性緑膿菌（MDRP）や
　　　多剤耐性アシネトバクター属菌（MDRA）感染症に効果が期待される。

副作用　◆全身投与では腎毒性，神経毒性が問題となる。安全性の高い投与法が模索されている。
耐性　◆緑膿菌，アシネトバクターでは使用機会の増加による耐性が危惧される。
　　◆腸内細菌目細菌でもプロテウス，セラチアは自然耐性である。

ポリミキシン B

Q33 リポペプチド系

◉ 環状リポペプチドからなる。

◉ グラム陽性菌に殺菌的に作用する。

◆ ダプトマイシンがある。

作用機序 ◆ 細胞膜障害：細胞膜に結合し，脱分極させて膜電位を失わせ，蛋白・DNA・RNA 合成を阻害する。

◆ 腸管吸収不良のため注射剤のみである。主に腎排泄型。

適応 ◆ ブドウ球菌，腸球菌などのグラム陽性菌に有効。

◆ MRSA による皮膚・軟部組織感染，菌血症，右心系の感染性心内膜炎などに投与される。

◆ 肺サーファクタントで不活化されるため，肺炎には無効である。

副作用 ◆ クレアチンキナーゼ高値を呈し，筋骨格系障害をきたすことがある。

4

抗微生物薬の種類と特徴

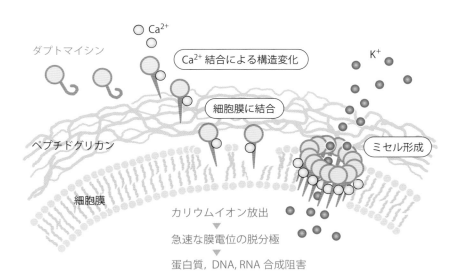

ダプトマイシン

ダプトマイシン　　Ca²⁺　Ca²⁺ 結合による構造変化　K⁺

細胞膜に結合

ペプチドグリカン　　ミセル形成

細胞膜

カリウムイオン放出
▼
急速な膜電位の脱分極
▼
蛋白質，DNA，RNA 合成阻害

Q34　リファンピシン

◉RNAポリメラーゼに作用し転写を阻害する。

◉抗酸菌治療の鍵となる抗菌薬。

作用機序　◆RNAポリメラーゼのβサブユニットに作
　　　　　用して転写を阻害する。

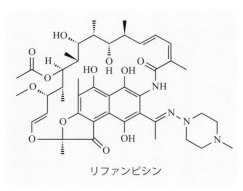

リファンピシン

　　　　　◆空腹時の経口摂取にて，消化管からの吸収
　　　　　はきわめて良好である。

　　　　　◆主に肝臓で代謝され，チトクロームP450
　　　　　（CYP3A4）を誘導するため，薬物相互作用
　　　　　がある（ワルファリン，プロテアーゼ阻害
　　　　　薬など）。胆汁を介して糞便中あるいは尿
　　　　　中に排泄され，尿や糞便その他の分泌物は
　　　　　赤燈色を帯びる。

　　　　　◆脂溶性であるため，脳脊髄液を含めて組織への移行性がよい。

　　　　　◆濃度依存性に効果を示す。

適応　　　◆抗酸菌症（結核，非結核性抗酸菌症，ハンセン病など）の治療に用いられる。

　　　　　◆黄色ブドウ球菌による感染症，レジオネラ肺炎，Q熱，ブルセラ感染症などにおいて，
　　　　　他の抗菌薬と併用することにより効果が期待される。

　　　　　◆単剤での使用は容易に耐性を誘導するため，他剤との併用が必要である。

　　　　　◆髄膜炎（髄膜炎菌，インフルエンザ桿菌）患者と接触した際の予防投与。

副作用　　◆皮疹，悪心・嘔吐の頻度が高い。

　　　　　◆慢性肝疾患の患者では重篤な肝障害の頻度が高まる。

　　　　　◆免疫応答による溶血性貧血や急性腎不全。

耐性　　　◆*rpoB*遺伝子の変異や膜透過性の低下により耐性を獲得する。

Q35　葉酸拮抗剤

◉DNA合成に必要な葉酸代謝の合成経路を阻害する。

◉細菌以外の微生物にも抗菌効果がある。

　　　　　◆半減期（10～12時間）が同じサルファ薬であるスルファメトキサゾール（SMX）とト
　　　　　リメトプリム（TMP）が5:1で配合されたST合剤がある。

作用機序　◆ST合剤は，テトラヒドロ葉酸合成経路における2つの段階を阻害することにより相乗
　　　　　的に抗菌活性を示す。

　　　　　◆パラアミノ安息香酸（PABA）と構造的に類似するSMXは，ジヒドロプテロイン酸合成
　　　　　酵素に対してPABAと競合し，ジヒドロ葉酸合成を阻害する。

◆ TMP は，ジヒドロ葉酸からテトラヒドロ葉酸への還元を阻害する。

◆消化管からの吸収，組織移行性ともに良好。腎排泄型。

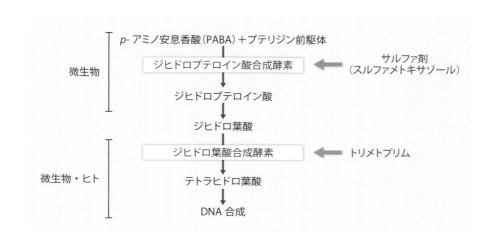

適応 ◆ 多くのグラム陽性菌・陰性菌，原虫，ニューモシスチスなどに有効である。

◆ニューモシスチス，ノカルジア，*Stenotrophomonas maltophilia*，トキソプラズマに対する第 1 選択薬。

◆ 大腸菌を含む腸内細菌群などによる尿路感染症。

◆ 細胞性免疫障害のある患者でのニューモシスチス肺炎予防。

耐性 ◆プラスミドもしくは突然変異によりジヒドロプテロイン酸合成酵素の変異，透過性低下，PABA やジヒドロ葉酸還元酵素の過剰産生などが起こる。

副作用 ◆皮疹，消化器症状（嘔気，嘔吐），血球減少が主なものである。

◆HIV 陽性患者では副作用の発現頻度が高く，重篤となることが多い。

Q36 ## 抗ヘルペス薬

◉選択的にウイルス DNA に取り込まれ，DNA 鎖合成を阻害する。

◉サイトメガロウイルスに対してはガンシクロビルが使用される。

◆DNA ウイルスは初期遺伝子と後期遺伝子を持ち，初期遺伝子産物は静止期にある宿主細胞のチミジンキナーゼ（c-TK）および DNA ポリメラーゼ（c-DNA ポリメラーゼ）を活性化させる。

◆ヘルペスウイルス科のウイルスは，自身のゲノムにチミジンキナーゼ（v-TK）および DNA ポリメラーゼ（v-DNA ポリメラーゼ）をコードしており，これらを使って効率的に自身のゲノムを複製することができる。

作用機序 ◆アシクロビルはデオキシグアノシンの誘導体で，v-TK で一リン酸化された後，細胞の c-TK で三リン酸化されて活性型となり，v-DNA ポリメラーゼによって選択的にウイ

ルス DNA に取り込まれウイルス DNA 鎖形成を阻害する（チェーンターミネーター）。v-TK を持たないサイトメガロウイルスに対しては無効である。

◆アシクロビルは正常細胞中では活性化されないため，正常細胞に対する毒性はきわめて低い。

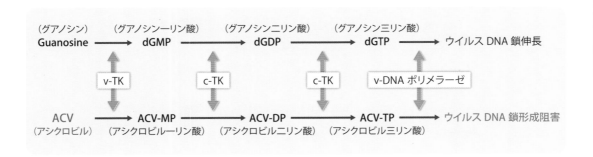

◆同じヘルペスウイルス科のサイトメガロウイルスに対しては，ガンシクロビルが用いられる。ガンシクロビルは，サイトメガロウイルスの蛋白質 UL97 によって一リン酸化された後，c-TK によって三リン酸化されて活性型となり，v-DNA ポリメラーゼによってウイルス DNA に取り込まれウイルス DNA 鎖形成を阻害する。

適応
◆アシクロビルは単純ヘルペスウイルス感染症（単純疱疹），水痘・帯状疱疹ウイルスによる水痘およびその回帰感染症である帯状疱疹に対して投与される。発病初期に近いほど効果が期待できるため，早期に投与を開始することが望ましい。

◆ガンシクロビルは，AIDS，臓器移植（造血幹細胞移植も含む）および悪性腫瘍に伴うサイトメガロウイルス感染症に対して投与される。副作用として重篤な造血機能障害および腎機能障害が報告されているため，観察を十分に行い，副作用があらわれた場合には投与中止など適切な処置をとる。

Q37 抗 HIV 薬

◉抗 HIV 薬の標的は，HIV 粒子の侵入阻害，逆転写酵素による逆転写阻害，インテグラーゼによる宿主遺伝子内への組み込み阻害，およびプロテアーゼによる蛋白質切断阻害である。

◉抗レトロウイルス療法は，耐性ウイルスの出現を防ぐため 3 剤以上を併用する。

◆ヒト免疫不全ウイルス（HIV）はレトロウイルスで，一本鎖プラス鎖 RNA のゲノムと逆転写酵素を持ち，自身のゲノム RNA から二本鎖の DNA をつくって宿主細胞の DNA に組み込まれる。細胞内ではプロウイルスとして存在する。

◆HIV は CD4 を主レセプター，ケモカインレセプター CCR5 を補助レセプターとしてヘルパー T 細胞に感染する。感染細胞は細胞傷害性 T 細胞によって排除されるため，結果としてヘルパー T 細胞が減少し免疫不全を引き起こす。

作用機序　◆抗 HIV 薬は作用機序によって 4 種類に分けられる。

①侵入阻害薬：HIV が細胞に侵入する際に利用するケモカイン受容体（CCR5）を阻害する。

②逆転写酵素阻害薬：ゲノム RNA から DNA への逆転写の過程を阻害する。核酸系逆転写酵素阻害薬（NRTI）と非核酸系逆転写酵素阻害薬（NNRTI）がある。

③インテグラーゼ阻害薬：HIV 遺伝子が二本鎖になった後，宿主遺伝子内に組み込まれるときに使われるインテグラーゼを阻害する。

④プロテアーゼ阻害薬：翻訳後の多シストロン蛋白質から単シストロン蛋白質への切断を担うプロテアーゼを阻害する。

CCR5 阻害薬	マラビロク
NRTI （核酸系）	ジドブジン（AZT），ジダノシン（ddI），ザルシタビン（ddC）
NNRTI （非核酸系）	ネビラピン（NVP），エファビレンツ（EFV），デラビルジン（DLV）
インテグラーゼ阻害薬	ラルテグラビル（RAL），ドルテグラビル（DTG）
プロテアーゼ阻害薬	インジナビル（IDV），リトナビル（RTV），アタザナビル（ATV）

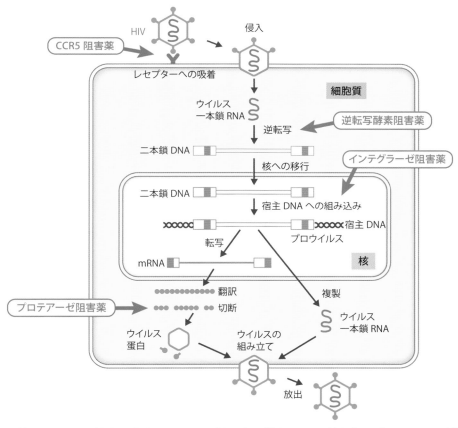

耐性　◆耐性ウイルスの増殖を防ぐために，3 剤以上の抗ウイルス薬を組み合わせる。通常，2 種類の NRTI ＋ 1 種類の NNRTI（またはプロテアーゼ阻害薬）による併用療法が行われる。

◆ART により免疫系の回復が得られ，AIDS の発症をある程度抑えられるようになった。しかし，HIV はプロウイルスとして存在できるため，HIV を体内からすべて排除することはできない。

Q38　抗インフルエンザ薬

◎ アマンタジンは，ウイルスの細胞への吸着と脱殻を阻害する。

◎ ノイラミニダーゼ阻害薬は，ウイルスの細胞からの出芽を阻害する。

◎ ウイルス増殖が始まる前（感染 48 時間以内）に服用する必要がある。

◆ インフルエンザウイルスは，エンベロープ上にヘマグルチニン（HA）およびノイラミニダーゼ（NA）という糖蛋白を備えている。ヘマグルチニンが細胞表面のレセプターに結合することで，感染が始まる。この過程を吸着という。

◆ 吸着したウイルスは，エンドサイトーシスによって細胞内に取り込まれる。エンドソーム内の酸性環境によってウイルスカプシドが崩壊し，ウイルス RNA が細胞質に放出される。この過程を脱殻という。

◆ 細胞質に放出されたウイルス RNA は核内に取り込まれ，ウイルス遺伝子が複製される。複製された遺伝子からウイルス蛋白が作られ，新たなウイルスが合成される。細胞内で合成されたウイルスは細胞膜と融合し，細胞外へ遊離する。この過程を出芽という。

作用機序　◆ アマンタジンは，インフルエンザ A 型ウイルスが細胞に吸着し細胞内で脱殻する過程を抑制する。

◆ ノイラミニダーゼ阻害薬は，インフルエンザ A 型および B 型ウイルスのノイラミニダーゼを阻害することでウイルスの出芽を抑制する。ザナミビル（吸入），オセルタミビル（経口），ペラミビル（静注），ラニナミビル（吸入）などがある。オセルタミビル（タミフル）は臨床で広く用いられている抗ウイルス薬である。

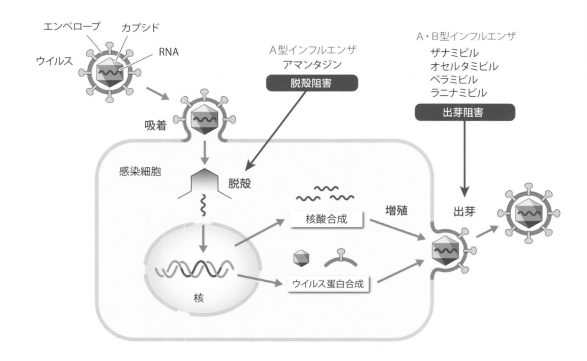

アマンタジン　　　　　　　ザナミビル　　　　　　　　オセルタミビル

ペラミビル　　　　　　　ラニナミビル　　　　　　ファビピラビル

適応　　◆抗インフルエンザ薬はインフルエンザウイルスの増殖を抑える薬である。そのためウイルスが増殖してしまった後では効果がなく，増殖が始まる前の発症早期（48 時間以内）に服用する必要がある。

耐性　　◆国立感染症研究所と全国の地方衛生研究所が実施している抗インフルエンザ薬耐性株サーベイランスにおいて，オセルタミビルおよびペラミビルに対し低感受性を示す A 型インフルエンザウイルスが分離された。

Q39　抗 HCV 薬

◉プロテアーゼ，NS5A はウイルス蛋白のプロセシングに関わる酵素。

◉ポリメラーゼはウイルス RNA の複製に関わる酵素。

◆C 型肝炎ウイルス（HCV）はプラス鎖 RNA ウイルスである。ウイルス RNA はヒト肝細胞内でメッセンジャー RNA として働き，前駆体蛋白質が合成される。前駆体蛋白は，肝細胞由来の酵素やウイルス自身がコードする酵素によって切断（プロセシング）され，ウイルスの複製に用いられる。抗 HCV 薬はこの複製プロセスを阻害する。

◆プロテアーゼ阻害薬：ウイルス自身がコードする酵素で，前駆体蛋白のプロセシングを行う。テラプレビル，シメプレビル，アスナプレビルなど。

◆NS5A 阻害薬：NS5A は酵素活性を持たないが，ウイルスの複製に必須の蛋白である。ダクラタスビル，レディパスビルなど。

◆ポリメラーゼ阻害薬：RNA を鋳型に RNA を合成する RNA 依存性 RNA ポリメラーゼを阻害する。ソホスブビル。

Q40 真菌感染症治療薬

◉ 抗細菌薬に比較して抗真菌薬，特に内用薬は限られている。

◉ 抗真菌薬を適切に選択・使用するためには，原因菌の分離同定と MIC 測定が望ましい。

◆ ヒトと真菌は互いに細胞の構造や代謝系が似通っているので，真菌のみに選択的毒性を示す薬剤の開発は容易ではなく，特に内用薬は限られている。

◆ ほとんどの真菌細胞膜の主要ステロールは，コレステロールではなくエルゴステロールで構成されている。その外側には β-D-グルカンからなる厚い細胞壁がある。これら真菌に特異的な産物やその代謝経路を標的とした薬剤が開発されている。

◆ 白癬などの皮膚真菌症の治療に用いられる外用抗真菌薬は，内用薬に比べればある程度の安全性が保障されているため，より多くの薬剤が利用可能である。

◆ 一方，深在性真菌症の治療に用いられる内用抗真菌薬の開発は困難であり，国内で使用可能なものはわずか 4 系統に過ぎない。

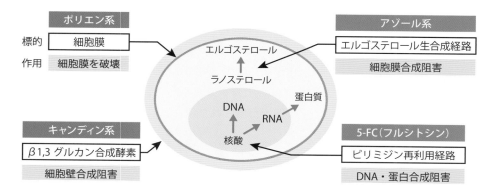

門	属	主な種	ポリエン	アゾール		キャンディン	フルシトシン
			AMPH-B	FLCZ	VRCZ	MCFG, CPFG	5-FC
子嚢菌	カンジダ	*Candida albicans*	○	○	○	○	△
		Candida tropicalis	○	△	○	○	△
		Candida parapsilosis	○	○	○	△	△
		Candida glabrata	○	△	△	○	△
		Candida krusei	○	×	○	○	△
	ニューモシスチス	*Pneumocystis jirovecii*	×	×	×	※	×
	アスペルギルス	*Aspergillus fumigatus*	○	×	○	○	×
	フザリウム	*Fusarium solani*	○	×	○	×	×
担子菌	トリコスポロン	*Trichosporon asahii*	△	○	○	×	×
	クリプトコックス	*Cryptococcus neoformans*	○	△	○	×	△
ムーコル	ムーコル	*Mucor circinelloides*	○	×	×	×	×

AMPH-B ; amphotericinB, FLCZ ; fluconazole, VRCZ ; voriconazole, MCFG ; micafungin, CPFG ; caspofungin, 5-FC ; flucytosine

※動物実験で活性が示されている

- 抗真菌薬に対する感受性は菌種ごとに異なる。なかにはムーコルのようにほとんどの抗真菌薬に対して感受性を示さないものがある（自然耐性または一次耐性という）。したがって，治療にあたっては菌種の同定が不可欠である上に，もし低感受性菌による感染であることが明らかになれば，積極的に外科的治療を考慮しなければならない。
- また，同一菌種内においても，ある抗真菌薬に対する感受性は一定ではない。適切な抗真菌薬を選択するためには，菌種の同定にとどまらず，薬剤感受性検査を行って最小発育阻止濃度（MIC）を測定することが望ましい。

4

抗微生物薬の種類と特徴

Q41 アムホテリシンB

- 最も古くから使用されている深在性真菌症治療薬。
- 広く強力な抗真菌活性を持ち，今日でも gold standard である。

- ポリエン系抗真菌薬の代表であるアムホテリシンB（amphotericin B：AMPH-B）は，標準的内用抗真菌薬（gold standard）として古くより広く使われてきた。
- 腎毒性が強く，悪寒戦慄の副作用があるものの，抗真菌作用は最も強力である。毒性を軽減するための脂質製剤（リポソーム封入型）が開発され，良好な臨床的効果が得られている。アムホテリシンBをリポソームでくるむことにより，副作用が軽減するとともに，組織移行性が高まっている。

作用機序
- 抗真菌作用は真菌細胞膜の障害によるものである。AMPH-Bは，真菌に特異的な細胞膜の成分エルゴステロール（ヒトにおけるコレステロールに相当する）と結合し，膜透過性を亢進させるとともに，真菌細胞膜に対する強力な酸化作用を示すことによって，強い殺菌的効果を発揮する。

耐性
- AMPH-Bの標的となる細胞膜エルゴステロールが欠乏している菌種がある。自然耐性としてはニューモシスチスにおいて特徴的にみられる。
- また，細胞膜におけるエルゴステロール含量が著しく低下し，かわってポリエン親和性の低いタイプのステロールが蓄積している菌種や菌株が生じることがある。この場合はAMPH-Bによる膜障害が起こらないため，薬剤感受性が低下する。

アムホテリシンB

Q42 アゾール系

◉ 比較的安全性が高いため，深在性真菌症治療薬の主力となっている。

◉ 小胞体におけるエルゴステロール合成を阻害する。

◆ 化学構造上，3 個の窒素原子を含む五員環（トリアゾール環）を持つトリアゾール系の
フルコナゾール，イトラコナゾール，およびボリコナゾールなどと，イミダゾール系の
ミコナゾールがある。

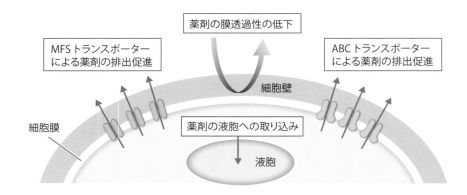

フルコナゾール　　　　　　　　　　　ボリコナゾール

◆ 比較的安全性が高く，広い抗真菌スペクトルと強い抗真菌活性を有するため深在性真菌
症治療薬の主力となっている。しかし，その裏返しとして，長期投与や反復投与による
耐性菌の出現が問題となりつつある。

作用機序　　◆ 小胞体におけるエルゴステロール合成経路を標的とする。エルゴステロールは真菌細胞
膜の主要構成成分であることから，その合成が障害されれば真菌は生育を阻害され，静
菌的または殺菌的に作用する。

◆ アセチル CoA からエルゴステロールを生合成する経路において，中間生成物のラノ
ステロールは，チトクローム P450 スーパーファミリーに属する lanosterol 14α-
demethylase（$P450_{14DM}$）によって触媒される。この $P450_{14DM}$ がアゾール系抗真菌薬
の標的となっている。

◆ アゾール薬の窒素原子が $P450_{14DM}$ のヘム鉄に結合することによって，ラノステロール
が $P450_{14DM}$ に結合できなくなる。そのため，エルゴステロールの合成が阻害されると

ともに，ラノステロールなどの 14α-methylsterol が蓄積するために細胞膜の障害をきたす。

◆ミコナゾールのように脂溶性の高い薬剤では，高濃度に曝露することによって直接的な細胞膜障害を生じ，真菌細胞を死滅させる作用もある。

耐性　◆エルゴステロール合成経路を構成する酵素の変異以外に，図に示したいくつかの耐性化機序が提唱されているが，いずれも単独では決定的な耐性化要因とはなりえない。高度耐性となるためにはこれらのうちのいくつかを獲得しなければならないと考えられている。

4

抗微生物薬の種類と特徴

Q43　キャンディン系

◎ヒトには存在しないβ-D-グルカンの合成を阻害することによって，高い選択毒性を実現している。

◆キャンディン系抗真菌薬は，真菌の細胞壁成分であるβ-D-グルカンの合成を阻害する。β-D-グルカンはヒトには存在しないため，選択毒性（安全性）が高い。

◆わが国ではミカファンギンとカスポファンギンが市販されている。

作用機序　◆β-D-グルカンは，ムーコルを除く多くの真菌において細胞壁の骨格をなす多糖体である。真菌細胞膜に存在するβ-D-グルカン合成酵素（Fks1p・Fks2p）の働きで UDP グルコースを基質とする重合反応が起こり，(1 → 3)-β-D-グルカンの伸長が生じる。

◆キャンディン系抗真菌薬は，Fks1p・Fks2p を標的として結合することによってβ-D-グルカン合成を阻害し，結果的に発育中の真菌細胞壁を破綻させる。

ミカファンギン

適応　◆カンジダ属とアスペルギルス属は感受性を示す。ムーコル，担子菌は感受性を示さない。

◆今日多用されているエルゴステロール合成経路を標的とする抗真菌薬と作用点が異なるため，それらの抗真菌薬に誘導耐性を示す株への有効性や併用効果が期待できる。

耐性　◆Fks1p・Fks2p の変異による耐性化が知られている。

Q44　寄生蠕虫類の治療薬

◉消化管寄生線虫類にはピランテルパモ酸塩，メベンダゾール。吸虫類，条虫類にはプラジカンテル。

◉組織寄生蠕虫類にはアルベンダゾール。糸状虫にはジエチルカルバマジン，イベルメクチン。

消化管寄生虫症の治療薬

◆駆虫薬には副作用や投薬禁忌があるので，妊娠，薬剤アレルギーの有無，肝・腎・心機能に注意して治療する。

◆回虫症，鉤虫症，東洋毛様線虫症，蟯虫症の第1選択薬はピランテルパモ酸塩である。10 mg/kg を1回投与する。妊婦への安全性は確立していない。虫体の神経筋接合部に作用し，痙攣性の麻痺を生じさせる。麻痺した虫体は腸管蠕動運動により排泄される。

◆鞭虫症にはピランテルパモ酸塩は無効であり，メベンダゾール200 mg/day を2分服，3日間投与する。催奇形性があり，妊婦には禁忌である。軽い消化器症状をみる。虫体細胞のチュブリンと結合し，微小管形成を阻害するとともに，グルコースの虫体細胞内への取り込みを阻害する。虫体はエネルギー枯渇状態になり死滅する。

◆腸管寄生条虫類では駆虫薬の服用後，下剤を投与することで虫体の排泄を促進する。排泄された虫体の頭節の有無を確認する。頭節が体内に遺残すると1～2ヵ月で元の体長にまで発育する。

◆プラジカンテルは広域駆虫薬で，肝蛭以外の吸虫類と条虫類すべての駆虫薬として用いられる。投与量は寄生虫によって異なり，日本海裂頭条虫症で20 mg/kg/day，肺吸虫症で75 mg/kg/day である。妊婦への安全性は確立していない。リファンピシンとの薬物相互作用により効果が低下するので併用は禁忌である。

消化管寄生虫症	第1選択薬	副作用	禁忌	その他
回虫症, 鉤虫症, 東洋毛様線虫症, 蟯虫症	ピランテルパモ酸塩			妊婦への安全性は確立していない
鞭虫症	メベンダゾール	嘔気, 嘔吐, 眩暈, 頭痛など	妊婦	
糞線虫症	イベルメクチン			妊婦, 小児への安全性は確立していない
消化管条虫類感染症	プラジカンテル	嘔気, 下痢, 腹部不快感, 頭痛		妊婦への安全性は確立していない
有鉤条虫症	駆虫薬は虫体を破壊し, 散布した虫卵によって有鉤嚢虫症を起こすため, ガストログラフィン法により駆虫する			
吸虫類感染症	プラジカンテル			妊婦への安全性は確立していない
肝蛭症	トリクラベンダゾール	腹部不快感, 肝機能障害		

◆肝蛭にはプラジカンテルは無効であり，トリクラベンダゾール 10 mg/kg 単回投与する。

◆糞線虫症には**イベルメクチン**を用いる。本薬は疥癬にも著効を示す。

◆イベルメクチンは北里研究所の大村智博士が静岡県伊東市のゴルフ場の土壌から発見した新種の放線菌が産生する物質を基に合成された広域駆虫剤で，当初は動物用駆虫剤やイヌ糸状虫の予防薬として使用された。その後，ヒトのオンコセルカ症や糞線虫症の治療薬として用いられるようになった。イベルメクチンは外部寄生虫にも駆虫作用を示し，疥癬の治療薬として広く用いられている。大村博士はこの業績により 2015 年度ノーベル医学賞を受賞した。

◆イベルメクチンは末梢神経伝達物質として γ アミノ酪酸（GABA）を利用する線虫類や節足動物に効果を示すが，GABA を利用しない吸虫類や条虫類に対しては効果がない。

組織寄生虫症の治療薬

◆血液中にミクロフィラリアを認めるリンパ系糸状虫症には**ジエチルカルバマジン**を用いる。ジエチルカルバマジンは成虫には無効である。オンコセルカ症にはイベルメクチンを用いる。成虫が局所のリンパ管内で死滅し，臨床的に象皮病を呈する患者では駆虫薬の投与は不要である。

◆糸状虫の体内に共生する *Wolbachia* 菌をリファンピシンなどの抗菌薬によって死滅させると，糸状虫も死滅する。これにより，ジエチルカルバマジンやイベルメクチンを用いることなく治療することが可能になった。

◆顎口虫症やトキソカラ症などの幼虫移行症の治療には**アルベンダゾール**を用いる。幼虫が横紋筋細胞内に寄生する旋毛虫症ではメベンダゾールを第 1 選択薬として用いる。

◆有鉤条虫症の治療では，片節に損傷を与える可能性のあるプラジカンテルの投与は避ける。片節が体内で破壊されると，子宮内の虫卵が散布され，医原性の有鉤嚢虫症を起こす。有鉤嚢虫症の治療では消化管内に成虫寄生のないことを確認してからアルベンダゾールを使用する。

組織寄生虫症		第1選択薬	副作用	禁忌	その他
糸状虫症	リンパ系糸状虫症	ジエチルカルバマジン	嘔気，発熱，リンパ節炎など		
	オンコセルカ症	イベルメクチン	発熱，瘙痒感，発疹，リンパ節炎，頭痛，Mazzotti 反応		
旋毛虫症		アルベンダゾール	肝機能障害，腹痛，悪心・嘔吐，脱毛など		催奇形性
		メベンダゾール	嘔気，嘔吐，眩暈，頭痛など	妊婦，2歳以下の幼児	
幼虫移行症		アルベンダゾール	肝機能障害，腹痛，悪心・嘔吐，脱毛など		催奇形性
有鉤嚢虫症					
エキノコックス症					

4

抗微生物薬の種類と特徴

Q45　原虫類感染症の治療薬

◎原虫感染症は有効な治療薬がないものもあり，たとえ治療が可能であっても国内承認薬は限られている。さらに適応外の治療薬に頼らざるを得ないことも多い。

◎未承認薬に関する情報は，厚生労働省熱帯病治療薬研究班から入手可能である。

◆**有効な治療薬のある原虫症**：アメーバ赤痢，ジアルジア（ランブル鞭毛虫）症，マラリア，トキソプラズマ症，サイクロスポーラ症，イソスポーラ症，大腸バランチジウム症など。

◆**有効な治療薬のない原虫症**：クリプトスポリジウム症，慢性シャーガス病，睡眠病を発症したアフリカトリパノソーマ症。

◆マラリアの治療は，マラリア原虫の種類，薬剤耐性の有無，合併症の有無によって異な

原虫類感染症		第1選択薬	副作用	禁忌	第2選択薬
赤痢アメーバ		メトロニダゾール	嘔気，嘔吐，末梢神経障害	妊婦，血液疾患，中枢神経系に器質的障害のある患者	チニダゾール [1]
ジアルジア症					
サイクロスポーラ症		ST合剤	発疹，高カリウム血症，ショック，貧血	妊婦，新生児，G6PD欠損患者	
イソスポーラ症					
大腸バランチジウム症		テトラサイクリン	光線過敏症	妊婦，小児	メトロニダゾール
マラリア	合併症のない熱帯熱マラリア	アーテメーター・ルメファントリン合剤	頭痛，眩暈，易疲労感，関節痛，皮疹など	WHO分類の重症マラリア	
		アトバコン・プログアニル合剤	皮疹，瘙痒感，胃部不快感，肝障害，スチーブンス-ジョンソン症候群	重症腎機能障害患者，妊婦	
		キニーネ・ドキシサイクリン併用	頭痛，眩暈，嘔気，皮疹，光線過敏症，小児歯の黄変	妊婦	
		メフロキン	嘔気，下痢，眩暈，皮疹など	妊婦	
	重症マラリア	キニジン静注 アーテスネート静注・座薬 [2]		妊婦	
	クロロキン感受性非熱帯熱マラリア	クロロキン	長期投与により網膜症	乾癬，てんかん患者	
	休眠体に対する根治療法	リン酸プリマキン	嘔気，嘔吐，頭痛，眩暈など	G6PD欠損患者，妊婦	
トキソプラズマ症	初感染妊婦	アセチルスピラマイシン	嘔気，食欲不振，下痢など		
	先天性感染，網脈絡膜炎，脳炎	ピリメタミン	アナフィラキシーショック，血液障害，皮膚障害，肝障害など	葉酸欠乏による巨赤芽球性貧血患者	

[1] 無症候性シストキャリアにはパロモマイシン硫酸塩　　[2] 全身管理が必要

る。特に熱帯熱マラリアは，短時日のうちに乏尿や呼吸不全，出血傾向，昏睡を起こし死に至るので，慎重な対応が必要である。☞ Q167

◆すべてのマラリア治療薬に対して耐性株の存在が報告されている。治療開始後も末梢血マラリア原虫数の消長を数時間ごとに検査し，耐性株の感染が疑われるときは薬剤を変更する。クロロキン感受性マラリア原虫では，投薬後数時間で原虫は消失する。

◆三日熱マラリアと卵形マラリアでは肝臓内に休眠体を形成し，再発の原因となるため，流血中の原虫が消失した後プリマキンによる根治療法を必要とする。G6PD 欠損症患者にプリマキンを投与すると溶血を誘発するので，投薬前には検査が必要である。G6PD 欠損症は伴性遺伝性疾患で，日本人の 0.1 ～ 0.5％にみられるという。

◆メトロニダゾールは当初トリコモナス症が適応疾患となっていたが，2012 年に公知申請により赤痢アメーバ，ランブル鞭毛虫症も適応疾患になった。ほかに嫌気性菌やヘリコバクター・ピロリ菌の感染症にも有効である。妊婦には禁忌である。

◆*E. histolytica* と確診された無症候性アメーバ赤痢シストキャリアーに対してはパロモマイシンを用いる。

◆治療後は，血液寄生原虫と消化管寄生原虫にかかわらず，再発・再燃を起こさないよう，定期的な検査を実施する。

Q46 **ワクチンの種類と特徴**

◉ワクチンをあらかじめ接種しておくことで病気の予防をすることを予防接種といい，個人予防と集団予防の両方の目的がある。

◉感染予防のワクチン，発症予防のワクチン，重症化予防のワクチンがある。

◉ワクチンの種類には生ワクチン，不活化ワクチン，トキソイドがあり，適正な保管温度が定められている。

◆ワクチンによる最大の功績は天然痘の根絶であり，ポリオの根絶，麻疹の排除を目標に世界中が努力を続けている。

◆わが国の予防接種体系には，予防接種法に基づく定期の予防接種（**定期接種**），臨時の予防接種（**臨時接種**），病原性の高くない新型インフルエンザに対応するために創設された新たな臨時接種（**新臨時接種**），予防接種法に基づかない任意の予防接種（**任意接種**）がある。

◆定期接種対象疾病には，A 類疾病と B 類疾病がある。A 類疾病は接種に対して受けるように努める義務（努力義務）があり，予防接種に対して国の積極的勧奨があるのに対して，B 類疾病は接種に対して努力義務はなく，国の積極的勧奨もない。

◆臨時接種は実費徴収不可，新臨時接種・定期接種は実費徴収可能である。定期接種（A 類疾病）は通常，全額公費負担であり，定期接種（B 類疾病）は一部公費負担である。任意接種は自費であるが，一部の自治体では任意接種に対して費用助成をしている。

◆ワクチンの接種方法には，皮下接種，筋肉内接種，経皮接種，経口接種がある。

◆ 予防接種法に基づいて定められた症状・所見が，予防接種後の一定期間内に発生した場合，診断した医師は，予防接種との因果関係に関わらず独立行政法人医薬品医療機器総合機構（PMDA）に報告する義務がある（予防接種後副反応疑い報告制度）。

◆ 予防接種法に基づく予防接種を受けた人に健康被害が発生し，それが予防接種を受けたことによるものであると厚生労働大臣が認定した場合は，予防接種法に基づく健康被害救済制度がある。

◆ 任意接種後に，ワクチンを適正に使用したにも関わらず入院治療が必要な程度の健康被害が発生，あるいは日常生活が著しく制限される程度の障害などの健康被害を認めた場合には，医薬品医療機器法に基づく健康被害救済制度がある。

◆ 感染症法に定められた1類感染症〜5類感染症，新型インフルエンザ等感染症，指定感染症を診断した医師は管轄の保健所への届出が義務づけられている（感染症発生動向調査 ☞ Q21）。この中にはワクチンで予防可能な感染症（vaccine preventable disease：VPD）が含まれている。

◆ 予防接種法に基づく感染症流行予測調査では，定期接種対象疾病について国民の抗体保有状況や病原体の侵淫状況を調査している。

日本で接種可能なワクチンの種類

定期接種（接種対象年齢は政令で規定）

生ワクチン	乾燥 BCG ワクチン 乾燥弱毒生麻しん風しん混合ワクチン 乾燥弱毒生麻しんワクチン 乾燥弱毒生風しんワクチン 乾燥弱毒生水痘ワクチン
不活化ワクチン・トキソイド	組換え沈降 B 型肝炎ワクチン（酵母由来） 乾燥ヘモフィルス b 型ワクチン（破傷風トキソイド結合体） 沈降 13 価肺炎球菌結合型ワクチン（無毒性変異ジフテリア毒素結合体） 沈降精製百日せきジフテリア破傷風不活化ポリオ（セービン株）混合ワクチン 沈降精製百日せきジフテリア破傷風不活化ポリオ（ソークワクチン）混合ワクチン 沈降精製百日せきジフテリア破傷風混合ワクチン 沈降ジフテリア破傷風混合トキソイド 不活化ポリオワクチン（ソークワクチン） 乾燥細胞培養日本脳炎ワクチン 組換え沈降 2 価ヒトパピローマウイルス様粒子ワクチン（イラクサギンウワバ細胞由来） 組換え沈降 4 価ヒトパピローマウイルス様粒子ワクチン（酵母由来） インフルエンザ HA ワクチン 肺炎球菌ワクチン

任意接種

生ワクチン	経口弱毒生ヒトロタウイルスワクチン（2020 年 10 月から定期接種） 5 価経口弱毒生ロタウイルスワクチン（2020 年 10 月から定期接種） 乾燥弱毒生おたふくかぜワクチン 黄熱ワクチン
不活化ワクチン・トキソイド	沈降破傷風トキソイド 成人用沈降ジフテリアトキソイド 乾燥組織培養不活化 A 型肝炎ワクチン 乾燥組織培養不活化狂犬病ワクチン 4 価髄膜炎菌ワクチン（ジフテリアトキソイド結合体） 乾燥組換え帯状疱疹ワクチン（チャイニーズハムスター卵巣細胞由来）

※定期接種を対象年齢以外で受ける場合は任意接種となる。

（2020 年 5 月現在）

Q47 MRSA

◉MRSA ＝メチシリン耐性黄色ブドウ球菌（methicillin-resistant *Staphylococcus aureus*）。

◉ほとんどすべてのβラクタム薬に耐性である。

◉市中型 MRSA が注目されている。

◆メチシリンは，黄色ブドウ球菌が産生するペニシリン分解酵素で分解されないペニシリンで，「耐性ブドウ球菌用ペニシリン」と呼ばれる。

◆メチシリン耐性黄色ブドウ球菌は，*mecA* 遺伝子によってコードされる PBP2′ と呼ばれるペニシリン結合蛋白（PBP：penicillin-binding protein）を産生する。PBP2′ はβラクタム薬の作用を受けない細胞壁合成酵素である。

◆*mecA* 遺伝子は，SCC*mec* と呼ばれる DNA 断片上に存在する。SCC*mec* は水平伝播すると考えられている。

◆MRSA は他の耐性機序も併せ持つため，多剤耐性である。

感染症　◆通常の黄色ブドウ球菌と同様に多彩な感染症を起こす。

◆乾燥に強く，環境中で長期間生残するため，院内感染の原因菌として問題となる。

市中型
MRSA　◆従来の MRSA はもっぱら院内感染の原因菌であり，健常人が保菌することはあっても，感染症を発症するのは主に免疫不全宿主であった。

◆ところが 2000 年頃から，通院歴や基礎疾患のない健常人や小児が重篤な MRSA 感染を発症するようになり，市中型 MRSA と呼ばれ注目されている。主に皮膚・軟部組織感染症を起こすが，菌血症や壊死性肺炎を起こし致死的となる場合もある。

◆Panton-Valentine leukocidin と呼ばれる毒素産生が特徴的とされるが，保有していない菌株も多い。

◆従来の MRSA が多剤耐性なのに対し，市中型 MRSA は多剤耐性ではない傾向がある。

治療　◆抗 MRSA 薬としてバンコマイシン，テイコプラニン，リネゾリド，ダプトマイシン，アルベカシンが用いられる。

4 抗微生物薬の種類と特徴

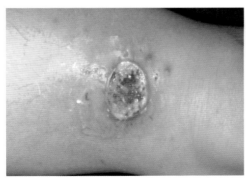
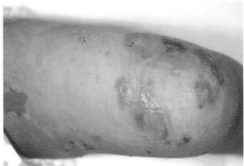

下腿の潰瘍性病変（2.5cm 大）　　　　　　　水疱形成＋びらん性病変

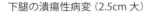

市中感染型 MRSA による皮膚病変（東邦大学総合診療・急病センター 前田正先生提供）

Q48 βラクタマーゼ産生菌

◉ βラクタマーゼはグラム陰性菌の主要なβラクタム耐性因子である。

◉ その起源はβラクタムの作用点である細胞壁合成酵素と考えられている。

◉ βラクタマーゼには基質特異性がある。

◆ βラクタマーゼとはβラクタム環を加水分解する酵素のことである。

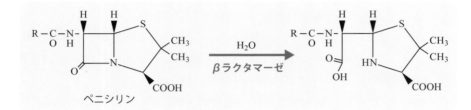

◆ 4つのクラスに大別される。各クラスの好適基質はA：ペニシリン，B：カルバペネム，C：セファロスポリン，D：オキサシリンである。

βラクタマーゼのクラス分類

クラス	分解可能な抗菌薬	別名	主要産生菌
A	ペニシリン	ペニシリナーゼ	ブドウ球菌，腸球菌，腸内細菌目，ブドウ糖非発酵菌など
	オキシイミノセファロスポリン	基質特異性拡張型βラクタマーゼ（ESBL）	
	カルバペネム	カルバペネマーゼ	
B	モノバクタムを除くβラクタム	メタロβラクタマーゼ（MBL），カルバペネマーゼ	緑膿菌，ブドウ糖非発酵菌，腸内細菌目
C	セファロスポリン	セファロスポリナーゼ	腸内細菌目，ブドウ糖非発酵菌
D	オキサシリン	オキサシリナーゼ	アシネトバクター属菌，緑膿菌，腸内細菌目
	オキシイミノセファロスポリン	基質特異性拡張型βラクタマーゼ（ESBL）	
	すべてのβラクタム	カルバペネム分解型クラスDβラクタマーゼ（CHDL）	

◆ 基質特異性拡張型βラクタマーゼ（extended spectrum β-lactamase：ESBL）は，本来ペニシリンやオキサシリンを分解していた狭域スペクトルのクラスAあるいはDに属するβラクタマーゼの中で，オキシイミノセファロスポリンを分解するようになったものをいう。その遺伝子は主としてプラスミド上に存在する。

◆ カルバペネマーゼは，βラクタマーゼにきわめて安定なカルバペネムを分解する酵素の総称である。遺伝子は主としてプラスミド上に存在する。カルバペネマーゼ産生株には多剤耐性を示す菌株が多い。

◆ AmpC は，クラス C に属する β ラクタマーゼの総称である。遺伝子は，プロテウス属やクレブシエラ属菌など一部の菌を除く腸内細菌目細菌の染色体上に存在する。染色体上の AmpC をコードする遺伝子がプラスミドに転移したものを，プラスミド性 AmpC と呼ぶ。

治療　◆ クラス A に属する酵素は，β ラクタマーゼ阻害薬に感受性を示す。

◆ ESBL 産生株やセファロスポリナーゼ産生株による重症感染症には主としてカルバペネムが用いられる。

◆ クラス B および D に属するカルバペネマーゼ産生株による感染症に単剤で有効な β ラクタムはほとんどない。

Q49　多剤耐性グラム陰性菌

◎ 異なる 3 系統以上の薬剤に耐性を示す菌株で，複数の耐性機序による。

◎ 緑膿菌，アシネトバクター属菌による感染症は，5 類感染症（定点把握疾患）に指定されている。

◆ 以下の条件を満たす菌株をいう。
　・イミペネム：MIC ≧ 16 μg/mL，または感受性ディスクの阻止円径 13 mm 以下
　・アミカシン：MIC ≧ 32 μg/mL，または感受性ディスクの阻止円径 14 mm 以下
　・シプロフロキサシン：MIC ≧ 4 μg/mL，または感受性ディスクの阻止円径 15 mm 以下

耐性　◆ カルバペネム：透過孔（ポーリン）の減少，クラス C β-ラクタマーゼ（AmpC）の大量産生，クラス B β ラクタマーゼ産生による。

◆ アミノグリコシド：修飾酵素，16S rRNA メチレースによる。

◆ フルオロキノロン：QRDR（quinolone-resistance determining region）のアミノ酸置換。

感染症　◆ 敗血症・心内膜炎，腹膜炎，胸膜炎，髄膜炎，骨髄炎，肺炎などの呼吸器感染症，肝・胆道系感染症，創傷感染症，腎盂腎炎・尿路感染症，扁桃炎，中耳炎・副鼻腔炎，皮膚・軟部組織感染症など。

◆ 感染症法では，多剤耐性菌として緑膿菌およびアシネトバクター属菌が監視の対象になっている。しかし，*Stenotrophomonas maltophilia* や *Pseudomonas* 属菌，*Burkholderia* 属菌などブドウ糖非発酵菌の中には，多剤に自然耐性を示す菌が存在する。

◆ 近年，カルバペネム耐性腸内細菌目細菌（carbapenem-resistant *Enterobacterales*：CRE）が出現し問題となっている。わが国では，その多くがメタロ β ラクタマーゼを産生する。

治療　◆ 単剤で治療できる抗菌薬はない。薬剤感受性検査の結果に基づく抗菌薬の投与が基本となる。

◆ チゲサイクリンやスルバクタムは多剤耐性アシネトバクターには有用であるが，緑膿菌には無効である。ポリペプチド系（コリスチン）の有効性が確認されている。

Q50 バンコマイシン耐性腸球菌

◉菌種特異的な耐性因子と伝達性の耐性因子がある。

◉健常人は保菌していても無症状であり，易感染患者に感染症が発症する。

◉5類感染症（全数把握疾患）に指定されている。

◆バンコマイシンの MIC 値≧ 16 μg/mL，あるいはディスク阻止円径≦ 14 mm の腸球菌をバンコマイシン耐性腸球菌（vancomycin-resistant *Enterococci*：VRE）という。

◆多くのバンコマイシン耐性因子が同定されているが，主要なものは VanA，VanB であり，主として *Enterococcus faecium* や *E. faecalis* が保有する。VanB 産生株はテイコプラニン感受性である。

◆PCR 法で *vanA*，*vanB* 遺伝子を検出することができる。バンコマイシンに自然耐性を示す *Lactobacillus*，*Pediococcus*，*Leuconostoc*，*Lactococcus* などとの鑑別が必要である。

耐性 ◆バンコマイシン作用部位の変異による。細菌の細胞壁前駆体の末端の D-アラニル -D-アラニンを VanA および VanB は D-アラニル -D-乳酸に，VanC は D-アラニル -D-セリンにそれぞれ置換する。

感染症 ◆重篤な基礎疾患を有する患者に発症する腹膜炎，術創感染症，肺炎，敗血症。欧米では，ICU や外科治療ユニットなどにおける院内感染も発生している。

治療 ◆リネゾリド，キヌプリスチン・ダルホプリスチン。

◆米国では，肺炎球菌など MRSA 以外の感染症にもバンコマイシンが汎用されたことが耐性菌の拡散の原因とされている。欧州では，バンコマイシンに似た構造のアボパルシンを鶏やブタなど家畜の成長促進剤として飼料に添加していた。

5 細菌

Q51 細菌の分類とグラム染色

◎ 細菌の基本的な形態は，球状，桿状，らせん状である。

◎ グラム染色性と形態を組み合わせて分類する。

◆ 細菌の基本的な形態は，球状，桿状，らせん状に分けられる。

◆ 細菌の形態観察にはグラム染色が用いられ，その染色性からグラム陽性菌とグラム陰性菌に大別される。これに細菌の形状（球菌 or 桿菌）をあわせて分類している。

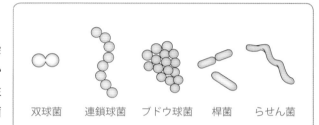

双球菌　　連鎖球菌　　ブドウ球菌　　桿菌　　らせん菌

◆ グラム染色法は，細菌の細胞壁に存在するペプチドグリカン層の厚さをもとに 2 色に染め分ける方法である。グラム陽性菌は菌体表層に厚いペプチドグリカン層を持つため染色が保持されやすく，アルコールにより脱色されにくい特徴がある。グラム陰性菌も染色されるが，ペプチドグリカン層が薄いことからアルコールにより脱色されやすいため，後染色の工程が必要となる。

◆ グラム染色の原理は，前染色，脱色，後染色を使い分けることにある。前染色によりグラム陽性菌・陰性菌ともに青紫色に染まる。次にエタノールによりグラム陰性菌のみが脱色される。その後，対比のために赤い色素で後染色を行う。グラム陽性菌はすでに青紫色に染まっているため色の変化はなく，グラム陰性菌のみ赤〜ピンク色に染まる。

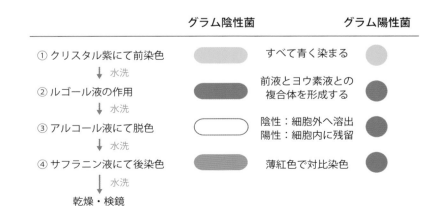

Q52 細菌の構造と特徴

◉ 細菌の構造物は病原性や化学療法にも関与する。

◉ 鞭毛，芽胞，莢膜などは分類の指標として用いられる。

◆ 細胞壁：細菌の形状を保ち，外部の刺激から保護する。ペプチドグリカン層はグラム陰性菌と陽性菌とを分ける指標となる。グラム陰性菌はペプチドグリカン層の外側に外膜を持つ。

◆ リポ多糖体 (lipopolysaccharide：LPS)：外膜に結合している LPS は内毒素 (☞ Q14) として作用し，発熱，自然免疫系や補体の活性化，エンドトキシンショックなどを引き起こす。

◆ 鞭毛：主として桿菌やらせん菌が保有している運動器官であり，フラジェリン flagellin と呼ばれる蛋白質からなり，これ自体が抗原性を持つ。菌種により鞭毛の数や部位が異なるため，細菌の分類に利用される。

◆ 線毛：鞭毛よりも細い構造物で，宿主細胞への付着に関与する。性線毛は遺伝情報の伝達 (☞ Q54) に関与しており，遺伝情報を保有するプラスミドを介して情報を伝達する。

◆ 芽胞：栄養や生育条件が不十分な環境下で，ある種の細菌は生存のために構造や代謝を変化させ，芽胞と呼ばれる休眠細胞を形成する。芽胞は温度や消毒薬に対して耐性を示すことから問題となる。臨床上重要な芽胞形成菌はバシラス属とクロストリジウム属である。

◆ 莢膜：ある種の細菌は多糖類を主体とする莢膜 (capsule) を形成し，宿主細胞による貪食に抵抗する。莢膜抗原は菌株によって異なり，血清への反応性の違いから莢膜型として分類に利用される。

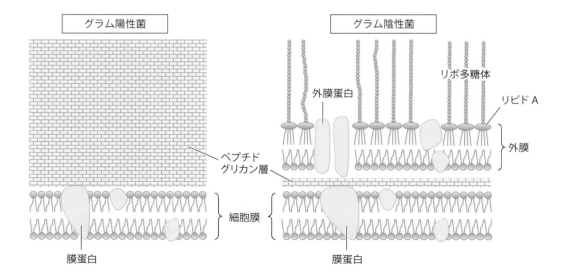

Q53 細菌の増殖と代謝

◉ 細菌は 2 分裂により増殖し，菌種により増殖の際の栄養・酸素要求性が異なる。

◉ 偏性嫌気性菌は酸素を用いず，発酵などによってエネルギーを得ている。

増殖　◆ 細菌は 2 分裂により増殖するため，生育条件が整っていれば対数的に増加する。細菌のライフサイクルは 4 つのステージからなる。

①誘導期：細菌を培地で培養する際，増殖しない期間。

②対数増殖期：2 分裂により旺盛に増殖する期間。

③定常期：栄養枯渇など生育環境の悪化により増殖速度が減速し，菌数が一定となる時期。

④死滅期：生育環境がさらに悪化し，細菌の死滅により菌数が低下する時期。

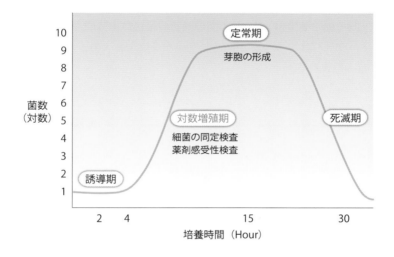

代謝　◆ 細菌の生育に必要な条件として，栄養要求性と酸素要求性が挙げられる。個々の細菌により必要とする栄養素（血液，二酸化炭素など）が異なるため，培地にはそれらの栄養素を個別に添加する必要がある。

◆ 酸素要求性の違いにより，生育に酸素が必須な偏性好気性菌，酸素の有無に関わらず生育できる通性嫌気性菌，酸素があると生育できない偏性嫌気性菌に分けられる。また，大気中よりも低い酸素分圧でなければ生育できない細菌を微好気性菌という。

◆ 細菌はブドウ糖が存在すると主なエネルギー源として利用する。まず，解糖系でピルビン酸が生じ，2 分子の ATP が作られる。次にピルビン酸は，酸素を必要とする経路（呼吸）と必要としない経路（発酵）に分かれる。呼吸はクエン酸回路による酸化分解で，水と二酸化炭素，大量の ATP が産生される。発酵は細菌に特有の代謝過程で，酸素がない状態でピルビン酸を分解し，アルコールと有機酸，少量の ATP が産生される。

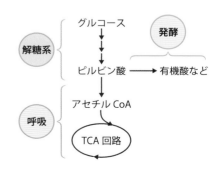

Q54　細菌遺伝子の伝達と変異

● 突然変異により新たな形質（薬剤耐性，病原性変化など）を持つことがある。

● 遺伝的形質の移動には，接合伝達，形質転換，形質導入が関与する。

◆ 細菌が 2 分裂により増殖する際，遺伝情報も引き継がれていくが，その過程で遺伝情報に変異が生じることがある。遺伝情報は，次の 3 つの伝達様式で他の細菌に伝えられる。

① 接合伝達：細菌同士が接合し，ある細菌の遺伝情報が，別の細菌に伝達される。このとき F プラスミドと呼ばれるプラスミドが関与する。たとえば F プラスミドを持った菌（F⁺菌）は F プラスミドを持たない菌（F⁻菌）を性線毛を介して引き寄せて接合し，遺伝情報を含んだ F プラスミドを F⁻菌に送り込む。

② 形質転換：ある種の細菌の DNA が，別の細菌の染色体上に取り込まれる。

③ 形質導入：バクテリオファージが細菌に感染することにより，ファージ内の遺伝情報が細菌内に組み込まれる。

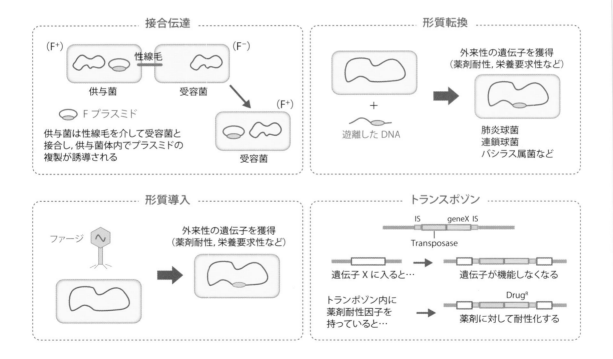

◆ トランスポゾンとは，転移に必要な酵素（transposase）を持ち，染色体上を動き回ることができる DNA 断片である。トランスポゾン上に薬剤耐性遺伝子や毒素遺伝子などが存在すると，これらの遺伝子が染色体に組み込まれ，薬剤耐性化などに関与すると考えられる。

Q55 グラム陽性球菌：ブドウ球菌（スタフィロコッカス）属

◉ ヒトの正常細菌叢を形成するグラム陽性球菌である。

◉ 黄色ブドウ球菌は病原性が高く，他のブドウ球菌は日和見感染菌である。

◉ 多彩な耐性機序を有し，特に MRSA は医療関連感染症の起因菌として重要。

性状
- ◆ ブドウの房状に配列するグラム陽性球菌で，カタラーゼ陽性であればブドウ球菌 *Staphylococcus* と推定される。ヒトから約 15 菌種が分離される。
- ◆ ブドウ球菌属は，血漿を凝集させるコアグラーゼ産生能の有無により，病原性の高い黄色ブドウ球菌（コアグラーゼ陽性）と，それ以外のコアグラーゼ陰性ブドウ球菌（coagulase-negative *Staphylococcus*：CNS）に分けられる。CNS の代表が表皮ブドウ球菌 *S. epidermidis* であり，皮膚に常在しており病原性は低い。
- ◆ 黄色ブドウ球菌は，抗菌薬感受性によりメチシリン感性黄色ブドウ球菌（MSSA）とメチシリン耐性黄色ブドウ球菌（MRSA）に分けられる。

病原性
- ◆ 黄色ブドウ球菌 *S. aureus* はヒトの皮膚・鼻腔に保菌され，主に皮膚軟部組織感染症や肺炎を引き起こす。傷口や医療デバイスを経由して皮膚から血流に侵入すると，血流感染症や感染性心内膜炎，骨髄炎など侵襲性の高い感染症を引き起こす。
- ◆ 黄色ブドウ球菌は菌株によっては様々な毒素を産生し，産生する毒素に応じた疾患を引き起こす。

黄色ブドウ球菌の産生する毒素	毒素性疾患	臨床像
表皮剥脱毒素	伝染性膿痂疹（とびひ），ブドウ球菌性熱傷様皮膚症候群（SSSS）	瘙痒を伴う弛緩性水疱を形成する。毒素が血流により全身を巡ると SSSS を発症し，皮膚刺激により容易に表皮剥離が起こる（ニコルスキー現象）。
毒素性ショック症候群毒素 -1（TSST-1）	毒素性ショック症候群	TSST-1 はスーパー抗原として知られ，ヒト T 細胞を持続的に活性化し，ショック症状を引き起こす。発熱に加え，低血圧，播種性血管内凝固（DIC），多臓器不全など様々な症状を伴う。
エンテロトキシン	毒素性食中毒	黄色ブドウ球菌が食品中で増殖し，食品中で多量に産生したエンテロトキシンを経口摂取することにより胃腸障害を引き起こす。
Panton-Valentine ロイコシジン（PVL）	壊死性肺炎	市中感染型 MRSA では PVL を産生することでヒト好中球を溶解し，病原性を発揮すると考えられている。

- ◆ CNS の病原性は低いが，免疫不全宿主においては日和見感染症の原因となる。
- ◆ 表皮ブドウ球菌などの CNS は多くが皮膚の常在菌であり，血管内留置カテーテル刺入部から侵入し，カテーテル関連血流感染症の原因となる。血液培養検査時の汚染菌としても検出頻度が高く，検出された際は真の起因菌か慎重に判断する必要がある。
- ◆ *S. lugdunensis* は他の CNS に比べて病原性が高いことが知られている。本菌が血液から分離された場合は，起因菌である可能性を考えて対応する必要がある。
- ◆ 一般的に MRSA は多剤耐性であり，易感染性宿主で問題となる医療関連感染症と考えられてきたが，近年では健常人に感染する市中感染型 MRSA の広がりが問題となって

いる。☞ **Q47**

治療　◆MSSA と MRSA では治療法が全く異なるため，薬剤感受性検査は必須である。

　　　◆MSSA は基本的にペニシリン系以外の β ラクタム系抗菌薬には良好な感受性を示す。

　　　◆MRSA が検出された場合は β ラクタム系抗菌薬すべてに耐性を示すため，バンコマイシン，テイコプラニン，ダプトマイシン，リネゾリド，アルベカシンなどの抗 MRSA 薬が使用される。

Q56　グラム陽性球菌：**連鎖球菌（ストレプトコッカス）属**

◉連鎖状発育を示すグラム陽性球菌で，血液寒天培地における溶血性により分類される。

◉ヒトの口腔に常在し，肺炎，咽頭・扁桃炎，感染性心内膜炎，髄膜炎，骨髄炎，皮膚軟部組織感染症などの原因となる。

性状　◆2 連，あるいはそれ以上の連鎖状発育を示すグラム陽性球菌で，カタラーゼ陰性であれば連鎖球菌 *Streptococcus* あるいは腸球菌 *Enterococcus* と推定される。

　　　◆連鎖球菌は血液寒天培地における溶血性から α（不完全溶血：コロニー周囲の緑色変化），β（完全溶血：コロニー周囲の透明帯），γ（溶血反応なし）に分類される。肺炎球菌は α 溶血性を示すことが特徴である。

　　　◆β 溶血性連鎖球菌はさらに表層多糖の抗原性から A 群，B 群，C 群，G 群に分類される（Lancefield 分類）。A 群の代表は *S. pyogenes*，B 群の代表は *S. agalactiae* である。

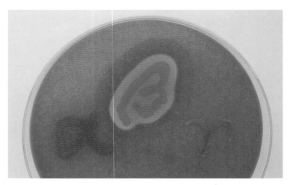

溶血性が異なる 3 種類の細菌を含んだ溶液で血液寒天培地上に文字を描き，37℃で一晩培養した。ⓒ Y. Tambe

α：不透明で緑変。溶血帯が狭い
β：透明で幅広い溶血
γ：非溶血

病原性　◆肺炎球菌 *S. pneumoniae* は口腔内に常在するグラム陽性双球菌で，α 溶血性，オプトヒン感受性などから同定される。莢膜，ニューモリジン（細胞障害性毒素），IgA1 プロテアーゼ（IgA を分解する酵素），ニューラミニダーゼ，生体細胞への付着因子など多数の病原因子を持つ。

　　　◆A 群溶血性連鎖球菌は，β 溶血性，バシトラシン感受性，A 群特異的抗血清による凝集

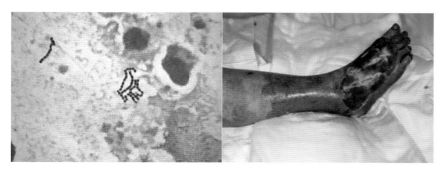

A 群溶血性連鎖球菌による劇症型感染症（人食いバクテリア感染症）

などで同定される。菌体表層に M 蛋白，T 蛋白などの蛋白抗原を有し，また溶血毒素，発熱毒素（発赤毒素），核酸分解酵素，ストレプトキナーゼなどの病原因子を持つ。本菌による感染症で，壊死性筋膜炎を合併して急激に進行するタイプは劇症型 A 群溶血性連鎖球菌感染症（人食いバクテリア感染症）と呼ばれる。最近，G 群溶血性連鎖球菌（*S. dysgalactiae* subsp. *equisimilis*：SDSE）による劇症型感染症も増加している。

◆A 群溶血性連鎖球菌感染症ののち数週間して，急性糸球体腎炎，リウマチ熱の合併がみられることがある。これらの発症には菌の M 蛋白とそれに対する免疫応答が関与していると考えられている。

◆B 群溶血性連鎖球菌の *S. agalactiae* は口腔および腟の常在菌である。出産に際して新生児が曝露され，新生児髄膜炎が発症することがある。

◆*S. anginosus* グループ（*S. anginosus, S. constellatus, S. intermedius*：以前 *S. milleri* グループと呼ばれていた）は，口腔内の常在菌として存在し，化膿性病変の原因となる。

治療 ◆ペニシリン系，第 1 世代セフェム系が第 1 選択となる。A 群劇症型感染症に対しては，ペニシリン＋クリンダマイシン（毒素産生を抑制）の併用療法が推奨される。

◆近年，肺炎球菌においてペニシリン低感受性株が増加している。この耐性メカニズムには，肺炎球菌による口腔内連鎖球菌のペニシリン結合蛋白（PBP）遺伝子の取り込みが関与している（モザイク型 PBP）。

Q57　グラム陽性球菌：腸球菌（エンテロコッカス）属

◉哺乳類の腸管内に常在する連鎖状グラム陽性球菌。
◉病原性は弱く，健常人に感染を起こすことはまれ。

性状 ◆連鎖状発育を示すグラム陽性球菌で，カタラーゼ陰性であれば連鎖球菌 *Streptococcus* あるいは腸球菌 *Enterococcus* と推定される。バイルエスクリン培地における黒色変化，EF 培地における発育性などから腸球菌と同定される。

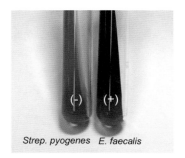

Strep. pyogenes　*E. faecalis*

バイルエスクリン培地

◆腸球菌は Lancefield 分類の D 群に分類され，約 20 菌種が属する。その中でヒトから多く分離されるのは *E. faecalis*，*E. faecium*，*E. avium* である。

病原性　◆感染防御能の低下した宿主において，複雑性尿路感染症，感染性心内膜炎，カテーテル感染症などの原因となる。

治療　◆*E. faecalis* に対してはペニシリン系が有効。腸球菌一般に対してはバンコマイシン，リネゾリド，ダプトマイシンの抗菌活性が強い。

◆バンコマイシン耐性腸球菌（vancomycin-resistant *Enterococcus*：VRE）が家畜の腸管内で増殖し，ヒトの感染症の原因になっている。耐性メカニズムは，バンコマイシンが結合するペプチドグリカン末端構造の変化によるものであり，この因子はプラスミド上に存在する。この腸球菌プラスミドが MRSA に伝播し，バンコマイシン耐性 MRSA（VRSA）が出現することが報告されている。☞ Q50

Q58　グラム陰性桿菌：腸内細菌目

◎腸内に生息する通性嫌気性菌であり，多くの属が含まれる。

◎一般に病原性は低いが，一部に病原性の高い菌種も存在する。

◆主にヒトや動物の腸管内に生息する細菌群である。ヒトの腸管内には多くの細菌が存在しているが，大半は偏性嫌気性菌であり，通性嫌気性菌である腸内細菌目の割合はわずかである。

◆腸内細菌目の定義を表に示した。腸内細菌目には，エシェリキア，サルモネラ，クレブシエラ，シゲラ，エンテロバクター，セラチア，プロテウス，エルシニアの各属が含まれる。そのほかシトロバクター属，モルガネラ属，プロビデンシア属なども腸内細菌目に含まれ，日和見感染症に関与することが知られている。

◆カルバペネム系抗菌薬に耐性を示す腸内細菌目細菌（carbapenem-resistant Entero-bacterales：CRE）の増加が問題となっている。

◆腸内細菌目の多くは日和見病原体であるが，一部に病原性の強い菌種も存在し，それぞれ感染症法に定められた対応が求められる。

腸内細菌目の定義

- 通性嫌気性のグラム陰性桿菌である
- 普通寒天培地などで良好に生育する
- ブドウ糖を発酵して酸を産生する
- 硝酸塩を亜硝酸に還元する
- オキシダーゼ反応陰性である

ヒトに対して病原性の強い腸内細菌

Yersinia pestis	1 類感染症
赤痢菌	3 類感染症
チフス菌／パラチフス菌	
腸管出血性大腸菌	

Q59 グラム陰性桿菌：腸内細菌目：**大腸菌**

◉ グラム陰性通性嫌気性桿菌で，腸内細菌目に分類される。

◉ ヒトの腸管内で優勢を占め，腸管内正常細菌叢を形成する。

◉ 腸管内感染症と腸管外感染症の原因となる。

性状
◆ 大腸菌 *Escherichia coli* は，宿主の粘膜表面に付着するのに重要な線毛を備えている。運動性の有無は，菌株により異なる。

◆ 乳糖を発酵することができる。また炭水化物を分解する際に，酸とガスを産生する。

腸管内感染症
◆ 感染経路は主に糞口感染であり，汚染された食物（生肉，野菜，果物など）や水の経口摂取によって起こる。

① 毒素原性大腸菌 enterotoxigenic *E. coli*（ETEC）：旅行者下痢症の一般的な原因である。エンテロトキシン（腸毒素）が作用して，細胞内へのナトリウムの再吸収を阻害し，腸粘膜細胞から塩化物イオンや水の分泌過多を引き起こし，水様性下痢となる。

② 腸管病原性大腸菌 enteropathogenic *E. coli*（EPEC）：発展途上国などの不衛生な地域において，乳児の下痢の原因となる。小腸粘膜細胞に付着し，微絨毛を破壊する。

③ 腸管出血性大腸菌 enterohemorrhagic *E. coli*（EHEC）：大腸粘膜細胞に定着し，ベロ毒素（志賀様毒素 Shiga-like toxins）を産生する。血清型 O157: H7 は，ベロ毒素産生大腸菌の最も一般的な菌株である。血便をきたし，溶血性尿毒症症候群などの合併症を引き起こす。
☞ **Q190**

④ 腸管組織侵入性大腸菌 enteroinvasive *E. coli*（EIEC）は血便，腹痛，便中白血球陽性を伴う赤痢様症候群の原因となる。腸管凝集性大腸菌 enteroaggregative *E. coli*（EAEC）は旅行者下痢症と幼児の持続性下痢の原因となる。

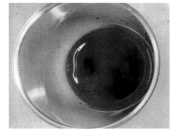

腸管出血性大腸菌による血便
（国立感染症研究所ホームページより）

腸管外感染症
◆ 大腸菌は尿路感染症（膀胱炎と腎盂腎炎を含む）の最も重要な原因菌である。女性は尿道が短いため発症率が高い。単純性膀胱炎の起炎菌としては最も頻度が高く，これは P 線毛（付着因子）を特徴とする尿路に病原性を持つ大腸菌によって起こる。

◆ 新生児髄膜炎の原因として大腸菌は頻度が高く，分離された菌株は莢膜抗原 K1 を持つことが多い。

◆ そのほか院内肺炎，血流感染，術後感染などの起炎菌となりうる。

診断
◆ マッコンキー寒天培地で発育する。

◆ 正常の消化管にも大腸菌は存在するため，便培養で診断することは困難である。

◆ EHEC が産生するベロ毒素は酵素免疫法（EIA）で検出することができる。

治療
◆ 腸管内感染症は，適切に殺菌処理された食物や水を摂取することで予防でき，治療は体液と電解質のバランスの維持が大切である。

◆ 腸管外感染症ではペニシリン，セフェム，フルオロキノロン，ST 合剤などが使われる。抗菌薬に耐性を示すことも少なくないので，分離菌の薬剤感受性が必須の情報である。

5
細菌

Q60　グラム陰性桿菌：腸内細菌目：サルモネラ属

◉ 腸チフスとパラチフスは，3類感染症に指定されている。

◉ カンピロバクターとともに細菌性腸炎の2大起因菌である。

性状
◆ サルモネラ（*Salmonella*）属は2〜4×0.4〜0.6 μmの桿菌で，好気性グラム陰性である。

◆ チフス菌 *S. typhi* はヒトのみが保有し，患者および保菌者の便や尿に汚染された水，食物などを介して経口感染する。

◆ チフス菌以外のサルモネラ属は，動物のほかに食物（卵，鶏肉など）に感染しており，食物由来感染症を引き起こす。ペットとしてのカメなども感染源として関与する。

病原性
◆ サルモネラは小腸の上皮細胞内に侵入する。粘膜下リンパ節および腸間膜リンパ節で増殖し，局所感染にとどまるか，血行性に全身に広がる。マクロファージなどの細胞内で生存する細胞内寄生菌である。

◆ 腸チフス typhoid fever は主に発展途上国においてみられ，未治療での死亡率は約15%である。発熱，倦怠感，徐脈，バラ疹，肝脾腫が主な症状である。下痢は約半数にみられる。再発・再排菌が3%前後にみられ，胆石などがある場合には生涯にわたり胆嚢内保菌者となり，便中に排菌することによって感染源となる可能性がある。

◆ チフス菌以外のサルモネラは急性胃腸炎を起こし，カンピロバクターとともに細菌性食中毒の主要な起因菌である。*S. enteritidis* と *S. typhimurium*（ネズミチフス菌）が主な原因菌である。下痢，発熱，腹痛，吐気，嘔吐が主な症状である。

◆ 腸管外感染症：細菌がアテローム動脈硬化性プラークで増殖するときにしばしば起こり，血管サルモネラ感染症を起こす。髄膜炎や骨髄炎などを起こすこともある。

検査
◆ 血液，尿，便，髄液，胆汁から，マッコンキー寒天培地や選択培地で分離される。

治療
◆ 免疫能が正常な患者の胃腸炎は通常，抗菌薬治療は必要ないが，慢性保菌者となることがある。

◆ セフトリアキソン，セフォタキシム，シプロフロキサシンなどが使われる。

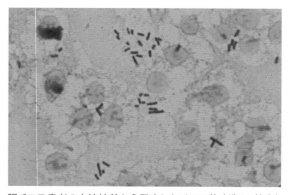

腸チフス患者の血液培養から発育したチフス菌（グラム染色）

Q61　グラム陰性桿菌：腸内細菌目：肺炎桿菌

- ◉ 好気性グラム陰性桿菌で，腸内細菌目クレブシエラ属に分類される。
- ◉ 厚い莢膜を持ち，白血球による貪食を逃れるため治療に難渋する。
- ◉ ペニシリナーゼ，βラクタマーゼを有し，多くの薬剤に耐性を示す。

性状
- ◆ クレブシエラ（*Klebsiella*）属でヒトに病原性を示す主な菌種は，肺炎桿菌 *K. pneumoniae* である。大型のグラム陰性桿菌で運動性はなく，乳糖分解能を持つ。多糖類（ポリサッカライド）からなる厚い莢膜を持ち，粘稠性のあるコロニーを形成する。
- ◆ ペニシリナーゼ産生遺伝子が染色体上に存在するため，アンピシリンやアモキシシリンなどは耐性を示すことが多い。
- ◆ ESBL（基質拡張性βラクタマーゼ）がプラスミドにより伝播されるため，第3・第4世代セフェム系にも多剤耐性を示すことがある。
- ◆ *K. pneumoniae* carbapenemases（KPC）などを産生し，カルバペネムも効かない菌が出現している。

病原性
- ◆ 市中肺炎の原因菌の1つである。クレブシエラ肺炎はアルコール多飲者・糖尿病患者に発症しやすく，上葉を主座とする大葉性肺炎の形態をとり，currant jelly 様の喀痰とともに肺に空洞や膿瘍を形成する。☞ Q187
- ◆ 院内感染としては，肺炎，敗血症，尿路感染症，腹腔内感染（胆道感染や腹膜炎），髄膜炎，術後創部感染などがある。

検査
- ◆ 急性期の喀痰，血液，胆汁，髄液，創部などから分離培養する。

治療
- ◆ 軽症で市中感染の場合には，レボフロキサシン，シプロフロキサシンなどを使用する。
- ◆ 重症で院内感染の場合には，セフェピム，セフタジジム，イミペネム，メロペネム，ピペラシリン／タゾバクタムにアミカシンやキノロンを併用することがある。

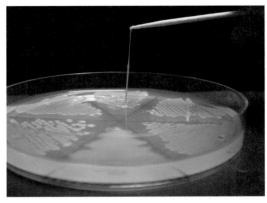

肺炎桿菌コロニーの粘稠性

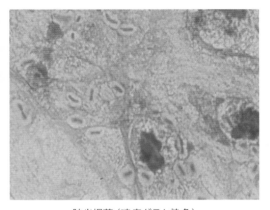

肺炎桿菌（喀痰グラム染色）
莢膜を有するため菌の周囲が抜けてみえる

Q62　グラム陰性桿菌：腸内細菌目：**赤痢菌**

◉ 非運動性のグラム陰性桿菌で，糞便や汚染された食品から感染する。

◉ 大腸の粘膜上皮細胞に侵入・増殖し，炎症を起こす。

性状
- *Shigella* 属は細菌性赤痢の原因菌であり，赤痢菌と総称される。莢膜を持たない非運動性，乳糖非分解性のグラム陰性桿菌である。
- 生化学的性状と抗原性の違いにより，A群：*S. dysenteriae*，B群：*S. flexneri*，C群：*S. boydii*，D群：*S. sonnei* に分類される。日本ではD群（*S. sonnei*）の分離頻度が高い。
- 主な感染源は糞便およびそれに汚染された食品であり，経口感染によりヒトからヒトへ感染する。

病原性
- 大腸粘膜に到達した赤痢菌はM細胞により取り込まれ，マクロファージに貪食される。しかし，赤痢菌はマクロファージをアポトーシスへと誘導し，殺菌を逃れて腸管基底膜側へ脱出する。その後，基底膜側から上皮細胞に付着し，病原性因子であるⅢ型分泌装置を介して細胞内に侵入・増殖する。
- 赤痢菌は細胞内のアクチンを利用して移動する手段を持ち，これにより周辺の細胞へ移動して感染を広げる。

症状
- 赤痢菌が産生する外毒素は，腸管毒性と細胞毒性の性質を持つ。その毒素により腸管が障害され，粘血性の下痢やしぶり腹 tenesmus と呼ばれる腹痛を起こす。
- *S. dysentiriae* は志賀毒素を産生し，溶血性尿毒症症候群（HUS）を併発することがある。
- 3類感染症に指定され，診断後直ちに届け出る必要がある。

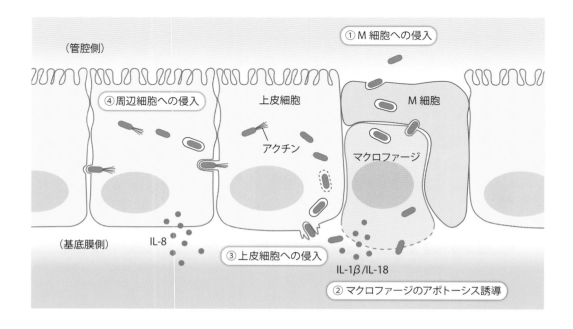

Q63　グラム陰性桿菌：腸内細菌目：**エンテロバクター属**

◎グラム陰性細菌で，日和見感染や院内感染に関与する。

性状
- ◆エンテロバクター（*Enterobacter*）属は運動性のあるグラム陰性桿菌であり，ヒトや動物の腸管内，環境中に存在する。
- ◆多くの菌種が AmpC 型 β ラクタマーゼを産生するため，ペニシリン系薬や第 1・第 2 世代セファロスポリン系薬に耐性である。AmpC が過剰産生されると第 3 世代セファロスポリン系薬に対しても耐性化することがある。

病原性
- ◆日和見感染や院内感染として，呼吸器感染，手術部位感染，尿路感染，血流感染を起こす。臨床上問題となるのは *E. cloacae* である。*Enterobacter aerogenes* は 2017 年に *Klebsiella aerogenes* に病原体名が変更になった。
- ◆*E. cloacae*：ヒトの腸管内に存在するが，下水や土壌，院内環境にも存在する。菌種名の "cloaca" は「下水」という意味を持つ。カルバペネム耐性腸内細菌目細菌（CRE）として問題となっている。
- ◆*E. sakazakii*：新生児や未熟児，免疫不全児，低出生体重児において，髄膜炎を発症することがある。現在は *Cronobacter* 属に再分類されている。

5
細菌

Q64　グラム陰性桿菌：腸内細菌目：**セラチア属**

◎グラム陰性の小桿菌で，病院内では排水口などの湿った環境に生息する。
◎β ラクタマーゼ産生に加え，多剤耐性菌も増加している。

性状
- ◆運動性のあるグラム陰性小桿菌であり，水系および土壌環境中に存在し，病院内ではシンクや排水口などの湿潤環境に生息している。ヒトの糞便や口腔から分離される常在菌でもある。
- ◆非拡散性の赤色色素を産生するのが特徴であるが，色素を産生しない株も多く分離される。

病原性
- ◆臨床上重要な菌種は *Serratia marcescens* で，和名で霊菌と呼ばれる。
- ◆ヒトに対しては弱毒性であり，健常者が感染症を起こすことはまれであるが，日和見感染症として尿路感染，呼吸器感染，血流感染，髄膜炎などを起こすことがある。
- ◆感染経路は，医療従事者の手指，医療器具，汚染された消毒剤や輸液などで，集団感染を起こすこともある。

治療
- ◆AmpC 型 β ラクタマーゼを産生するため，ペニシリン系薬や第 1・第 2 世代セファロスポリン系薬に耐性である。
- ◆近年，多剤耐性菌（ESBL 産生菌，MBL 産生菌）が検出されており，上記薬剤だけでなく，フルオロキノロンやアミノグリコシドに対しても耐性を獲得した菌株が分離される。一部の消毒薬に対して抵抗性を示すことがある。

Q65 グラム陰性桿菌：腸内細菌目：**プロテウス属**

◉ 培地上を遊走するため，一般的なコロニーを作らないことがある。

◉ *P. mirabilis* と *P. vulgaris* で薬剤感受性に違いがある。

性状　◆ グラム陰性桿菌で，土壌，水系など自然界に広く存在し，ヒトや動物の腸管内にも常在する。

◆ 多数の鞭毛を持ち，活発に運動する。そのため寒天培地上を遊走（swarming）し，培地面に薄く広がるように発育する。

病原性　◆ 臨床上重要な菌種は *Proteus mirabilis* と *P. vulgaris* である。

◆ 日和見感染症や院内感染として尿路感染症や創傷感染を起こすことが多い。

治療　◆ *P. vulgaris* はクラス A の β ラクタマーゼを産生するため，ペニシリン，第 1 世代セファロスポリン系薬に耐性である。

◆ *P. mirabilis* は多くの抗菌薬に感受性であるが，ESBL 産生菌が増えているため，薬剤感受性検査の結果に注意する。

Q66 グラム陰性桿菌：腸内細菌目：**エルシニア属**

◉ ペストは人畜共通感染症である。

◉ 腸炎エルシニアは食中毒の原因菌である。

◆ エルシニア（*Yersinia*）属は卵円形のグラム陰性小桿菌であり，動物や環境中に広く分布する。ヒトに病原性を示すのはペスト菌，腸炎エルシニア，偽結核菌の 3 菌種である。

◆ ペスト菌 *Y. pestis*：主な保菌動物はネズミ，ラット，プレーリードッグなどのげっ歯類であり，ノミを介して保菌動物の間で感染が持続する。ノミによる咬傷，感染動物との接触，汚染された動物組織の摂食によりヒトに感染する。

◆ 感染経路や臨床症状によって腺ペスト，敗血症ペスト，肺ペストに分ける。いずれも早

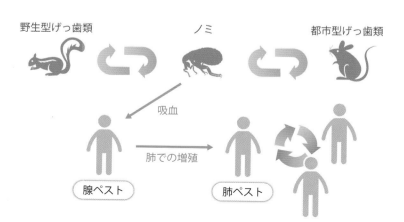

野生型げっ歯類　　　ノミ　　　都市型げっ歯類

吸血

肺での増殖

腺ペスト　　　肺ペスト

期の抗菌薬治療が重要である。

①腺ペスト：ヒトのペストの 80 〜 90％を占め，ペスト菌を保有するノミや感染動物との接触により感染する。潜伏期は 2 〜 7 日で，突然の発熱，悪寒，頭痛などの症状が出現する。感染部のリンパ節，次いで鼠径部・腋窩・頸部などのリンパ節が腫脹し，全身に広がり敗血症を起こす。未治療の場合の死亡率は 50％以上とされる。

②敗血症ペスト：出血斑および末端部位の壊死が起こり，局所もしくは全身が黒色になって死亡することから黒死病と呼ばれた。

③肺ペスト：血液を介してペスト菌が肺に到達した場合，または肺ペスト患者の飛沫を吸い込むことにより肺炎を起こす。急激な呼吸困難，血痰を伴う重篤な肺炎を示し，2 〜 3 日間で死亡する。

◆腸炎エルシニア *Y. enterocolitica*：食中毒の原因菌。汚染された食物などを介して感染し，腸炎による下痢を起こす。微熱，腹痛，血便を伴い，白血球増加を認める。症状は 1 〜 3 週間で軽快する。乳幼児に最も多く，集団食中毒として発生することもある。

◆偽結核菌 *Y. pseudotuberculosis*：げっ歯類に結核様病変を起こし，ヒトでは腸間膜リンパ節炎などを起こす。

Q67　グラム陰性桿菌： ビブリオ属

◉コレラ菌と腸炎ビブリオが重要である。

◉コレラ毒素は腸管上皮細胞のイオンチャネルを障害し，激しい下痢を起こす。

◉腸炎ビブリオは夏季に多発する食中毒の原因菌である。

◆ビブリオ（*Vibrio*）属はコンマ状に弯曲した通性嫌気性のグラム陰性桿菌で，海，川，湖などの水系環境中に生息する。単極の鞭毛を持ち，活発な運動性を示す。多くの菌種は発育に NaCl を必要とする好塩菌である。

◆コレラ菌 *V. cholerae*：O1 抗原もしくは O139 抗原を持つ菌を指す。それ以外の O 抗原を持つ菌は非 O1 もしくは非 O139 コレラ菌と呼ばれ，区別されている。数時間から数日間の潜伏期を経て，米のとぎ汁様の水様下痢が始まる。

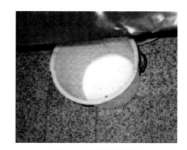

米のとぎ汁様下痢
（国立感染症研究所ホームページより）

◆コレラ菌が産生する外毒素（コレラ毒素）は，腸管上皮細胞内の G 蛋白質を間接的に不活化させ，GTP 分解酵素活性を消失させる。そのためアデニル酸シクラーゼが活性型となり，細胞内に cAMP が増加し，イオンチャネルが異常を起こして細胞内浸透圧が低下し，大量の水分が排出される。治療は脱水症に対する対症療法，すなわち水・電解質の補給が重要である。

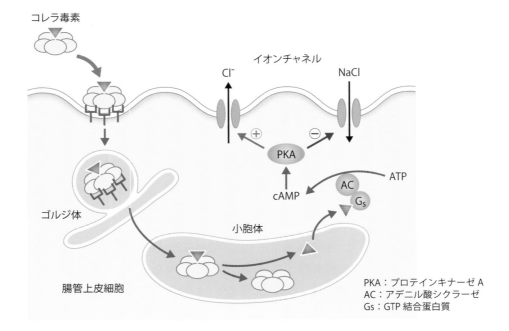

◆ 腸炎ビブリオ *V. parahaemolyticus*：食中毒の代表的な原因菌である。海水中に生息し，海産物を介して経口的に感染する。魚介類を調理した器具を介して野菜などが汚染され，それらを生で食べることによっても感染することがある。6〜24 時間の潜伏期を経て発症する。7〜9 月に多発する。

◆ *V. vulnificus*：海水中に生息する菌で，魚介類を介して経口的に，または海に入って傷口などから感染する。健常者は軽症で済むことが多いが，基礎疾患，特に肝臓疾患を持つ人は重篤な症状を起こし，全身に感染した場合の致命率は 50〜70％と高い。

Q68　グラム陰性桿菌：**エロモナス属**

◎淡水中の常在菌で，食中毒の原因菌となる。

◎易感染宿主では敗血症や壊死性筋膜炎を起こすことがある。

◆ エロモナス（*Aeromonas*）属は通性嫌気性のグラム陰性桿菌で，オキシダーゼ試験陽性である。菌体の一端に 1 本の鞭毛を持つ。淡水域の常在菌であり，淡水魚・貝類から分離される。

病原性　◆ *A. hydrophila*，*A. caviae* などが病原性を持つ。

◆ 食中毒の原因菌であり，軽症の下痢，腹痛を起こす。まれにコレラ様の激しい水様下痢，血便を起こすことがある。

◆ 創傷感染により皮膚軟部組織感染症を起こす。白血病や肝硬変，糖尿病などの基礎疾患を持つ易感染宿主では敗血症や壊死性筋膜炎の原因にもなる。

診断	◆糞便からの分離培養。生化学的性状検査（糖分解，オキシダーゼ陽性）。
治療	◆軽症例には抗菌薬は不要である。コレラ様症状を呈した場合は，輸液とともにフルオロキノロン（小児にはホスホマイシン）を投与する。
	◆予防は給水施設の衛生管理と，魚介類調理食品からの二次汚染の防止である。特に冷蔵保存品内での菌数増加に注意する。発展途上国での生水摂取は禁止する。

Q69 グラム陰性桿菌：パスツレラ属

◉イヌ，ネコが口腔や爪に保菌し，咬み傷・掻き傷から感染する。
◉ヒトでは化膿性の局所感染や敗血症を起こす。

◆パスツレラ（*Pasteurella*）属菌は，通性嫌気性のグラム陰性小球菌ないし卵桿菌である。*P. multocida* の分離頻度が高く，他の菌種はまれである。

病原性	◆イヌ，ネコの咬傷・掻傷により感染する。1〜2日後に局所の激痛，発赤，腫脹をきたし，リンパ節腫脹，化膿性病変に至る。
	◆白血病，肝硬変，糖尿病などの基礎疾患を持つ易感染宿主では敗血症を起こすことがある。
診断	◆塗抹標本のメチレンブルーあるいはギムザ染色で，菌体の両端が濃く染まる両端染色性が特徴である。血液寒天培地で分離培養・同定する。
	◆類似疾患である *Bartonella henselae* による猫ひっかき病との鑑別が重要となる。
治療	◆ペニシリン，セフェム，テトラサイクリン，フルオロキノロンを用いる。ペニシリン耐性株が存在する。

Q70 グラム陰性桿菌：ヘモフィルス属

◉グラム陰性桿菌であるが，小桿菌とも呼ばれ小型で形や大きさが不揃いである。
◉*H. influenzae* が最も重要である。
◉侵襲性感染症を起こす血清型 b の *H. influenzae* には Hib ワクチンが有効である。
◉βラクタム系薬に対する耐性菌が問題となる。

◆グラム陰性桿菌であるが，小桿菌や球桿菌とも呼ばれるように小型で形や大きさが不揃いである。
◆栄養要求性が厳しく，赤血球に含まれる X 因子（ヘミン）と V 因子（NAD）の両方もしくはいずれかを必要とする。赤血球を溶血させて作成するチョコレート寒天培地は，X 因子と V 因子の両方が存在しているため，*Haemophilus* 属菌の培養に適している。
◆*H. influenzae* が最も重要である。発見当時はインフルエンザの原因菌と考えられていたためこの名称がついているが，インフルエンザの病原体ではない。

5

細菌

◆ そのほか，*H. parainfluenzae*（培養に V 因子のみ要求）は菌血症や感染性心内膜炎の原因菌として，*H. ducreyi*（培養に X 因子のみ要求）は性感染症である軟性下疳の原因菌として知られている。以下，*H. influenzae* について解説する。

病原性 ◆ 6 種類の血清型（a ～ f）と，莢膜を持たない無莢膜型とに分類される。臨床的に問題となる侵襲性感染症（化膿性髄膜炎や敗血症）の主な原因菌は b 型（*H. influenzae* type b：Hib）である。ヒトの上気道に常在し，主な感染経路は飛沫感染である。

診断 ◆ 中耳炎，副鼻腔炎や肺炎などの呼吸器感染症のほか，侵襲性感染症として髄膜炎や敗血症の原因となる。これらを診断する際には塗抹検鏡と培養検査が用いられる。侵襲性感染症において本菌が血液，髄液，その他無菌部位から検出された場合には，5 類感染症として全数報告対象となる。

予防 ◆ 侵襲性感染症の予防には Hib（ヒブ）ワクチンが有効で，2013 年から定期接種化され，Hib の髄膜炎症例が激減した。

耐性 ◆ アンピシリン（ABPC）耐性インフルエンザ菌が増加傾向にあり，細胞壁合成酵素（penicillin binding protein：PBP）の変異の有無，βラクタマーゼの有無により 4 つに分類される。日本では特に BLNAR の分離頻度が高い傾向にある。

 ◆ BLNAS（beta-lactamase non-producing ampicillin susceptible）：βラクタマーゼ非産生，PBP 変異なし ⇒ 薬剤感受性。

 ◆ BLNAR（beta-lactamase non-producing ampicillin resistant）：βラクタマーゼ非産生，PBP 変異あり ⇒ βラクタマーゼ阻害薬は無効。

 ◆ BLPAR（beta-lactamase producing ampicillin resistant）：βラクタマーゼ産生，PBP 変異なし ⇒ ペニシリンを分解するが，βラクタマーゼ阻害薬が有効。

 ◆ BLPACR（beta-lactamase producing ampicillin/clavulanate resistant）：βラクタマーゼ産生，PBP 変異あり ⇒ BLNAR と BLPAR の両方の性質を併せ持つ。

Q71　らせん菌：カンピロバクター属

◉ らせん状のグラム陰性菌で，微好気性である。

◉ サルモネラとともに細菌性食中毒の主要な原因菌である。

◉ ギラン・バレー症候群を合併することがある。

◆ カンピロバクター（*Campylobacter*）属菌はらせん状のグラム陰性菌で，生育に 3 ～ 15％の酸素を必要とする（微好気性）。一端または両端に 1 本の鞭毛を持ち，活発に運動する。乾燥に弱く，低温で長期間生存できる。

◆ *C. jejuni*，*C. coli*，*C. fetus* の 3 菌種が主な病原菌種である。

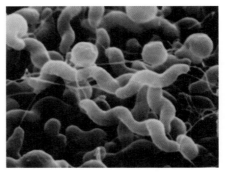

Campylobacter jejuni 電顕写真
（愛知県衛生研究所 鈴木匡弘先生提供）

病原性　◆カンピロバクター腸炎：80 〜 90％は *C. jejuni* が原因である。感染性が強い。汚染された食肉（特に鶏肉），生乳，飲料水を摂取して感染する。潜伏期間は平均 3 日間。

◆易感染宿主では敗血症，髄膜炎などの全身性カンピロバクター症を起こすことがある。

◆ギラン・バレー症候群：カンピロバクター腸炎に引き続いて運動麻痺や自律神経障害を起こす。*C. jejuni* のリポ多糖体は，神経細胞に存在する糖脂質 GM_1 ガングリオシドと類似の構造（分子相同性）を持つことから，抗 GM_1 抗体が自己免疫的に神経細胞を攻撃してしまうことによる。

診断　◆塗抹標本のグラム染色。スキロー培地での選択培養。

治療　◆かつて有効であったマクロライド，フルオロキノロン耐性菌の頻度が高い。

◆汚染が予想される食材は十分に加熱する。低温で増殖できるため，冷蔵保存は短期間に留める。

5

細菌

Q72　らせん菌：ヘリコバクター・ピロリ

◉ウレアーゼを持ち，胃酸を中和することで胃粘液内に定着する。

◉胃炎，胃潰瘍の原因菌。

◉胃癌，MALT リンパ腫の発症リスクが高まる。

◆*Helicobacter pylori* はらせん状または S 字状のグラム陰性菌で，微好気性（酸素濃度 5％，二酸化炭素濃度 5 〜 10％）を示す。菌体の一端または両端に数本の鞭毛を持ち，活発に運動する。

病原性　◆強力なウレアーゼ活性を持ち，粘液中の尿素を分解してアンモニアを生成する。このアンモニアで胃酸を中和し，殺菌を免れる。

◆VacA と呼ばれる細胞空胞化毒素を分泌し，胃粘膜を傷害する。

◆IV 型分泌装置によって，CagA と呼ばれるエフェクター分子を宿主細胞に注入する。CagA は炎症反応を惹起するとともに，アクチン再構築や細胞増殖促進，アポトーシス阻害などの作用により発癌に関与すると考えられている。

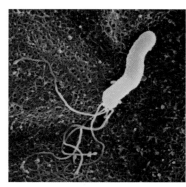

Helicobacter pylori 電顕写真
（愛知県衛生研究所 鈴木匡弘先生提供）

◆*H. pylori* が定着・増殖した部位では，蛋白分解酵素により胃の粘液層や上皮細胞が傷害されて急性胃炎が引き起こされる。さらに，外毒素（VacA）やエフェクター分子（CagA）によって上皮細胞が直接的に傷害され，浸潤した好中球により組織障害が進んだ結果，胃・十二指腸潰瘍が起こる。

◆炎症が慢性化すると，胃癌，MALT リンパ腫あるいはびまん性大細胞型 B 細胞性リンパ腫の発症リスクが上昇する。

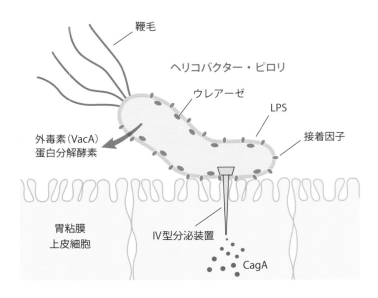

鞭毛

ヘリコバクター・ピロリ

ウレアーゼ

LPS

外毒素（VacA）
蛋白分解酵素

接着因子

胃粘膜
上皮細胞

IV型分泌装置

CagA

診断　◆菌の分離培養。血清抗 *H. pylori* 抗体，糞便内抗原の検出。

◆尿素呼気試験：尿素分解に伴って呼気中に排出される CO_2 を測定する。

◆胃生検組織を用いた迅速ウレアーゼ試験，HE 染色あるいはギムザ染色による検鏡。

治療　◆一次除菌療法：オメプラゾールやラベプラゾールなどのプロトンポンプ阻害薬＋アモキシシリン＋クラリスロマイシン。

◆二次除菌療法：プロトンポンプ阻害薬＋アモキシシリン＋メトロニダゾール。

Q73　グラム陰性好気性菌：**緑膿菌**

◉土壌，水まわり，植物，動物など，あらゆるところに生息が可能。

◉免疫抑制状態，糖尿病，熱傷，慢性呼吸器疾患などが感染のリスクファクター。

◉バイオフィルムや様々な病原因子を産生するため，気道や異物に定着した場合には治療に難渋する。

◆グラム陰性桿菌は，嫌気状態でブドウ糖を分解（発酵 ☞Q53）する発酵菌と，分解しない非発酵菌に分かれる。シュードモナス属，アシネトバクター属，*Burkholderia* 属，*Stenotrophomonas* 属などはブドウ糖非発酵グラム陰性桿菌（non-fermenting gram-negative rod：NF-GNR）である。

◆ブドウ糖非発酵グラム陰性桿菌の多くは病原性は弱いが，様々なβラクタマーゼを産生するため抗菌薬の選択肢が少ない。また，耐性機構を獲得して多剤耐性となる場合も多い。バイオフィルムを形成して抗菌薬治療に抵抗することも多く，日和見感染症の起炎菌や院内感染の原因菌として問題となっている。

◆シュードモナス（*Pseudomonas*）属の中で臨床的に最も重要な菌種が緑膿菌 *P. aeruginosa* である。

性状　◆緑膿菌は運動性を持つ偏性好気性グラム陰性桿菌で，ブドウ糖非発酵菌である。緑色の色素（ピオシアニンやピオベルジン）を産生することがあるため，この名前がついている。線香に似た独特の臭いもある。

◆栄養要求性はほとんどなく，種々の有機物の存在下で増殖できる。

◆緑膿菌の一部は，ムコイドと呼ばれる粘性の高いムコ多糖体を分泌する。分泌されたムコイドは薄いフィルムのように菌体を覆い，バイオフィルムを形成する。

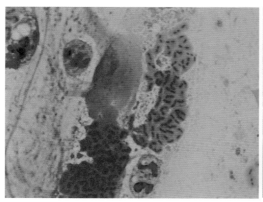
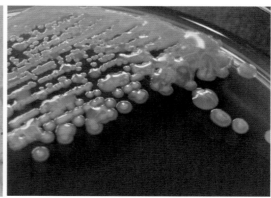

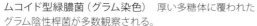
ムコイド型緑膿菌（グラム染色）　厚い多糖体に覆われたグラム陰性桿菌が多数観察される。

ムコイド型緑膿菌のコロニー

病原性　◆患者から分離される病原性緑膿菌のほとんどはムコイド型であり，粘膜表面などでバイオフィルムを形成する。バイオフィルム内の緑膿菌は宿主の免疫機構から逃れやすくなり，また抗菌薬が浸透しにくいため治療が困難である。

◆院内感染，特に免疫抑制状態の患者や，異物（中心静脈ラインや尿カテーテルなど）感染の原因となり，日和見感染を引き起こす。また，慢性呼吸器疾患の患者の気道に定着することがある。

◆局所感染症として，眼（外傷に続いて生じる角膜炎，眼内炎），耳（外耳道炎または Swimmer's ear），皮膚，尿路（カテーテル装着，あるいは手術や腎移植後），呼吸器（慢性肺疾患患者）の感染症のほか，胃腸炎，髄膜炎を生じる。

◆菌が全身に播種すると，菌血症（好中球減少時含む），骨関節感染，皮膚軟部組織感染などが起こる。

診断　◆急性期の検体（喀痰，気道吸引物，尿，血液など）から分離培養する。

◆血液寒天培地のような非選択培地あるいはマッコンキー寒天培地への塗抹により分離する。

治療　◆抗緑膿菌活性のある薬を使用する。ピペラシリン，セフェピム，セフタジジム，イミペネム，メロペネム，ドリペネム，シプロフロキサシン，アズトレオナム，アミカシンなどが用いられる。多剤耐性菌が出現しているため，必ず薬剤感受性検査を行う。

Q74 グラム陰性好気性菌：**アシネトバクター属**

◉ 緑膿菌と同様，日和見感染の原因菌となる。

◉ 環境中での生残能が強く，薬剤耐性化が危惧される。

性状
- アシネトバクター（*Acinetobacter*）は非運動性のグラム陰性球桿菌で，オキシダーゼ陰性，偏性好気性，ブドウ糖非発酵性である。
- 環境中での生残能が強く，ヒトの皮膚や呼吸器にも定着している。

病原性
- 臨床で最も多く分離される菌種は *A. baumannii* で，緑膿菌と同様に院内感染として人工呼吸器関連肺炎やカテーテル感染の原因菌となる。市中重症肺炎，戦傷兵の骨軟部組織感染の報告もある。

治療
- アンピシリン・スルバクタム（βラクタマーゼ阻害薬のスルバクタムに抗菌活性あり），カルバペネムなどのβラクタム薬を用いる。
- カルバペネム，アミノグリコシド，キノロンにすべて耐性の多剤耐性アシネトバクターが問題になっている。コリスチンや併用療法が考慮される。☞ **Q49**

Q75 グラム陰性好気性菌：**モラクセラ属**

◉ 上気道の常在菌であるが，基礎疾患を持つ人に気道感染を起こすことがある。

性状
- モラクセラ（*Moraxella*）はブドウ糖非発酵，好気性のグラム陰性球菌である。臨床的には *M. catarrhalis* が最も重要な菌種である。
- 健常児の50％以上，健常成人の数％が上気道および唾液に保菌しており，上気道常在菌の1つである。
- 血液寒天培地やチョコレート寒天培地で発育する。

病原性
- 基礎疾患を持つ人に日和見感染症を起こすことがある。
- 上気道感染として中耳炎，副鼻腔炎を起こす。
- 慢性気管支炎の急性増悪を起こすことがある。肺炎や侵襲性感染症を起こすことは多くないとされる。

治療
- βラクタマーゼ阻害薬を配合したβラクタム薬，セフェム系，テトラサイクリン，マクロライド，キノロンが有効。
- 多くの薬剤に感受性であるが，βラクタマーゼ産生によりペニシリン耐性である。

Q76 グラム陰性好気性菌：レジオネラ属

◉ 水系に生息し，エアロゾルを吸入することで感染する。

◉ 細胞内寄生菌であり，肺胞マクロファージ内で増殖する。

◉ 非定型肺炎の原因菌として重要。

性状
- レジオネラ (*Legionella*) は，水系に存在する好気性のグラム陰性桿菌である。
- 重要な菌種は *L. pneumophila* であり，レジオネラ症の原因菌の 8 割以上を占める。管理が不適切な冷却塔，給水設備，循環式浴槽などが集団発生の原因となりうる。
- 他のレジオネラ症の原因菌として，*L. longbeachae* は腐葉土に生息する。

病原性
- エアロゾル吸入により上気道から侵入する。肺に到達したレジオネラは肺胞マクロファージに取り込まれるが，ファゴソームとリソソームの融合を阻害することで殺菌を免れ，マクロファージ内で増殖する。
- レジオネラ肺炎：潜伏期は 2 〜 10 日で，非定型で進展の速やかな急性大葉性肺炎。高熱，下痢などの消化器症状，神経症状，低ナトリウム血症，肝機能障害を伴う場合がある。未治療の場合の死亡率は 30％である。1976 年，米国フィラデルフィアで開かれた在郷軍人の会合における集団感染で認識されたことから，在郷軍人病とも呼ばれる。
- ポンティアック熱：インフルエンザ様疾患。典型例では健常人に発症する。共通の感染源に曝露された人の 90％以上で発症することがある。通常は 1 週間以内に自然軽快する。

診断
- グラム染色では多くの好中球がみられるが，病原体はみられない。ヒメネス染色でマクロファージ内のレジオネラ菌体が染色される。
- 通常の培地では発育せず，BCYE-α 培地で 3 〜 5 日の培養が必要である。
- 尿中抗原検出による迅速診断キットが利用可能である。

治療
- レジオネラ肺炎にはフルオロキノロン，マクロライドが使用される。β ラクタムやアミノグリコシドは無効である。
- ポンティアック熱には対症療法のみ。
- 塩素消毒または 70 〜 80℃の熱水洗浄が有効である。

5

細菌

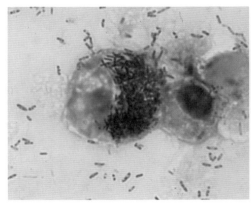

細胞内で増殖するレジオネラ（ヒメネス染色）

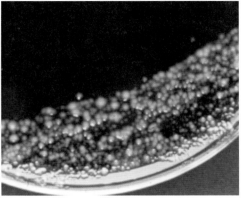

BCYE-α 培地上の *L. pneumophila* のコロニー

Q77 グラム陰性好気性菌：**コクシエラ属**

◉ リケッチアと同様に，動物細胞内でしか増殖できない。

◉ 人獣共通感染症の Q 熱の原因菌である。

性状 ◆ 広義のリケッチアに含まれるグラム陰性桿菌。*Coxiella burnetii* が唯一の菌種である。

◆ 熱や乾燥に非常に強く，飛沫核（エアロゾル）で伝播しうる。

◆ 生きた動物細胞内でのみ増殖する（偏性細胞内寄生性）。ファゴソームの成熟段階を阻害し，ファゴリソソーム内の低 pH 環境に適応して増殖する。

病原性 ◆ 主な感染源はウシ，ヒツジ，ヤギなどの家畜であるが，ペット動物からの伝播もある。雌の感染動物の子宮や乳房に局在し，特に胎盤に高濃度の菌体が存在する。感染動物の分娩時にヒトがエアロゾルを吸入して感染する。屠殺場作業員，獣医師が高リスクである。

◆ 感染動物の乳汁または乳製品の摂取による感染も報告されている。他のリケッチア症と違い宿主域が広く，ヒトへの伝播にダニなどの媒介を必要としない。

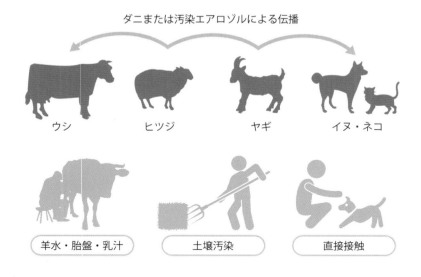

ダニまたは汚染エアロゾルによる伝播

ウシ　　ヒツジ　　ヤギ　　イヌ・ネコ

羊水・胎盤・乳汁　　土壌汚染　　直接接触

感染症 ◆ Q 熱の "Q" は，原因不明を表す "query" に由来する。

◆ 急性 Q 熱：潜伏期 3 〜 30 日。発熱と激しい疲労感，頭痛が主な症状である。肺炎は非特異的で，多発性球状陰影を呈する。肝炎，神経症状，皮疹，血小板数異常が出現することもある。妊娠に影響し，早産，流産または新生児死亡と関連する。急性 Q 熱後に 5 〜 10 年にわたる疲労状態に移行する患者が存在する。

◆ 慢性 Q 熱：心臓弁膜症，免疫抑制状態，慢性腎機能障害などの基礎疾患を持つ人に起こりやすい。発熱はないか軽度である。心内膜炎を伴うことから，培養陰性の心内膜炎では疑いを持つべきである。

診断	◆組織中の菌体 DNA 検出，間接蛍光抗体法，血清学的診断による。

診断　◆組織中の菌体 DNA 検出，間接蛍光抗体法，血清学的診断による。
　　　◆Q 熱は 4 類感染症であり，直ちに届け出る。
　　　◆分離培養はバイオハザードの問題がある（バイオテロへの悪用が危惧されている）。
治療　◆主にテトラサイクリン，キノロン，マクロライド系，ST 合剤を用いる。

Q78　グラム陰性好気性菌：ナイセリア属

◎淋菌は性感染症として尿道炎を起こす。
◎髄膜炎菌は，アフリカを中心に欧米でもみられる髄膜炎などの原因菌。
◎いずれもヒトにのみ感染する。

◆ナイセリア（*Neisseria*）属の中で臨床的に重要な菌種は，淋菌 *N. gonorrhoeae* と髄膜炎菌 *N. meningitidis* である。
◆好気性グラム陰性双球菌であり，病原因子として線毛，リポオリゴ糖（lipooligosaccharide：LOS）を持つ。LOS は著明なエンドトキシン活性を有する。

淋菌（*N. gonorrhoeae*）

病原性　◆線毛は細胞への付着因子として働くほか，遺伝子の水平伝播にも関わる。線毛発現遺伝子は継代培養中に再編成による抗原性の変化が起こることがある。
　　　◆急性尿道炎：2 〜 7 日の潜伏期の後，尿道膿性分泌物の排出，排尿痛で発症する。女性では無症状のことも多いが，子宮頚管炎や骨盤炎症性疾患を起こし，不妊の原因となる。そのほか咽頭炎，直腸肛門炎，結膜炎を起こすことがある。播種性関節炎を起こすこともある。

診断　◆尿道分泌物の塗抹グラム染色で，好中球に貪食されたグラム陰性双球菌としてみられる。
　　　◆チョコレート寒天培地のほか，選択培養には常在菌の発育を阻止するための抗菌薬を加えたサイヤー・マーチン培地を用いる。
　　　◆PCR 法などによる核酸検出も行われる。

治療　◆第 3 世代セフェム（セフトリアキソン，セフォジジム），スペクチノマイシンを用いる。かつて有効であったペニシリン，キノロンは耐性化している。

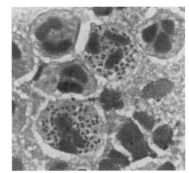

淋菌（グラム染色）

髄膜炎菌（*N. meningitidis*）

病原性　◆莢膜による血清型分類で A, B, C, Y, W-135 が大部分を占める。アフリカ中央部の多発地域は髄膜炎ベルトと呼ばれ，血清型 A が大規模流行に関与していた。
　　　◆髄膜炎：飛沫感染で伝播し，鼻咽頭粘膜に定着する。さらに感受性宿主では菌が血行性に播種し，髄膜炎や菌血症を起こす。菌血症に伴い関節症状，出血斑がみられる。

◆数時間のうちに致死的に進行する電撃性紫斑病と呼ばれる劇症敗血症を起こすことがある。DIC を伴う副腎皮質不全・出血に至る劇症型を Waterhouse-Friderichsen 症候群と呼ぶ。

診断　◆髄液・血液からの分離培養，髄液中の細菌抗原検出により診断する。

治療　◆治療にはペニシリン，第 3 世代セフェム（セフトリアキソン，セフォタキシム）を用いる。

◆感染者との接触者には発症予防としてリファンピシン，キノロンが使用される。また，特定莢膜型に対するワクチンがある。

Q79　グラム陰性好気性菌：ボルデテラ属

◎百日咳菌は感染力が強く，ワクチン接種による予防が重要である。

◎乳児が感染すると重症化する。

◎年長児や成人が感染して慢性咳嗽をきたす例が増加している。

◆ボルデテラ（*Bordetella*）属は好気性で小型のグラム陰性桿菌である。ヒトの病原菌として百日咳菌 *B. pertussis*，パラ百日咳菌 *B. parapertussis* がある。

病原性　◆鼻咽頭粘膜の線毛上皮細胞に付着・増殖し，各種毒素を産生して気道粘膜を傷害する。

◆百日咳毒素はリンパ球増多に関与するほか，気道線毛上皮への付着因子である。その他の病原因子として，線維状凝集素，アデニル酸シクラーゼ，皮膚壊死毒素，パータクチン，リポオリゴ糖（LOS）などがある。

◆咳による飛沫感染である。5 ～ 21 日の潜伏期の後，小児では下記のような経過をたどるのが典型的である。乳児期早期では特徴的な咳がみられず，年長児や成人では慢性咳嗽のみの非特異的な症状にとどまることもある。

◆経過中，発熱はない。乳幼児ではリンパ球が著明に増加することがある。

臨床経過　◆カタル期：1 ～ 2 週間。鼻汁，軽い咳嗽などの感冒様症状を示す。カタル期と痙咳期の最初の 2 週間は伝染性が高い。

◆痙咳期：激しい咳嗽発作が 2 ～ 3 週間続く。コンコンという短い連続する咳（スタッカート）の後，息を吸うときに狭くなった声門を急速に吸気が通過するためにヒューという笛音（ウープ）が発生する。この繰り返しをレプリーゼという。発作時に嘔吐したり，無呼吸に伴う低酸素血症のために痙攣発作や脳症をきたしたりする。

◆回復期：1 ～ 3 ヵ月。中耳炎，肺炎などを合併することがある。

診断　◆鼻咽頭ぬぐい液をボルデー・ジャング（Bordet-Gengou）培地で培養する。抗体価は解釈に注意が必要である。

治療　◆主にマクロライドを用いる。ST 合剤も有効である。

◆国内ではジフテリア・破傷風トキソイド・不活化ポリオとの混合ワクチン（DPT-IPV ワクチン）の定期接種が行われている。現在は無細胞百日咳ワクチンが使用されている。

Q 80　グラム陰性好気性菌：ブルセラ属

◉ ブルセラ症は人獣共通感染症で，波状熱が特徴である。

病原性
- *Brucella melitensis* は動物に流産を起こし，ヒトに感染するとブルセラ症を起こす。
- グラム陰性球桿菌。好気性の細胞内寄生菌である。
- 主な流行地域は地中海沿岸，インド，中東，ラテンアメリカ。
- 単核細胞内で生存可能であり，リンパ節で増殖した後，血流を介して肝臓，脾臓，骨髄，他のリンパ節などへ播種する。
- ブルセラ症は，感染動物との接触や殺菌処理していない乳製品の摂取などにより伝播する。農場労働者，酪農家，食肉処理作業員，獣医師に起こる頻度が高い。ヒト–ヒト感染はまれである。潜伏期間は 1 ～ 4 週間であるが，数ヵ月に及ぶこともある。
- 症状は非特異的であるが，発熱はほぼ必発である。波状熱 undulant fever（体温が上昇と下降を繰り返す）が数週持続した後，無熱期を経て再発する。
- 骨・関節症状も多くみられ，小児では股関節や膝の単関節炎，高齢者では背部痛，股関節痛がみられる。

診断
- 血液，リンパ節生検材料，骨髄穿刺などの検体からの菌分離で確定診断する。培養は最大 6 週間行うべきである。バイオハザードへの注意が必要。
- 慢性経過をたどるため，血清学的診断の意義も大きい。

治療
- テトラサイクリンとアミノグリコシドの併用療法を行う。

5

細菌

Q 81　グラム陰性好気性菌：バルトネラ属

◉ 猫ひっかき病，塹壕熱，バルトネラ症の原因菌となる。
◉ 培養には時間がかかるため，菌体 DNA 検出や血清診断が有用。

病原性
- バルトネラ（*Bartonella*）属は細胞内寄生菌で，*B. henselae*（猫ひっかき病），*B. quintana*（塹壕熱），*B. bacilliformis*（バルトネラ症）の 3 菌種が重要である。
- 猫ひっかき病：猫に引っかかれたり咬まれたりした局所に丘疹，水疱や結節が生じ，1 ～ 3 週後に所属リンパ節腫脹と発熱をきたす。診断は血清診断，病理診断，リンパ節や生検材料からの DNA 検出による。
- 塹壕熱 trench fever：シラミが媒介する。古くは第一次世界大戦中に兵士が罹患した。現在はホームレスがリスク因子とされる。発熱は短期間のこともあり，5 日熱 quintan fever と呼ばれる 5 日周期の発熱，あるいは 1 ヵ月以上持続することもある。
- バルトネラ症（Carrión 病）：南米高地のサシチョウバエが媒介する。2 つの病期を持つ。感染後 3 週間以内に始まるオロヤ熱 Oroya fever は急性熱性溶血性貧血で，菌血症を伴い未治療者の死亡率は高い。その後，ペルー疣病 verruga peruana と呼ばれる発疹性の病期に移行する。

◆ *B. henselae* と *B. quintana* は亜急性細菌性心内膜炎を起こすことがある。菌を検出するには血液を長期間培養する必要があるため，培養陰性心内膜炎と誤診されることがある。

治療　◆マクロライド，テトラサイクリンなどが用いられる。バルトネラ症にはクロラムフェニコールおよびβラクタム，またはキノロンが使用される。

Q82　グラム陽性桿菌：バシラス属

◎芽胞を形成する。
◎炭疽菌の芽胞吸入による肺炭疽は死亡率が高く，バイオテロへの悪用が危惧される。

◆バシラス（*Bacillus*）属は芽胞形成性のグラム陽性桿菌で，自然界に広く存在する。芽胞は物理・化学的因子に強い抵抗性を示し，加熱や消毒によっても容易に死滅しない。
◆炭疽菌 *B. anthracis* は莢膜を持ち，致死性の毒素を産生する。
◆セレウス菌 *B. cereus* は一般に病原性は低いが，食中毒や免疫不全者の血流感染や創感染の原因菌となることがある。

病原性　◆炭疽は本来，家畜の風土病で世界中で発生する。ヒトは感染動物（毛皮や肉を含む）との接触，あるいは芽胞を含んだほこりを吸入して感染する。
◆皮膚炭疽：皮膚の傷から炭疽菌が侵入する。無痛性の丘疹を生じ，著しく腫脹した悪性膿疱となる。黒色の痂皮で覆われた外観が石炭に似ていることが「炭疽」の名の由来である。未治療の場合の死亡率は約20%。
◆肺炭疽：芽胞の吸入により起こる。出血性のリンパ節炎が急速に進行し，未治療の場合の死亡率は90%以上。

治療　◆皮膚炭疽にはテトラサイクリン，キノロン。肺炭疽ではキノロンに加えクリンダマイシンやリファンピンを併用する。曝露後予防にはキノロンが使用される。

Q83　グラム陽性桿菌：コリネバクテリウム属

◎外毒素による上気道粘膜の壊死がジフテリアの本体である。
◎ジフテリアの予防にはワクチンが有効。

◆コリネバクテリウム（*Corynebacterium*）属の中でヒトに強い病原性を持つ菌種はジフテリア菌 *C. diphtheriae* のみである。
◆小型で細長いグラム陽性桿菌で，柵状，くの字型に配列する。通性嫌気性で，運動性はない。莢膜を持たず，芽胞も形成しない。

病原性　◆ポリペプチドからなるジフテリア毒素を分泌する。細胞内に取り込まれた毒素の一部が細胞質に移動し，ペプチド鎖伸長因子を不活化して蛋白合成を不可逆的に阻害する。
◆ジフテリアは飛沫感染する。2～5日の潜伏期の後，咽頭痛で発症する。このとき鼻咽

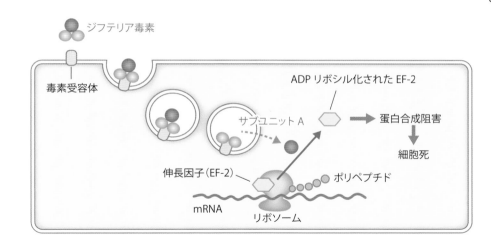

頭や喉頭では，粘膜の壊死と化膿性滲出物によって偽膜が形成されている。偽膜形成が急速に進行すると呼吸困難をきたし，声門・気管支に進展すると気道閉塞を起こす。

◆偽膜で産生されたジフテリア毒素が血流を介して全身症状を起こすことがある。心筋炎による不整脈やうっ血性心不全はときに致死的となる。ほかに末梢神経炎も起こす。

診断 ◆レフレル（Löffler）培地で定型的な形態と染色性を確認する。さらに，分離菌について毒素産生性を確認する。

治療 ◆抗毒素による血清療法を行う。ただし，すでに細胞表面に接着した毒素には無効である。加えて，マクロライドまたはペニシリンによる抗菌薬療法を行う。

◆予防にはワクチンが重要である。ソビエト連邦崩壊時の混乱により予防接種が中断した国では，ジフテリアが流行し死者が出た。

Q 84 **グラム陽性桿菌：リステリア属**

◎低温で増殖し，冷蔵食品を汚染することがある。

◎妊婦が感染すると胎児に全身感染を起こし重篤となる。

◆リステリア（*Listeria*）属は食品や土壌など自然界に広く存在するが，ヒトに病原性を持つ菌種は主に *L. monocytogenes* である。

◆グラム陽性桿菌で，莢膜や芽胞は作らない。カタラーゼ陽性である。

病原性 ◆細胞内寄生菌であり，インターナリンを介して細胞に侵入した後，リステリオリジン O によってファゴソーム膜を障害して細胞質内へ逃避する。さらに ActA によりアクチン重合を誘導することで推進力を得て，細胞内および細胞間を移動する。

◆胃腸炎：大量の菌で汚染された食品を摂取した後約 48 時間後に起こる。冷蔵温度でも増殖可能であり，ナチュラルチーズ，サンドイッチやホットドッグの肉，牛乳，サラダなどの加工食品で問題となる。

◆髄膜炎：免疫不全者，新生児，高齢者，妊婦に好発する。

88

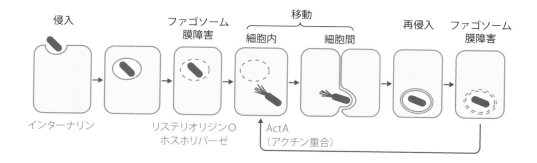

| 侵入 | ファゴソーム膜障害 | 移動 | 再侵入 | ファゴソーム膜障害 |

インターナリン　リステリオリジンO ホスホリパーゼ　ActA（アクチン重合）

◆妊婦リステリア症：筋肉痛や関節痛を伴う急性または亜急性の熱性疾患で，通常菌血症を伴う。子宮内感染により胎児に敗血症性肉芽腫症を起こすと，早流産となり予後不良である。また新生児髄膜炎を起こすことがある。

診断 ◆血液寒天培地上でβ溶血環に囲まれた小コロニーを形成する。

治療 ◆アンピシリン，ST合剤を用いる。十分な加熱調理や洗浄により予防可能とされる。

Q85 嫌気性菌

◉一般的に嫌気性菌とは偏性嫌気性菌のことを指す。
◉ヒトの常在細菌叢を形成しており，好気性菌との混合感染を起こす。

◆嫌気性菌とは，酸素のない条件下で生育する細菌のことである。酸素の存在下で発育できない偏性嫌気性菌と酸素を利用できる通性嫌気性菌とに分かれるが，一般に「嫌気性菌」というときは偏性嫌気性菌を指している。

◆腸管内の細菌のほとんどは偏性嫌気性菌であり，常在細菌叢を形成している。通性嫌気性菌である腸内細菌目（☞Q58）は，腸管内ではきわめて少数派である。

病原菌 ◆横隔膜上感染症：ポリフィロモナス，フゾバクテリウム，ペプトストレプトコッカス，プレボテラ，アクチノマイセスの各属。

◆横隔膜下感染症：クロストリジウム属，バクテロイデス属が代表的。

感染経路 ◆口腔内，腸管内の常在菌叢からの内因性感染が主である。まれに土壌などの環境中からの外因性感染も起こりうる。

臨床像 ◆通常，好気性菌との混合感染で，膿を形成することが多い。

◆常在細菌叢として存在するすべての部位に感染症を起こしうる。

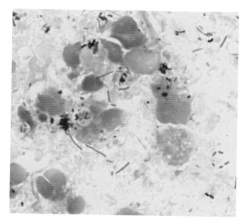

誤嚥性肺炎の気道吸引液（グラム染色）
グラム陽性・陰性の多様な菌が混在している

① 歯科・口腔領域：歯周組織炎，顎炎など

② 耳鼻科領域：扁桃周囲膿瘍，深頸部膿瘍など

③ 呼吸器：肺膿瘍，誤嚥性肺炎など

④ 中枢神経：脳膿瘍，硬膜外膿瘍など

⑤ 皮膚軟部組織：壊死性筋膜炎など

⑥ 腹腔内：腹膜炎，肝膿瘍，胆嚢炎など

⑦ 婦人科領域：子宮留膿腫，子宮内膜炎など

診断　◆嫌気性菌用寒天培地を使用する。スワブより吸引検体が望ましい。

治療　◆メトロニダゾール，カルバペネム，βラクタマーゼ阻害剤配合薬，クロラムフェニコール，クリンダマイシン，セファマイシンなどを感受性検査の結果をもとに使用する。

◆横隔膜下感染症の主要な起因菌である *Bacteroides fragilis* グループでは，クリンダマイシンやセファロスポリンの耐性化が進んでいる。

5
細菌

Q86　嫌気性菌：クロストリジウム属，クロストリディオイデス属

◉嫌気性菌である。

◉芽胞を形成し，薬剤に対する抵抗性が強い。

◉破傷風菌，ボツリヌス菌，ウェルシュ菌，ディフィシル菌がある。

◆クロストリジウム（*Clostridium*）属の一部は，病原性の強い外毒素を産生することで特有の病態を呈する。*C. perfringens*（ウェルシュ菌：ガス壊疽，食中毒），*C. botulinum*（ボツリヌス症），*C. tetani*（破傷風）などがある。

◆*Clostridium difficile* はクロストリディオイデス（*Clostridioides*）属に再分類された。

Clostridium perfringens

◆土壌に広く存在する細菌であり，傷口などから皮膚に侵入しガス壊疽の原因となる。

◆*C. perfringens* によるガス壊疽は，急速に進行する組織の壊死が特徴であり，X線写真で局所のガス産生を確認することができる。

◆治療は外科的な開放とデブリドマンが重要であり，抗菌薬としてはペニシリンやクリンダマイシンの大量投与が有効である。

Clostridium botulinum

◆*C. botulinum* が産生する毒素の摂取によりボツリヌス症が発症する。原因として，いずし，魚の缶詰，辛子レンコン（真空パック）など嫌気状態が生じる食材が重要である。

◆症状は，頭痛，眼瞼下垂，複視，嚥下困難，散瞳などであり，重症例では呼吸筋麻痺により死亡することもある。

Clostridium tetani

◆破傷風の原因菌である。皮膚の傷口から体内に侵入し発症することが多い。

◆潜伏期は3〜21日であり，痙笑（顔面筋のひきつれ），強直性痙攣，開口障害，嚥下

困難などで発症し，次第に呼吸困難，後弓反張，呼吸筋麻痺に進行する。

◆ 早期例に対しては破傷風毒素に対する免疫グロブリン製剤が有効である。破傷風トキソイドワクチンも開発されている。

Clostridioides difficile

◆ *C. difficile* による偽膜性腸炎は，長期入院患者，抗菌薬投与，高齢，低栄養などの宿主に発症する頻度が高い。

◆ 欧米では，毒素 A，毒素 B に加えて，第三の毒素と呼ばれるバイナリー毒素産生株による感染が多数報告されている。

◆ 重症例では腸管内の偽膜形成とともに，中毒性巨大結腸症がみられることがある。

◆ 軽症例にはメトロニダゾール，中等症・重症にはバンコマイシン（内服）による治療が推奨されている。☞ Q192

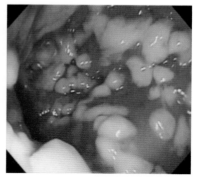

偽膜性腸炎の内視鏡像
（東邦大学総合診療・急病センター
島田長人先生提供）

Q87　抗酸菌

◉ 抗酸菌は，結核菌群と非結核性抗酸菌群に分類される。

◆ 抗酸菌とは，マイコバクテリア科 *Mycobacteriaceae* マイコバクテリウム属 *Mycobacterium* 菌のことである。偏性好気性の細長い桿菌で，芽胞，莢膜は作らない。

◆ 細胞壁は脂質に富み，染色されにくいが，いったん染色されると酸・アルコールなどの強い脱色作用にも抵抗性が強い。このため抗酸菌と呼ばれ，チール・ネールゼン法などの抗酸性染色法で染める。

◆ 大きく分けて結核菌群と非結核性抗酸菌群に分類される。さらに非結核性抗酸菌群は，培養陽性となるのに 1 週間以上を要する遅発育菌と，1 週間以内に発育する迅速発育菌に分けられる。また，培養不能菌としてらい菌 *M. leprae* がある。

結核菌群			*M. tuberculosis* *M. bovis* *M. africanum*
非結核性抗酸菌群	遅発育菌	Ⅰ群：光を当てたときのみ色素を産生する	*M. kansasii, M. marinum, M. simiae*
		Ⅱ群：暗所でも色素を産生する	*M. scrofulaceum, M. gordonae, M. szulgai*
		Ⅲ群：色素を産生しない	*M. avium* complex, *M. ulcerans, M. haemophilum*
	迅速発育菌	Ⅳ群：発育が速い	*M. fortuitum* *M. chelonae* *M. abscessus*
培養不能菌			*M. leprae*

Q88　抗酸菌：結核菌

◉ 細胞内寄生菌であり，肺胞マクロファージ内で増殖する。

◉ 結核は空気感染するが，感染成立後に発症するのは1割程度である。

◆ エジプトのミイラから結核の痕跡が見つかるなど，結核は人類の歴史とともにある古い病気で，1882年コッホにより結核菌が発見された。現在でも地球上の全人口の約1/3にあたる20億人が感染し，毎年約800万人が発病しているとされる。

◆ 結核菌群は，ヒトの結核の原因となる *Mycobacterium tuberculosis*，まれにヒトに感染症を起こすウシ型結核菌（*M. bovis*，*M. africanum*），ヒトには感染症を起こさないネズミ型結核菌の4菌種に分類される。

病原性
◆ 結核患者の咳などによって飛散する飛沫核には，結核菌が含まれている。これを吸い込むことによって感染する（空気感染）。肺胞に到達した結核菌は，主としてマクロファージに貪食される。結核菌はファゴソームとリソソームの融合を阻害することで食細胞内で生き延び，さらに周囲の細胞にも感染する。一部の菌は肺門リンパ節に到達し，そこでも増殖する。これらの状態を初期変化群という。

◆ 上記の経過中に処理された結核菌が抗原提示されるとTリンパ球が活性化され，抗結核免疫が成立する。感染者の約9割は，この段階で菌の増殖が抑えられ，発病に至らない。

◆ 結核菌は長期にわたって体内に生存し，数十年後に発病する場合がある。老化や糖尿病，腎不全，ステロイドの使用など，細胞性免疫の低下がその要因と考えられている。

症状
◆ 初期症状は感冒と類似しているが，2週間以上続く咳や痰，倦怠感，体重減少，盗汗，微熱などがみられる場合は結核の可能性を考慮する。症状が1ヵ月以上続く場合，25人に1人の割合で結核患者がみつかるとされる。

診断
◆ ツベルクリン反応，画像検査，細菌検査などによるが，近年ではインターフェロンγ遊離試験（interferon-gamma release assay：IGRA）を利用することが多い。これは，結核菌群とごく一部の非結核性抗酸菌にのみ存在しBCGには存在しない特異抗原を用いて血中リンパ球を刺激し，産生されるIFN-γの量に基づいて結核感染を診断する検査法である。

◆ 肺結核の好発部位はS1，S2，S1+2，S6で，空洞，tree-in-bud（細気管支が拡張し，その周囲にたくさんの微小肉芽腫が形成される）と呼ばれる特徴的な画像所見を呈する。

◆ 結核菌は通常の培地には発育せず，小川培地などのような特殊な培地が用いられ，通常3〜4週，場合によっては8週くらいの長期培養が必要である。

◆ 喀痰中の結核菌量は，ガフキー号数（0〜10号）や，簡便な記載法（1+〜3+）で表現される。

治療
◆ 化学療法が基本である。最初の2ヵ月はイソニアジド（INH）＋リファンピシン（RFP），ピラジナミド（PZA），ス

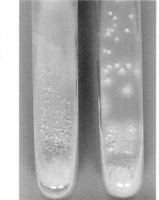

小川培地に発育した
抗酸菌のコロニー

5

細菌

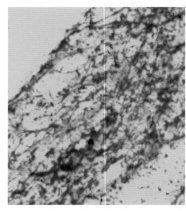

チール・ネールゼン染色（Gaffky 10 号）

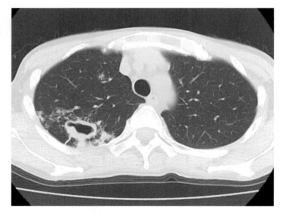

胸部 CT における空洞影

トレプトマイシン（SM）またはエタンブトール（EB）の 4 剤で治療し，その後の 4 ヵ月間は INH＋RFP の 2 剤，または INH＋RFP＋EB の 3 剤で治療する。

Q89　抗酸菌：非結核性抗酸菌

◉ヒト–ヒト感染はなく，環境からの感染が考えられている。
◉MAC 症は薬剤耐性を示し，難治である。

病原性

◆非結核性抗酸菌は土壌，水，動植物など環境中に広く存在する。感染経路としては水道水が最も多いと考えられている。

◆ヒトに慢性呼吸器感染症を引き起こす菌種として，*M. avium* complex（*M. avium* と *M. intracellulare* の総称：MAC），*M. kansasii* がある。

◆免疫低下状態の人に日和見感染として，あるいは気管支拡張症，肺気腫，じん肺などの基礎疾患に続発して起こることが多い。近年，これらの背景を持たない中高年に肺MAC 症が増加している。

診断

◆非結核性抗酸菌は自然界に広く存在することから，喀痰中から分離されただけでは感染症の診断にはならない。

◆喀痰中から繰り返し分離される，あるいは気管吸引液・気管支肺胞洗浄液など下気道から検出されることで診断する。

治療

◆肺MAC 症に対しては，クラリスロマイシン，リファンピシン，エタンブトールの内服併用療法に加え，症例によってはストレプトマイシンあるいはカナマイシンの筋肉内注射を実施する。

◆上記の併用療法によっても除菌できない症例，いったん除菌されても再燃（あるいは再発）する症例も経験されており，より効果的な治療法の確立が待たれる。

Q90 放線菌類：アクチノミセス，ノカルジア

- ◉ しばしば菌糸状の発育をすることから放線菌類と呼ばれる。
- ◉ アクチノミセスは嫌気性で，膿瘍を作る。
- ◉ ノカルジアは好気性で，肺原発のことが多い。

- ◆ 放線菌目のうち，菌糸を作らないマイコバクテリア科を除く菌種を放線菌類と呼ぶ。ヒトに病原性を示すものに，嫌気性のアクチノミセス（*Actinomyces*）属と，好気性のノカルジア（*Nocardia*）属がある。
- ◆ グラム陽性を呈し，しばしば細長い分岐する菌糸状の発育をしたり，断裂して短桿状・球状など様々な形態を示す。

アクチノミセス属

- ◆ ヒトの口腔および腸管内常在菌である。放線菌症の原因菌として *A. israelii* が最も多く検出される。グラム陽性で非抗酸性である。
- ◆ 発症部位は頭頸部が最も多く（60％），腹部，胸部が次に多い。慢性化膿性で次第に隣接組織に浸潤して膿瘍を形成し，しばしば瘻孔を作って排膿する。血行性や直達性に他臓器に感染が広がり，脳膿瘍や肺膿瘍を引き起こすことがある。
- ◆ 病巣内や膿汁中に 0.2 ～ 2 mm の黄色調の菌塊が肉眼で認められ，硫黄顆粒 sulfur granule またはドルーゼ Druse と呼ばれる。
- ◆ 診断は，喀痰や膿汁中に硫黄顆粒を検出し，グラム陽性の分岐した菌糸からなることを確かめる。
- ◆ 治療はペニシリン，テトラサイクリンなどが有効である。6 ～ 12 ヵ月治療する。

ノカルジア属

- ◆ 土壌，水，動植物などに存在し，主に経気道的に感染する。
- ◆ 肺ノカルジア症のほか，傷口からの感染で皮膚ノカルジア症，血行性に播種して全身ノカルジア症を起こす。原因菌は *N. asteroides* が最も多く，次いで *N. farcinica, N. brasiliensis, N. nova* が多い。*N. asteroides*，*N. farcinica* はしばしば中枢神経病変を発症する。

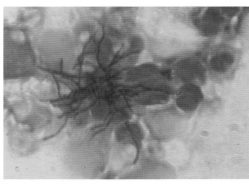

ノカルジア属菌（グラム染色）

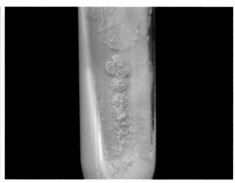

小川培地に発育したノカルジア属菌のコロニー

5

細菌

- ◆診断は，検体の直接塗抹標本でグラム陽性，抗酸性の特徴的な分岐する菌糸・菌体を観察する。分離培養は難しいため，陽性である際の意義は大きい。
- ◆治療はサルファ剤を基本とし，耐性の場合はイミペネム，アミカシンを検討する。6～12ヵ月治療する。

Q91 スピロヘータ

- ◉運動性を持つらせん状のグラム陰性菌。
- ◉ヒトに病原性を発揮するのはトレポネーマ属，レプトスピラ属，ボレリア属。
- ◉梅毒は5類感染症，他は4類感染症。

性状
- ◆細長いらせん状のグラム陰性桿菌で，菌体外側に被膜を持つ。
- ◆軸糸と呼ばれる特殊な鞭毛を中心に，菌体を回転させることで運動する。

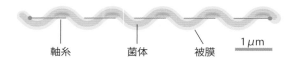

軸糸　　菌体　　被膜　　1μm

病原菌
- ◆トレポネーマ属：*Treponema pallidium*（梅毒）
- ◆レプトスピラ属：*Leptospira interrogans*（レプトスピラ症，ワイル病）
- ◆ボレリア属：*Borrelia burgdorferi*（ライム病），*B. recurrentis*（回帰熱），*B. miyamotoi*など。

感染症
- ◆**梅毒**：性交渉もしくは経胎盤性に感染する。4つの病期に分かれるが，中枢神経症状（運動障害，認知症など）はどの病期でもみられる。通常のグラム染色では染色困難であり，免疫蛍光染色法や暗視野顕微鏡で観察するか，抗体を用いた血清学的診断を行う。治療はペニシリンを用いる。☞Q200
- ◆**レプトスピラ症**：人畜共通感染症。汚染された水や食物から経口・経皮感染する。洪水などの災害時に増加する。症状は発熱，頭痛，結膜充血，筋肉痛などであり，重症型（ワイル病）では黄疸，出血，多臓器不全を呈する。培養は可能であるが，一般的には血清学的凝集テスト，または検体から肉眼的にスピロヘータの確認を行う。治療はペニシリンもしくはドキシサイクリンを用いる。
- ◆**ライム病**：マダニに咬まれることにより感染する。咬傷部位に遊走性紅斑と呼ばれる特徴的な紅斑がみられ，インフルエンザ様症状が起こる。数ヵ月から数年後に慢性関節炎や進行性の中枢神経症状などの合併症が現れる。培養は可能であるが6～8週間かかるため，血清学的診断による。治療はドキシサイクリン，セフトリアキソン，アモキシシリンを用いる。
- ◆**回帰熱**：シラミやダニが媒介する。発熱期と無熱期を繰り返すのが特徴で，発熱期には多くのスピロヘータが血中に存在する。ギムザ染色もしくはライト染色で診断される。治療はペニシリン，ドキシサイクリン，エリスロマイシンを用いる。

Q92　マイコプラズマ

◉ 一般細菌と異なり細胞壁（ペプチドグリカン層）を持たない。

◉ マイコプラズマ肺炎や非淋菌性尿道炎を起こす。

◆ 自然界に広く分布するが，ヒトから分離されるのはマイコプラズマ属とウレアプラズマ属である。

◆ 一般細菌と異なり細胞壁（ペプチドグリカン層）を持たず，脂質二重層からなる膜で覆われている。当然，βラクタムなどの細胞壁合成阻害薬は無効である。

◆ 鞭毛や線毛は持たず，自己複製する原核細胞の中では最も小さい。

肺炎マイコプラズマ

◆ *Mycoplasma pneumoniae* は市中肺炎の主な起因菌の1つである。飛沫感染により経気道的に侵入し，線毛上皮細胞に接着・増殖する。

◆ 肺炎の発症は，菌そのものによる障害よりも，宿主の免疫反応が関与していると考えられている。中枢神経症状，肝障害，心内膜炎，皮疹など多彩な肺外病変を合併することがある。

◆ 培養には PPLO 培地を用いるが，菌の同定には2～3週間かかる。培地上で径0.5 mm ほどの目玉焼き状のコロニーを形成する。

◆ 診断は遺伝子診断（PCR 法，real-time PCR 法，LAMP 法），血清学的診断（ELIZA 法，寒冷凝集反応法，補体結合反応法など）による。

◆ 治療はマクロライド，テトラサイクリン，ニューキノロンを用いる。マクロライド耐性株が出現している。

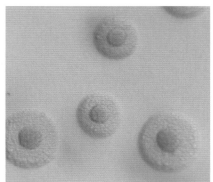

PPLO 培地に形成されたマイコプラズマのコロニー（光学顕微鏡）

性器マイコプラズマ

◆ *Ureaplasma urealyticum*，*U. parvum*，*Mycoplasma hominis*，*M. genitalium* が含まれ，尿路感染症，付属器感染症を起こす。

◆ 主に性交渉で伝播し，出生時に胎児感染しうる。

◆ *M. genitarium* は男性の尿道炎，女性の子宮頚管炎や骨盤内炎症症候群を起こし，不妊や子宮外妊娠とも関連する。

◆ 培養は可能であるが，通常検査室では行えない。診断は PCR 法による。

◆ 治療はマクロライド，ドキシサイクリン，キノロンを用いる。

Q93 リケッチア

● 生きた動物細胞内でのみ増殖し，人工培地では増殖しない。

● 節足動物によって媒介される人獣共通感染症である。

◆ 真核細胞内でのみ増殖可能な小型の細菌で，グラム陰性菌様の細胞壁を持つ。

◆ 節足動物（ノミ，シラミ，ダニ）によって媒介される。

病原性
◆ ヒトに病原性を持つのは，リケッチア，オリエンチア，エールリキア，ネオリケッチア，アナプラズマの各属である。わが国ではツツガムシ病（Orientia tsutsugamushi）と日本紅斑熱（Rickettsia japonica）の頻度が高い。

症状
◆ リケッチア症に共通する症状は，発熱，頭痛，倦怠感である。ダニ媒介のリケッチア症では斑状丘疹，点状出血を呈し，ダニ咬傷部位に特徴的な刺し口がみられる。

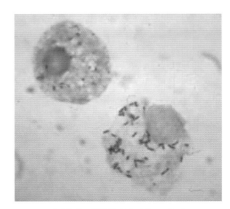

細胞内で増殖するリケッチア

◆ 重症となることは少ないが，地域流行性のリケッチア症やロッキー山紅斑熱などでは未治療の場合 20 ～ 60 ％の死亡率である。

診断
◆ 無細胞培地では増殖できず，培養には培養細胞や感受性マウスが必要となる。

◆ 血清学的診断（IgM の上昇かペア血清で IgG の 4 倍以上の上昇），皮膚材料を用いた遺伝子診断（PCR 法）が行われる。

◆ ツツガムシ病，日本紅斑熱，発疹チフス，ロッキー山紅斑熱は 4 類感染症に指定されており，直ちに届け出る。

治療
◆ いずれのリケッチア症に対してもテトラサイクリンが有効である。

属		疾患	種	ベクター	流行地域
リケッチア *Rickettsia*	紅斑熱群	日本紅斑熱	*R. japonica*	ダニ	日本，東南アジア
		ロッキー山紅斑熱	*R. rickettsii*		北・中・南米
		地中海紅斑熱	*R. conorii*		南欧，西アジア，アフリカ，インド
	チフス群	発疹チフス	*R. prowazekii*	シラミ	中央アフリカ，アジア，北・中・南米
オリエンチア *Orientia*		ツツガムシ病	*O. tsutsugamushi*	ツツガムシ	アジア，太平洋地域
エールリキア *Ehrlichia*		エールリキア症	*E. chaffeensis* *E. muris* *E. ewingii*	ダニ	世界中
ネオリケッチア *Neorickettsia*		腺熱	*N. sennetsu*	吸虫	日本，マレーシア
アナプラズマ *Anaplasma*		ヒト顆粒球アナプラズマ症	*A. phagocytophilum*	ダニ	世界中

Q94 クラミジア

◉ 細胞内でのみ増殖が可能である。

◉ 伝播にベクターの介在を必要としない。

◆ クラミジア科にはクラミジア属とクラミドフィラ属が含まれる。ヒトの病原体となるのは後述の3菌種である。

◆ 生きた動物細胞内でしか増殖できない。宿主細胞外では基本小体と呼ばれる小型細胞として存在し、宿主細胞内では大型の網様体となり増殖する。

感染経路　◆ 伝播にベクターの介在を必要とせず、飛沫や接触によりヒトからヒト、または動物からヒトへ感染する。

症状　◆ トラコーマクラミジア *Chlamydia trachomatis* は結膜炎を起こすほか、性感染症の1つとして重要である（☞Q200）。男性では尿道炎、精巣上体炎、前立腺炎を、女性では子宮頸管炎、骨盤内炎症症候群を起こす。経腟的に新生児に感染し、結膜炎や肺炎を起こすこともある。

◆ 肺炎クラミドフィラ *Chlamydophila pneumoniae* はヒトからヒトへ感染する。肺炎を起こすが、臨床症状だけで他の肺炎起因菌と鑑別することは難しい。肺外病変として、髄膜脳炎、ギラン・バレー症候群、反応性関節炎、心筋炎なども知られる。動脈硬化や冠動脈疾患との関連も示唆されている。

◆ オウム病クラミドフィラ *Chlamydophila psittaci* は鳥類に広く分布しており、鳥類の曝露歴がある人に感染することがある。突然の発熱、激しい頭痛（羞明を伴うこともある）で発症する。多くは肺炎を起こすが、多臓器に合併症を伴うことがある（腎障害、溶血性貧血、血小板減少、肝炎、髄膜脳炎、心内膜炎、結膜炎など）。

診断　◆ 検査室での培養は困難で、しかも感染性が高く危険である。

◆ 診断は血清学的診断（CF法，MIF法）か、PCR法による。

治療　◆ テトラサイクリンが第1選択薬となる。そのほかマクロライド、ニューキノロン、リファンピシンも有用である。

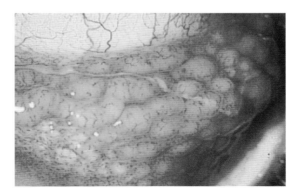

クラミジア結膜炎　下眼瞼結膜に大きな濾胞がみられる
（徳島診療所 中川尚先生 提供）

5

細菌

6 ウイルス

Q95 ウイルスの分類・構造と特徴

◉ 光学顕微鏡で見えないほど小さい。

◉ 核酸として DNA または RNA のどちらか一方しか持たない。

◉ 生きた細胞の中でしか増殖できない。

◆ ウイルスの大きさは 10 ～ 100 nm で，細菌の約 10 分の 1 である。

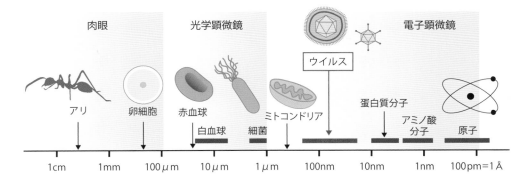

◆ ウイルスは持つ核酸の種類により，DNA ウイルスと RNA ウイルスの 2 種類に分類される。

DNA ウイルス	主なウイルス
パルボウイルス科	ヒトパルボウイルス B19
ヘパドナウイルス科	B 型肝炎ウイルス
パピローマウイルス科	ヒトパピローマウイルス
ポリオーマウイルス科	JC ポリオーマウイルス
アデノウイルス科	ヒトアデノウイルス
ヘルペスウイルス科	単純ヘルペスウイルス，水痘・帯状疱疹ウイルス
ポックスウイルス科	痘瘡ウイルス，伝染性軟属腫ウイルス

RNA ウイルス	主なウイルス
ピコルナウイルス科	ポリオウイルス，A 型肝炎ウイルス，エンテロウイルス
カリシウイルス科	ノロウイルス
トガウイルス科	風疹ウイルス
フラビウイルス科	日本脳炎ウイルス，黄熱ウイルス，C 型肝炎ウイルス
コロナウイルス科	ヒトコロナウイルス
ラブドウイルス科	狂犬病ウイルス
フィロウイルス科	エボラウイルス，マールブルグウイルス
パラミクソウイルス科	麻疹ウイルス，ムンプスウイルス，RS ウイルス
オルトミクソウイルス科	インフルエンザウイルス
ブニヤウイルス科	ハンタウイルス
アレナウイルス科	ラッサウイルス
レオウイルス科	ロタウイルス
レトロウイルス科	HIV，HTLV-1

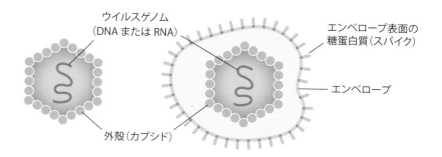

- ◆ウイルスは，ゲノムと呼ばれる核酸（DNA または RNA のどちらか一方）と，外殻（カプシド）からなる。ウイルスの種類によっては，外殻の外側にエンベロープと呼ばれる被膜をかぶるものがある。
- ◆ウイルスはエネルギー産生系および蛋白質合成系を持たないため，人工培地で増殖せず，生きた細胞の中でのみ増殖する。

Q96　ウイルスの増殖・複製・変異

- ◉増殖は 2 分裂増殖でなく，吸着→侵入→脱殻→素材の合成→粒子の組み立て→放出という過程をとる。
- ◉DNA ウイルスと RNA ウイルスとではウイルスゲノムの複製場所が異なる。
- ◉ウイルスの変異はウイルス核酸の複製の際に起きる。

増殖

◆ウイルスの増殖は 6 段階で行われる。
①吸着（ウイルスと細胞のレセプターとの結合）
②侵入（ウイルスの細胞内への侵入）
③脱殻（ウイルスゲノムの細胞内への放出）
④素材の合成（ウイルスゲノムの複製およびカプシド蛋白質の合成）

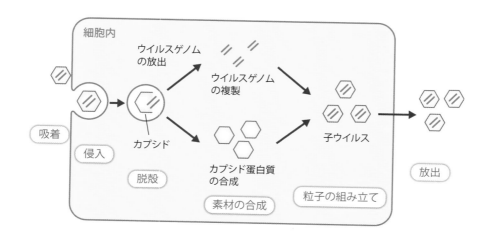

⑤粒子の組み立て（ウイルスゲノムとカプシド蛋白質が集合することによる子ウイルスの組み立て）

⑥放出（ウイルスの細胞外への放出）

複製　◆DNA ウイルスは初期遺伝子と後期遺伝子を持ち，ウイルスゲノムの複製は核内で行う。

　　　◆RNA ウイルスは遺伝子の発現に初期・後期の別はなく，ウイルスゲノムの複製は細胞質内で行う。

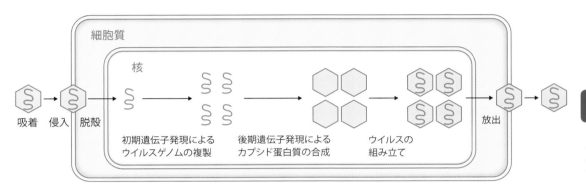

DNA ウイルスの複製

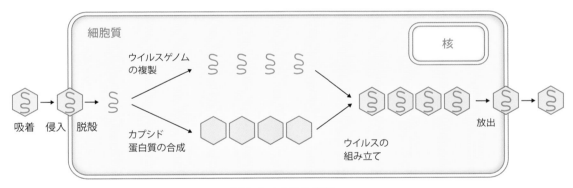

RNA ウイルスの複製

変異　◆ウイルスは，宿主側の防御機構から回避するために様々な戦略を用いている。生体内においては，免疫系から逃れるために抗原変異を起こし，持続感染を成立させる。C 型肝炎ウイルスおよびヒト免疫不全ウイルス（HIV）は著しい抗原変異を起こすためにワクチンを作製することができない。

　　　◆また，インフルエンザが約 10 年周期で大流行を起こすのはインフルエンザウイルスが大変異（不連続変異）を起こすためで，変異したウイルスに対する免疫を持つ人が少なくなるためである。インフルエンザの予防に使用されるワクチンは，前年の流行株から今年流行する株を予測して作られるため，流行株との抗原性の一致がその年のインフルエンザ制圧の鍵となっている。

Q97　ウイルスの培養法，検出法，血清診断

◉ ウイルスには標的臓器が存在し，感染できる細胞が限られている。

◉ ウイルスに感染したかどうかは，ウイルス遺伝子または抗原の検出，感染細胞の変性状態の観察，抗体の有無などによって知ることができる。

◉ 血清中のウイルスに対する抗体を検出することで感染の有無が決定でき，疾患の診断に利用することができる。

培養法
- ウイルスは生きた細胞の中でしか増殖せず，細胞には細胞表面に発現しているレセプターを介して結合するため，ウイルスの種類によって感染できる細胞が異なる。
- ウイルスを培養するためには，ウイルスに感受性のある（レセプターを発現している）細胞にウイルスを感染させ，その培養上清を採取する。

検出法
① ウイルス粒子を直接観察する（電子顕微鏡）
② ウイルスによる細胞変性効果（cytopathic effect：CPE）を観察する（培養細胞）
③ ウイルス遺伝子を検出する（PCR 法）
④ ウイルス抗原を検出する（イムノブロット法，enzyme-linked immunosorbent assay；ELISA 法）
⑤ ウイルスに対する抗体を検出する（ELISA 法，免疫組織蛍光法）

血清診断
- ウイルスに感染すると血清中の抗体価が上昇するため，抗体検査は診断のために非常に重要な検査である。急性期と回復期の 2 点（ペア血清）で抗体検査をし，抗体価が 4 倍以上上昇した場合，ウイルス感染があったと判定される。また，抗体の免疫グロブリンクラスが IgM タイプならば初感染と推定される。

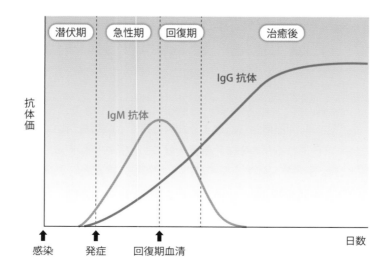

Q98 ウイルスの感染経路と感染メカニズム

◉ ウイルスの侵入門戸は，皮膚，呼吸器粘膜，消化器粘膜，眼および泌尿生殖器である。

◉ 水平感染のほかに，母親から児に感染する垂直感染がある。

◉ 局所性ウイルス感染症と全身性ウイルス感染症がある。

◆ ウイルスの侵入門戸には，損傷した皮膚，呼吸器粘膜，消化器粘膜，眼および泌尿生殖器があり，どの経路で感染するかは侵入門戸の近くにウイルス増殖の場（標的臓器）が存在するかどうかで決まる。

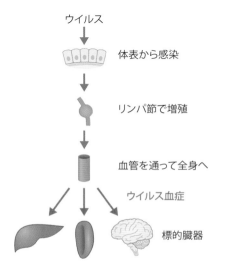

侵入門戸		主なウイルス
呼吸器		インフルエンザウイルス，麻疹ウイルス，水痘・帯状疱疹ウイルス，風疹ウイルス
消化器		ノロウイルス，ロタウイルス，A型肝炎ウイルス，ポリオウイルス，エンテロウイルス
皮膚	創傷	単純ヘルペスウイルス
	咬傷（動物）	狂犬病ウイルス
	刺傷（蚊）	日本脳炎ウイルス，黄熱ウイルス，デングウイルス
	針刺し事故	B型肝炎ウイルス，C型肝炎ウイルス，HIV
生殖器		ヒトパピローマウイルス，単純ヘルペスウイルス，HIV，B型肝炎ウイルス

（図中ラベル）ウイルス／体表から感染／リンパ節で増殖／血管を通って全身へ／ウイルス血症／標的臓器

◆ ウイルスの感染経路には個体に感染する水平感染のほかに，出生前後に母親から児に感染する垂直感染（母児感染）がある。

◆ ウイルスが細胞に感染するためにはウイルス粒子の細胞への吸着が必要で，細胞表面にはウイルスが結合できるレセプターが存在する。

◆ ウイルスが感染部位でとどまり全身症状を呈さないものを局所性ウイルス感染症という。これに対して，感染部位で増殖後，血流にのって全身に運ばれ（ウイルス血症 viremia），全身症状を起こすものを全身性ウイルス感染症という。

Q99 ウイルスに対する免疫応答

◉ 自然免疫は感染後数時間以内に働いて生体を抗ウイルス状態にする。ウイルスに対する自然免疫の主体はインターフェロンとNK細胞である。

◉ 感染後数日目から働く獲得免疫は，個々のウイルスに特異的な免疫応答機構で強力にウイルスを排除する。

自然免疫
◆ ウイルスに対する自然免疫の主体としてインターフェロン（IFN）がある。ウイルスに感染した細胞はToll様受容体（Toll-like receptor：TLR）によって侵入してきたウイルスを認識し，IFN-αを産生・放出する。

◆ IFN-αはウイルス増殖を抑制する蛋白質で，未感染細胞のIFN受容体に結合して細胞を抗ウイルス状態にする。IFN-αに感作された細胞は，侵入してくるウイルスのmRNAを分解したり，ウイルスの蛋白質合成を阻害したり，感染した細胞をアポトーシスに誘導したりしてウイルスの排除を促進する。

◆ 自然免疫のもう1つの主体はナチュラルキラー（NK）細胞である。NK細胞は大型の顆粒を有するリンパ球系の細胞で，MHCクラスIの発現が低下したウイルス感染細胞に対して強い細胞傷害性を示す。

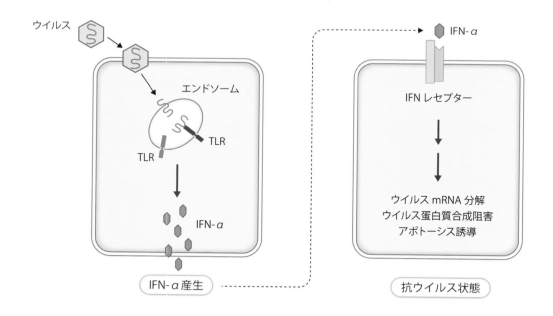

獲得免疫
◆ 獲得免疫には液性免疫と細胞性免疫がある。液性免疫はウイルスの種特異的な免疫グロブリン（IgM，IgG，IgA）による感染防御で，血中のウイルス粒子に対して有効である。

◆ 細胞性免疫の主体は細胞傷害性T細胞である。MHCクラスIと細胞表面に発現している異物を認識できるため，ウイルス感染細胞の排除に威力を発揮する。☞ **Q11**

Q100 ウイルスと発癌

◉ DNA ウイルスの初期遺伝子は細胞の癌化に関与する。

◉ レトロウイルスが持つ *onc* 遺伝子は癌遺伝子として働く。

◉ C 型肝炎ウイルスによる発癌は，免疫機構によってウイルス感染肝細胞が破壊・再生を繰り返すなかで，肝細胞 DNA に変異が蓄積して起こる。

◆ 発癌に関与しているとされるウイルスは 7 種類が知られている。

ウイルス名	所属ウイルス科（核酸の別）	腫瘍の種類
ヒトパピローマウイルス	パピローマウイルス科（DNA）	子宮頸癌
メルケル細胞ポリオーマウイルス	ポリオーマウイルス科（DNA）	メルケル細胞癌
EB ウイルス	ヘルペスウイルス科（DNA）	バーキットリンパ腫，上咽頭癌
HHV-8		カポジ肉腫
ヒト T 細胞白血病ウイルス1 型（HTLV-1）	レトロウイルス科（RNA）	成人 T 細胞白血病
B 型肝炎ウイルス	ヘパドナウイルス科（DNA）	肝細胞癌
C 型肝炎ウイルス	フラビウイルス科（RNA）	

◆ DNA ウイルスの発癌には初期遺伝子が関与する。初期遺伝子産物は，細胞の癌抑制遺伝子産物である p53 や Rb 蛋白と結合し転写因子 E2F をフリーにすることで DNA 合成酵素群を活性化させ，ウイルスゲノムの複製を開始させる。カプシド蛋白質をコードする後期遺伝子が発現すると，ウイルス粒子が組み立てられ，細胞は破壊される。

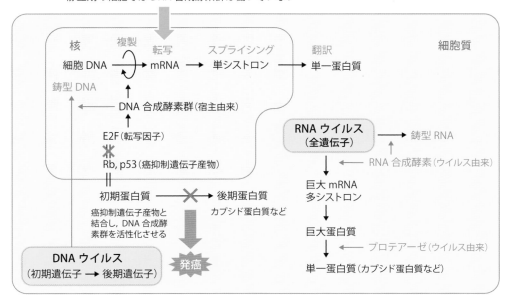

◆初期遺伝子が発現し後期遺伝子の発現が抑制されると，細胞の DNA 合成酵素群は活性化された状態で維持され，細胞は増殖を開始し，癌化する。

◆RNA ウイルスは遺伝子発現に初期・後期の別がなく宿主の核酸合成酵素群を利用しないため，レトロウイルス科を除いて癌ウイルスとはならない。

◆レトロウイルス科のウイルスは一本鎖プラス鎖 RNA と逆転写酵素を持つ。細胞内では，自身の鋳型 RNA から二本鎖 DNA をつくり宿主の DNA に組み込まれた形のプロウイルスとして存在する。レトロウイルス科のヒト T 細胞白血病ウイルス 1 型（HTLV-1）は *gag-pro-pol-env-onc*（*tax/rex*）の遺伝子構造と，両端に LTR（long terminal repeat）を持つ。HTLV-1 の *tax/rex* は細胞の T 細胞増殖因子を活性化させるために，感染 T 細胞は癌化する。

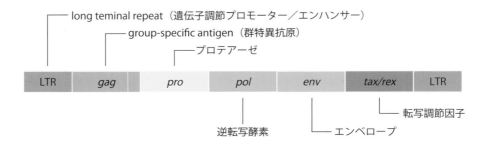

◆ウイルスによる癌化のメカニズムは，DNA ウイルスの初期遺伝子産物による細胞側の癌抑制遺伝子の不活化と，レトロウイルス科のウイルス遺伝子に含まれる癌遺伝子の活性化によるものとがある。

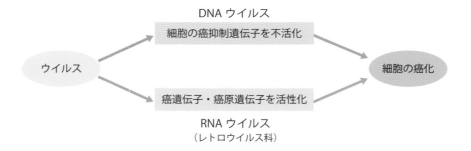

◆C 型肝炎ウイルスによる癌化のメカニズムは明らかになっていないが，細胞傷害性 T 細胞によるウイルス感染肝細胞の破壊と，破壊後の組織の再生を繰り返すうちに，肝細胞の DNA に変異が蓄積され癌化に至ると考えられている。

Q101　ヘルペスウイルス科

◉ ヘルペスウイルスは二本鎖 DNA ウイルスで，エンベロープを持つ。

◉ ヒトに感染するヘルペスウイルスは，現在 8 種類確認されている。

◆ ヒトヘルペスウイルス（human herpesvirus：HHV）は初感染の後，排除されることなく，持続感染あるいは潜伏感染するという特徴がある。潜伏感染したウイルスは，宿主の抵抗力が減弱すると再活性化し，感染症を発症する。

◆ 感染経路や病態はウイルスの種類により様々である。

種　類	ウイルス名	病　態
HHV-1	単純ヘルペスウイルス 1 型	口唇ヘルペス
HHV-2	単純ヘルペスウイルス 2 型	性器ヘルペス
HHV-3	水痘・帯状疱疹ウイルス	水痘，帯状疱疹
HHV-4	EB ウイルス	伝染性単核球症
HHV-5	サイトメガロウイルス	巨細胞封入体症
HHV-6	ヒトヘルペスウイルス 6	突発性発疹
HHV-7	ヒトヘルペスウイルス 7	
HHV-8	カポジ肉腫関連ヘルペスウイルス	カポジ肉腫

6

ウイルス

Q102　単純ヘルペスウイルス

◉ ひとたび感染すると神経節に潜伏し，ときに再活性化する。

◉ HSV-1 は主に幼少期に口腔，上気道粘膜を中心とした上半身に感染する。

◉ HSV-2 は思春期以降，性器を中心とした下半身に感染し，性器ヘルペスを起こす。

◉ 新生児期に初感染で発症する新生児ヘルペスと，免疫不全患者において再活性化することで発症するヘルペス脳炎はときに致死的となる。

感染経路　◆ 単純ヘルペスウイルス（herpes simplex virus：HSV）は，1 型と 2 型がある。口唇や皮膚，性器などに形成された病変の内部に存在するウイルスや，唾液中に排出されたウイルスが接触することにより伝播する。HSV-1 は唾液を介した接触感染，HSV-2 は性的接触による感染が主である。

◆ 初感染後，神経節に潜伏し，ストレス，疲労，感冒などで宿主の免疫力が低下すると再活性化して口唇ヘルペスなどの水疱性疾患を引き起こす。

症状　◆ HSV-1 は，初感染の小児に主に歯肉口内炎を起こすが，ヘルペス性眼瞼炎や結膜炎なども起こす。

◆ 主に HSV-2 感染により発症する性器ヘルペスは，外陰部に瘙痒感と違和感を伴って出

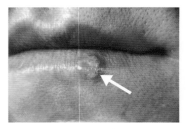

口唇ヘルペス

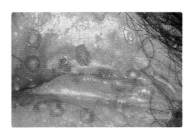

性器ヘルペス

現する複数の小さな水疱が主病変であり，続いて有痛性の浅い潰瘍となる。

◆新生児期に感染すると，播種性ヘルペスやヘルペス脳炎などの新生児ヘルペスを発症し致死的になることがある。主な感染源は母親の性器ヘルペスである。

◆移植患者などの免疫不全患者においては，潜伏していたウイルスが再活性化し，歯肉口内炎，口唇ヘルペス，脳炎として発症する。ヘルペス脳炎は，適切な治療が行われなければ致死率が高い。

◆HSV-1 は特発性顔面神経麻痺（Bell 麻痺）の病因の 1 つとしても知られている。

診断 ◆PCR 法を用いたウイルスゲノムの検出が有用である。血清抗体価の測定，病変部からの抗原検出も可能であるが，感度および迅速性において PCR に劣る。典型的な口唇ヘルペスなどではウイルスの同定は必要ないが，ヘルペス脳炎などの重症例では PCR によるウイルス検出が重要である。

治療 ◆局所の粘膜病変であれば，未治療でも 1 ～ 2 週間で治癒する。ヘルペス脳炎や新生児ヘルペス，免疫不全患者における重症感染例では，アシクロビル，バラシクロビルの投与が有効である。

予防 ◆ウイルス排出部位との接触を避けることが感染の予防になる。特に新生児ヘルペスは致死的になることもあるため，出生前に母親の性器感染が明らかとなった場合は，帝王切開とすることが望ましい。移植予定の患者など，HSV 感染症の予防が必要と判断された場合，アシクロビルが投与される。

Q103 水痘・帯状疱疹ウイルス

⚫空気感染する。
⚫水痘生ワクチンが有効である。

感染経路 ◆水痘・帯状疱疹ウイルス（varicella-zoster virus：VZV）は，水痘患者から空気感染，飛沫感染および接触感染により感染し，初感染像として水痘を発症する。

◆初感染後，知覚神経節に潜伏感染する。ストレス，疲労，感冒などで宿主の免疫力が低下すると，再活性化して発症するのが帯状疱疹である。

◆水痘は主に小児期に発症し，成人発症例では肺炎の合併率が高い。

症状 ◆初感染では，約 14 ～ 16 日間の潜伏期間の後，水痘を発症する。発熱，倦怠感，頭痛，

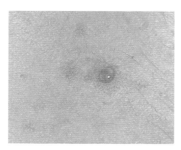

水痘（出現直後の水疱）

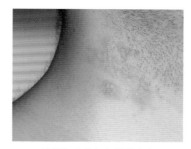

頚部にみられた帯状疱疹

腹痛などの症状の後，紅斑が出現する。紅斑は頭皮や顔面，躯幹を中心に広がり，小水疱へと進展し痂皮化する。初感染は全身に播種性に起こりやすいが，潜伏感染は主に三叉神経と胸部の神経節で成立する。

- 帯状疱疹は，宿主の免疫力低下などにより VZV が再活性化され，神経を通って表皮細胞に達し，そこで増殖して水疱を形成する。一般に片側の神経分布領域に一致して神経痛様疼痛，知覚異常，瘙痒感などが数日から 1 週間続き，やがて浮腫性の紅斑が出現，続いて水疱，膿疱，痂皮を形成する。病変が治癒した後も痛みが続くことがある（帯状疱疹後神経痛）。

- 顔面神経麻痺，耳介の帯状疱疹，難聴・耳鳴り・めまいなどの第 8 脳神経症状を主症状とした Ramsay Hunt 症候群も，VZV の再活性化により発症する疾患の 1 つである。

診断
- 水痘，帯状疱疹ともに特徴的な臨床症状により診断されることがほとんどであるが，抗体検査は水痘の確定診断に有用である。

- ウイルスの同定法には，水疱内容液・血液からの PCR 法による DNA 検出，蛍光抗体法などによる VZV 抗原の検出，ウイルス分離などがある。

治療
- アシクロビル，バラシクロビルの投与が有効である。帯状疱疹では，発症早期の抗ウイルス薬の投与が罹患期間の短縮や帯状疱疹後神経痛の緩和につながる。

予防
- 感染予防として水痘生ワクチンが有効である。

- 免疫不全患者ではアシクロビルの予防投与を行う。

Q104 EB ウイルス（エプスタイン・バーウイルス）

◎唾液を介して接触感染する伝染性単核球症の起因ウイルス。

感染経路
- エプスタイン・バーウイルス（Epstein-Barr virus：EBV）は，キスによって感染する伝染性単核球症（kissing disease と呼ばれる）の起因ウイルスである。

- 唾液を介して B 細胞および上皮細胞に感染し，潜伏する。

- 大部分が成人になるまでに感染する。

症状
- 小児期の初感染では不顕性感染や軽症例が多い。青年期以降の初感染では，4 ～ 7 週間の潜伏期の後に，持続する発熱と扁桃腺炎に全身性リンパ節腫脹，肝脾腫を伴う伝染性

6

ウイルス

単核球症をしばしば発症する。伝染性単核球症の血液検査では異型リンパ球の増加が特徴的である。

◆抗菌薬投与により皮疹を生じることが知られている。

◆バーキットリンパ腫，上咽頭癌，一部の胃癌細胞に EBV が潜伏感染しており，発癌に関与すると考えられている。

診断　◆ウイルス抗体価の測定は，EBV 初感染の診断には欠かせない検査であり，蛍光抗体法（FA），酵素免疫法（EIA）などがある。特異抗体には VCA（virus capsid antigen）抗体，EBNA（EBV nuclear antigen）抗体などがあり，初感染時には特徴的な抗体応答パターンを示す。

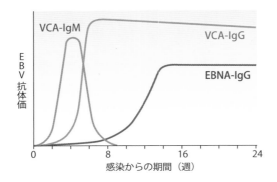

	VCA-IgM	VCA-IgG	EBNA
未感染	−	−	−
急性期	+	+/−	−
回復期	+/−	+	+/−
既感染	−	+	+

治療　◆有効な治療薬はなく，対症療法である。

Q105　サイトメガロウイルス

◎母子感染で巨細胞封入体症を発症する。

◎高度に免疫が抑制された患者において多彩な病態を発症する。

感染経路　◆ヒトサイトメガロウイルス（cytomegalovirus：CMV）は，唾液，尿，母乳のほか，輸血による感染，性行為による感染もみられる。

◆潜伏感染は単球やマクロファージで成立すると考えられている。

◆通常，幼少期に感染し，ほとんどが不顕性感染の形で，生涯その宿主に潜伏感染する。

症状　◆初感染では一般的に無症候性に経過するが，胎児や新生児，免疫不全者では重篤な病態を引き起こすことがある。成人発症例ではときに EBV による伝染性単核球症と同じ病態を呈することがある。

◆妊娠中の母親が初感染を受けると，胎児にウイルスが感染する。こうして発症する先天性サイトメガロウイルス感染症は，全身臓器に核内封入体を持つ巨細胞を認めることから巨細胞封入体症とも呼ばれ，

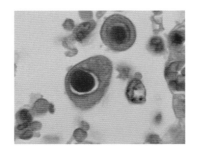

核内封入体を持つ巨細胞

肝，脾，造血器官，神経系など全身臓器に障害が生じる。

◆高度に免疫が抑制された患者においてサイトメガロウイルスが再活性化すると，網膜炎，間質性肺炎，腸炎などを発症する。網膜炎は免疫が高度に抑制された AIDS 患者において頻度が高く，移植後患者においては肺炎，腸炎の頻度が高い。

診断 ◆健常人に既感染者が多いため，単なるウイルスの検出や抗体の検出は診断に有用ではない。末梢血中の CMV 抗原陽性細胞（多形核白血球）を検出する CMV アンチジェネミア法が有用な場合がある。

治療 ◆ガンシクロビルとホスカルネットが有効である。

予防 ◆移植患者が CMV 抗体陰性の場合は，CMV 抗体陰性のドナーを選択する。

Q106 ヒトヘルペスウイルス6型，7型

6
ウイルス

◉HHV-6，HHV-7 はいずれも乳幼児期に初感染を起こし，突発性発疹を引き起こす。

感染経路 ◆唾液中に存在するウイルスの飛沫水平感染。

◆初感染時に全身に散布されたウイルスは，末梢血単核球，唾液腺，中枢神経系などに潜伏，持続感染する。

症状 ◆初感染像は，約3〜5日間の発熱後，解熱とともに全身に発疹を生じる**突発性発疹**である。特に後遺症も残らず軽快する。

◆臓器移植などによる免疫抑制状態では HHV-6 の再活性化による発熱，脳炎などを引き起こすことがある。

診断 ◆HHV-6，HHV-7 を簡便に診断できる検査はない。

治療 ◆一般的に特別な治療を必要としない。

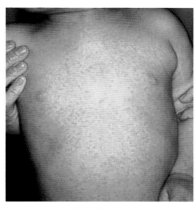

突発性発疹

Q107 ヒトヘルペスウイルス8型

◉AIDS 患者のカポジ肉腫から発見されたウイルスで，カポジ肉腫関連ヘルペスウイルス（Kaposi's sarcoma-associated herpes virus：KSHV）とも呼ばれる。

感染経路 ◆リンパ球などに感染し，感染後はすぐに潜伏感染状態に移行する。

◆他のヘルペスウイルスと異なり，健常人の KSHV 抗体保有率は低い。

症状 ◆カポジ肉腫は自覚症状を欠く紫紅色斑として出現し，次第に隆起して腫瘍を形成する。

診断 ◆カポジ肉腫の確定診断は病理組織診断である。カポジ肉腫には KSHV が必ず感染しているため，PCR 法による KSHV の検出が重要である。

Q108 アデノウイルス

◉ 流行性角結膜炎（はやり目）の起因ウイルス。

◉ かぜ症候群を引き起こす代表的なウイルスの１つである。

◉ アデノウイルス科に属する二本鎖 DNA ウイルスで，エンベロープを持たない。

感染経路 ◆ 上気道感染症では飛沫感染によりヒト-ヒト感染する。

◆ 咽頭結膜熱はしばしばプールの水を介して感染するため，プール熱とも呼ばれる。

◆ 流行性角結膜炎では眼分泌物にウイルスが排泄されるため，タオルなどを共同使用することで接触感染する。

症状 ◆ 潜伏期間は７〜10日。

◆ 最も一般的な疾患は発熱，咽頭痛，咳嗽，鼻汁などを主訴とした急性咽頭炎，いわゆるかぜ症候群であり，通常１週間程度で自然軽快する。

◆ 急性咽頭炎からさらに結膜炎を起こした咽頭結膜熱は学童期に頻度が高く，家族内や学校内で集団発生する。

◆ 流行性角結膜炎は眼瞼浮腫や眼の痛みなど症状が強く，ときに集団感染が問題となる。

◆ 乳幼児に胃腸症を引き起こすことがある。

診断 ◆ 血清抗体価の測定もしくは感染部位からウイルスを分離することによって診断する。イムノクロマトグラフィーによって抗原を検出する迅速診断キットも使用可能である。

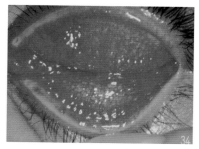

流行性角結膜炎
（国立感染症研究所：感染症発生動向調査
週報より・青木功喜先生撮影）

治療 ◆ 治療薬はない。

予防 ◆ 特に流行性角結膜炎では，集団感染の予防が重要である。家族内や集団生活においては，タオルや目薬などの共同使用を避ける。医療施設においては眼科器具の適切な消毒を心がけるべきである。

Q109 ヒトパルボウイルス B19

◉ 伝染性紅斑の起因ウイルス。

◉ 感染経路は飛沫感染，母子感染の２つがある。

◉ 伝染性紅斑は小児の軽症疾患で予後は良い。

◆ パルボウイルス科に属する一本鎖 DNA ウイルスで，エンベロープは持たない。

◆ 伝染性紅斑（りんご病：５類感染症）の起因ウイルスである。

感染経路 ◆ 感染者の呼吸器分泌物の飛沫によって感染する。垂直感染では胎盤を介して胎児に感染し，胎児水腫または流産の原因となる。

症状　◆小児における定点調査で約5年ごとに周期的な流行が認められる。成人では，病院内で看護師などの集団感染の報告がある。

◆潜伏期間は，発熱まで6～11日，発疹出現まで16～20日。

◆水平感染で発症する伝染性紅斑は，頬に境界鮮明な赤い発疹（蝶翼状～りんごの頬）がみられ，続いて手足に網目状あるいはレース状の発疹が出現する。発疹は約7～10日前後で消失する。

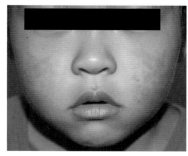

伝染性紅斑（りんご病）
（おゆみの皮フ科医院　中村健一先生提供）

◆このウイルスは骨髄中の赤血球系前駆細胞に感染するため，重症の貧血発作，血小板減少症，顆粒球減少症および血球貪食症候群などを合併することがある。

診断　◆ペア血清を使った血清学的検査で，ウイルス特異的IgG抗体の上昇を確認するか，急性期にウイルス特異的IgM抗体を検出する。風疹あるいは猩紅熱との鑑別が必要である。

治療　◆特異的な治療法はなく，対症療法を行う。溶血性貧血患者では免疫グロブリン製剤を投与する。

予防　◆ワクチンはない。流行時期には，妊婦は患者に近づくことを避ける。

6

ウイルス

Q110　ヒトパピローマウイルス（HPV）

◉尖圭コンジローマおよび子宮頚癌の起因ウイルス。

◉感染経路は接触または性行為感染がある。

◉120種類以上の型が知られており，それぞれ特定の病変に関連している。

◆パピローマウイルス科に属する二本鎖DNAウイルスで，エンベロープは持たない。

◆尖圭コンジローマ（5類感染症）および子宮頚癌の起因ウイルスである。

感染経路　◆皮膚の微小な傷または性行為によって感染する。

◆HPVは世界中に分布している。日本では，子宮頚癌の患者は年間約10,000人で，そのうち約3,000人が死亡している。

症状　◆潜伏期間は，尖圭コンジローマで約2～3ヵ月，子宮頚癌で平均10年以上。

◆尖圭コンジローマは，低リスク型のHPV-6およびHPV-11による良性疾患である。初発症状は外陰部腫瘤の触知，違和感，瘙痒感および疼痛で，角化した乳頭状あるいは鶏冠状の隆起病変が特徴である。好発部位は，男性では陰茎亀頭部，冠状溝および陰嚢で，女性では腟，腟前庭および大小陰唇である。

◆高リスク型のHPV-16およびHPV-18感染は，初期には自覚症状がないことが多く，後期には細胞の高度異形成を経て子宮頚癌へと進行する。性交時に出血したり，帯下が増加するなど通常と異なる症状があった場合は，早めに受診し早期発見に努める。

診断　◆典型的な尖圭コンジローマ病変は特徴的な形態を持つため，視診で容易に診断できる。

◆子宮頚癌であるかどうかは，細胞診または組織診を行って細胞の異常を観察するとともに，PCR 法で高リスク型の HPV 遺伝子を検出する。

治療 ◆尖圭コンジローマの 20 ～ 30％は 3 ヵ月以内に自然消退する。薬物療法，外科的治療，液体窒素による凍結法および電気メスによる焼灼法がある。

◆子宮頚癌は，早期に発見すれば比較的治療しやすく予後も良い。外科的治療，放射線療法および化学療法を行う。

予防 ◆HPV-16 と HPV-18 の蛋白を含む 2 価のワクチン，および HPV-6 と HPV-11 にも効果がある 4 価のワクチンが感染予防に用いられる。海外ではすでに 9 価のワクチンが使用されているが，日本では承認されていない。HPV 感染は性行為が主であり，コンドーム着用が有効である。また，パートナーも受診し治療を行うことが必要である。

Q111　ヒトポリオーマウイルス

◉JC ウイルス，BK ウイルス，メルケル細胞ポリオーマウイルスがある。
◉感染経路は患者尿による飛沫感染である。
◉急性疾患は知られていない。

◆ポリオーマウイルス科に属する二本鎖 DNA ウイルスで，エンベロープは持たない。
◆BK ウイルス，JC ウイルス，メルケル細胞ポリオーマウイルスがある。
◆急性疾患の原因とならないが，免疫抑制下で再活性化し発症する。

感染経路 ◆感染者尿を介した飛沫感染である。

◆ヒト集団に広く潜伏感染しており，成人の約 70 ～ 80％にウイルスに対する中和抗体が認められる。通常，5 ～ 7 歳までに抗体が陽性となる。

症状 ◆免疫抑制下でのみ発症する。

◆BK ウイルスは，出血性膀胱炎および尿道炎を起こす。

◆JC ウイルスは，脳実質に脱髄巣を形成する進行性多巣性白質脳症（PML）を発症する。PML は片麻痺，認知機能障害および失語などで発症し，四肢麻痺，嚥下困難および脳神経麻痺などが加わり無動無言状態となって死に至る。PML は，免疫不全を起こす AIDS と深く関連している。

◆メルケル細胞ポリオーマウイルスは，高齢者の顔面などに発症する皮膚癌の一種，メルケル細胞癌を起こす。

診断 ◆PCR 法で，尿から BK ウイルスの DNA を，PML の髄液から JC ウイルスの DNA を検出する。メルケル細胞癌では，免疫組織化学で細胞がサイトケラチン 20 陽性であることを確認する。

治療 ◆BK ウイルスによる膀胱炎に対しては対症療法を行う。PML に対しては特異的な治療法はなく，免疫力を回復させるために基礎疾患に対する治療を行う。メルケル細胞癌に対しては，放射線療法および化学療法が用いられる。

予防 ◆ワクチンはなく，基礎疾患の治療を行う。

Q112　ポックスウイルス

◉ 痘瘡ウイルス，伝染性軟属腫ウイルス，サル痘ウイルスがある。

◉ サル痘ウイルスが原因のサル痘は，痘瘡と臨床的に区別できない。

◉ 痘瘡ウイルスはバイオテロに使用される可能性がある。

◆ ポックスウイルス科に属する二本鎖 DNA ウイルスで，エンベロープを持つ。

◆ 痘瘡ウイルスは天然痘（痘瘡）（1 類感染症），伝染性軟属腫ウイルスは伝染性軟属腫（水イボ），サル痘ウイルスはサル痘（4 類感染症）の起因ウイルスである。

感染経路　◆ 痘瘡ウイルスは感染者の咽頭からの空気感染，伝染性軟属腫ウイルスは直接感染，サル痘ウイルスは感染動物との接触感染により感染する。

◆ ワクチン（種痘）の導入により，1980 年に WHO によって天然痘の撲滅宣言がなされ，現在では自然発生の天然痘をみることはない。

◆ 伝染性軟属腫ウイルスは世界中にみられる。サル痘ウイルスはアフリカに住むリスが自然宿主で，終末宿主としてヒトやサルが感染する。

症状　◆ 潜伏期間は，痘瘡ウイルスで約 12 日（7 〜 16 日），伝染性軟属腫ウイルスで 19 〜 50 日，サル痘ウイルスで 7 〜 21 日である。

◆ 天然痘は，急激な発熱（39℃前後），悪寒，頭痛および強い背部痛で始まり，2 〜 4 日後に発熱が治まり発疹が出現する。発疹は，紅斑，丘疹，水疱，膿疱そして痂皮となって落屑する。水痘と異なり，同時期の発疹はすべて同形態である。致死率は 15 〜 40％に及ぶ。

◆ サル痘は発疹，発熱，頭痛，筋肉痛，腰痛など天然痘と酷似した症状を示すが，リンパ節腫脹を伴う。致死率は 1 〜 10％程度である。

◆ 伝染性軟属腫は基本的に小児の疾患で，顔面，体幹および四肢近側に固い丘疹が出現する。成人では，下腹部，外陰部および大腿内側に発生する。

診断　◆ 発熱を伴う水疱性疾患の場合，天然痘を疑う。天然痘は，発疹が紅斑，丘疹，水疱，膿疱および痂皮と連続的に移行し，同時期の発疹はすべて同形態となるのが特徴である。

◆ サル痘は臨床的には天然痘と区別できないため，病変部位からのウイルス分離や，PCR 法でサル痘ウイルス遺伝子を検出する。

◆ 伝染性軟属腫は水疱内容物から封入体を検出して確定診断する。

治療　◆ 天然痘およびサル痘患者は他の患者と隔離して扱い，特に天然痘患者は陰圧室など空気感染を予防できる部屋に収容する。特異的な治療はなく，対症療法を行う。

◆ 伝染性軟属腫では，丘疹を機械的に除去する。液体窒素処理も有効であり，通常，跡を残さず治癒する。

予防　◆ 痘瘡ウイルスおよびサル痘ウイルスに対して種痘が有効であるが，日本では 1980 年に法律的に廃止された。痘瘡ウイルスによるバイオテロの脅威がある現在，種痘の備蓄が行われている。

6

ウイルス

Q113　インフルエンザウイルス

◎ 2 〜 3 日続く突然の高熱と激しい全身症状が特徴である。

◎ 小児では，解熱剤としてアスピリンは使用しない。

◎ H5N1 は高病原性鳥インフルエンザウイルスとして重要である。

- オルトミクソウイルスに属する RNA ウイルスで，エンベロープを持つ。インフルエンザの原因ウイルスである。抗原によって A 〜 D 型に分類され，大流行を起こすのは A 型と B 型である。ヒトに感染し病気を起こすのは A，B および C 型である。
- 表面に存在する赤血球凝集素（HA）とノイラミニダーゼ（NA）の抗原性により，A 型はさらに H1 〜 H18 と N1 〜 N11 の亜型に分類される。
- A 型はヒトのほか，ブタやウマなどの哺乳動物や鳥類を宿主とする。高病原性鳥インフルエンザウイルスは H5 と H7 に分類され，特に H5N1 は毒性が強い。

感染経路
- 主に飛沫感染で伝播し，ヒトの上気道粘膜上皮細胞に感染，増殖する。

症状
- 潜伏期は短く，1 〜 3 日である。
- 突然の高熱と頭痛，筋肉痛，関節痛などの全身の激しい症状で発症する。発熱は 2 〜 3 日間持続し，その後，鼻漏や咳嗽が目立ってくる。全経過は 1 週間である。下痢や嘔吐などの消化器症状を随伴することがある。乳幼児では呼吸器症状がメインである。

診断
- 臨床症状と周囲の流行状況より診断は可能である。
- 咽頭や鼻腔のぬぐい液を使用する迅速キットがあり，15 分程度で結果が判明する。
- インフルエンザは 5 類感染症の定点把握疾患である。ただし，H5N1 や H7N9 鳥インフルエンザは 2 類感染症，それ以外の鳥インフルエンザは 4 類感染症である。
- 学校保健安全法の第 2 種学校感染症であり，発症後 5 日を経過し，かつ解熱後 2 日（幼児は 3 日）を経過するまで出席停止とする。

治療
- 抗インフルエンザ薬の投与で発熱期間が約 1 日短縮するが，治癒が早くなるわけではなく，全員に投与が必要というわけではない。
- RNA ポリメラーゼ阻害薬にはファビピラビルとバロキサビルがある。このうちファビピラビルは季節性インフルエンザウイルス感染症には使用できないが，新型もしくは再興型インフルエンザウイルス感染症や新型コロナウイルス感染症に対して使用できる。
- ノイラミニダーゼ阻害薬はオセルタミビル投与による異常行動が問題となり，10 代への使用は控えられている。
- M2 阻害薬であるアマンタジンは耐性の問題で使用されていない。
- 小児では，解熱剤としてアスピリンを使用すると Reye 症候群の発症リスクが上昇するため，アセトアミノフェンを使用する。

予防
- 不活化ワクチンによる予防が重要である。

合併症
- 肺炎：高齢者や心臓，肺に基礎疾患を有する患者に多い。インフルエンザでも起こりうるが，混合感染や二次感染による細菌性肺炎のこともある。
- 脳症：乳児を中心に成人でも起こりうる。インフルエンザ脳症は致死的疾患である。
- 妊婦は重症化しやすいハイリスク群である。

Q114　麻疹ウイルス

◉ 空気感染し，感染性は非常に高い。

◉ 二峰性の発熱が特徴的で，前駆期，発疹期，回復期の 3 病期に分かれる。

◉ 頬粘膜に Koplik 斑と呼ばれる特異的な白色斑を生じる。

◆ パラミクソウイルス科に属するマイナス一本鎖 RNA ウイルスで，エンベロープを持つ。麻疹の原因ウイルスである。

感染経路　◆ 飛沫感染や接触感染だけではなく，空気感染し，感染性はきわめて高い。

◆ 気道や鼻腔，結膜などの粘膜に感染した後，所属リンパ節に運ばれて増殖する。その後一次ウイルス血症によって全身の網内系リンパ組織に拡大し，二次ウイルス血症を起こして全身へ播種する。

◆ 感染性を有する時期は，発疹出現の 4 〜 5 日前から色素沈着を起こす前までである。

症状　◆ 潜伏期間は 10 〜 12 日間であり，不顕性感染は少ない。

◆ 二峰性の発熱が特徴的で，一般的に 3 病期に分かれる。

◆ 前駆期：咳嗽や鼻汁などの上気道炎症状や，眼脂を伴う結膜炎症状が出現する（カタル症状）。症状出現後 2 〜 3 日の間に，頬粘膜面に紅斑に囲まれたやや隆起した 1 mm 大の白色斑が出現する。Koplik 斑と呼ばれ，本症に特異的である。

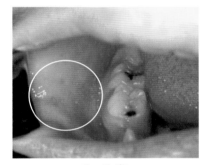

Koplik 斑

◆ 発疹期：Koplik 斑出現と同時に一時的に解熱するが，12 〜 24 時間後に再度発熱し，高熱が出現する。それとともに，特徴的な発疹が最初は耳後部や後頭部から淡紅色で始まり，2 〜 3 日の間に融合して不整形な斑状の濃紅色丘疹となり，体幹や四肢末端にかけて一気に全身へと広がる。カタル症状は発疹期も続き，特徴的な麻疹様顔貌を呈する。発疹が全身に広がるまで 3 〜 4 日間発熱は続く。

◆ 回復期：回復期に入ると解熱し，合併症のない限り 7 〜 10 日後には回復する。出現した順に暗紅色となって色素沈着がしばらく残る。また糠様落屑が認められる。

◆ 最近は麻疹に対する免疫が不十分なことによって起こる修飾麻疹が問題になることが多い。有熱期間が短い，カタル症状が弱い，Koplik 斑が出現しないなど，症状は軽い。ワクチンによる免疫が減衰した者や γ グロブリンの投与が行われた者，母親からの移行抗体が残る乳児に発症する。

診断　◆ 麻疹に特徴的な発疹と発熱，カタル症状の三徴で臨床診断となる。さらに，ウイルス分離や麻疹特異的 IgM 抗体価測定，急性期と回復期のペア血清での麻疹 IgG 抗体の測定などの検査を組み合わせて確定診断となる。

◆ 修飾麻疹は，臨床症状の 1 つ以上が陽性となり，検査で陽性となった場合をいう。

◆ 感染症法で 5 類感染症に区分され，診断後直ちに届出が必要である。

◆ 第 2 種学校感染症であり，解熱後 3 日を経過するまで出席停止とする。

6

ウイルス

治療	◆抗ウイルス薬はなく，対症療法および合併症に対する治療を行う。
	◆発展途上国などでは，症状軽減のためビタミンAの投与が行われる。
予防	◆弱毒生ワクチンがあり，2回接種する。日本では，麻疹単独のワクチンかMRワクチン（麻疹・風疹混合ワクチン）を生後12～23ヵ月と，小学校入学前の1年間に接種している。生ワクチンのため，免疫不全者や妊婦では禁忌である。
合併症	◆肺炎や中耳炎，クループ，下痢などがある。また，ウイルスは中枢神経系に親和性があり，麻疹脳炎もみられる。2大死因は肺炎と脳炎である。
	◆麻疹に罹患すると一過性に免疫能が低下し，二次性肺炎を合併する。
	◆重要な合併症として亜急性硬化性全脳炎（SSPE）がある。麻疹ウイルスによる持続感染であり，6～8年の期間を経て発症する。軽微な行動変化や知的障害が出現し，運動障害や周期的なミオクローヌス，痙攣などを認め，さらに進行すると四肢麻痺，自律神経症状，昏睡となり，多くは死に至る。

Q115　ムンプスウイルス

◎唾液腺（特に耳下腺）の腫脹と疼痛，発熱が主症状である。

◎ワクチンによる予防が重要である。

◎合併症として髄膜炎，精巣・卵巣炎，膵炎のほか，難聴を起こす内耳炎がある。

◆パラミクソウイルスに属するRNAウイルスで，流行性耳下腺炎（ムンプス，いわゆるおたふくかぜ）の原因ウイルスである。

感染経路	◆主に飛沫感染で伝播し，上気道粘膜で増殖し，ウイルス血症を起こして全身に至る。
	◆感染力が強いのは発症1～2日前から発症後5日までである。
症状	◆潜伏期は2～3週間（平均18日前後）である。不顕性感染は30～40％で乳児に多い。
	◆唾液腺，特に耳下腺の腫脹と疼痛，発熱が主症状である。

◆唾液腺が腫脹する1日前から5～6日間持続する発熱を認め，その後唾液腺の腫脹と圧痛，嚥下痛が出現し，1～2週間で軽快する。

◆耳下腺の腫脹は発症後1～3日でピークとなり，その後3～7日間で消退する。耳下腺腫脹は，発赤はみられず，辺縁不明瞭で軟らかい。多くは両側性であるが，片側性のこともある。

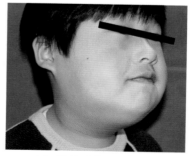

ムンプスによる耳下腺腫脹
（吉永小児科医院　吉永陽一郎先生提供）

| 診断 | ◆2日間以上の持続する急性耳下腺腫脹により，臨床診断する。 |

◆検査は，ウイルス分離，RT-PCR法によるウイルス遺伝子検出，血中抗体価測定がある。血中抗体価の上昇は，EIA法（酵素免疫法）にて急性期にIgM抗体を検出するか，ペア血清でIgG抗体価の有意な上昇で診断する。

◆流行性耳下腺炎は5類感染症の定点把握疾患である。

◆第2種学校感染症であり，唾液腺腫脹が発現した後5日間を経過し，かつ全身状態が良好になるまで出席停止とする。

治療　◆特異的な治療法はなく，対症療法を行う。

予防　◆弱毒生ワクチンによる予防が重要である。日本では任意接種である。

合併症　◆易感受性の臓器として腺組織（膵臓，精巣，卵巣など）と神経系があり，これらの臓器で合併症を認める。

◆無菌性髄膜炎は感染者の1〜10%にみられる。ムンプス発症後1〜2週間以内に発症し，後遺症を残すことはまれで予後良好である。

◆ムンプス精巣炎は思春期以降のムンプス罹患男性の20〜40%に発症する。ただし，不妊の原因となることはまれである。

◆重要な合併症として内耳炎があり，難治性感音難聴を残すことがある。

Q116　風疹ウイルス

◉ 発熱，それと同時に出現する発疹，リンパ節腫脹が三徴である。

◉ 妊娠初期に感染すると，先天性風疹症候群の児が出生する可能性がある。

◉ 特異的な治療法はなく，ワクチンによる予防が最も重要である。

◆トガウイルス科に属する一本鎖RNAウイルスで，エンベロープを持つ。風疹の原因ウイルスである。

感染経路　◆自然宿主はヒトのみであり，上気道から分泌されたウイルスの飛沫感染で伝播する。

◆発疹出現の数日前から出現後7日が最も感染力がある。感染力は麻疹，水痘などに比べ弱い。

症状　◆潜伏期は2〜3週間（平均16〜18日）である。不顕性感染が15〜30%で認められる。

◆発熱，発疹，リンパ節腫脹が三徴である。

◆発疹は発熱と同時期に出現し，顔面から始まる。皮疹の融合傾向は少なく，約3日後には色素沈着や落屑なく消失することから3日はしかと呼ばれる。

◆リンパ節腫脹は，発疹に先行して耳介後部，後頭部，頸部にみられ，数週間持続する。

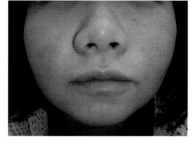

風疹による顔面の紅斑
（おゆみの皮フ科医院　中村健一先生提供）

診断　◆臨床症状に基づいて診断する。

◆検査はウイルス分離，血清学的検査や遺伝子学的検査があり，主に血清学的検査が行われる。赤血球凝集抑制テスト（HI）は，発疹出現後48時間以内に上昇し，ほぼ1週間でピークに達する。ペア血清を用いて4倍以上の上昇か陽転化で診断する。

◆風疹特異的IgM抗体の上昇をもって診断可能である。

◆5類感染症に指定されており，診断後直ちに届出が必要である。

◆第2種学校感染症であり，発疹が消失するまで出席停止とする。

治療　◆特異的な治療法はなく，対症療法を行う。

予防　◆弱毒生ワクチンがあり，2回接種する。日本では，風疹単独のワクチンかMRワクチン（麻疹・風疹混合ワクチン）を生後12〜23ヵ月と，小学校入学前の1年間で接種している。生ワクチンのため，免疫不全者や妊婦では禁忌である。接種の目的は，先天性風疹症候群を回避することである。

合併症　◆風疹は一般的には予後良好な疾患とされているが，血小板減少性紫斑病や急性脳炎，関節炎，肝機能障害がある。

◆最大の問題点は，先天性風疹症候群である。妊娠早期（20週頃まで）に初感染を起こした場合，胎盤を通して胎児にウイルスが移行し，白内障や小眼球症，小頭症，内耳性難聴，先天性心疾患，精神発達遅滞などをきたす。妊娠2ヵ月頃までは心臓をはじめ，眼や耳などすべてに異常を持つ重症例が多く，それを過ぎると難聴と網膜症のみとなり，妊娠20週以降では発症しないことが多い。☞Q17

Q117　パラインフルエンザウイルス

◉世界中に分布し，幼小児の感冒，肺炎，気管支炎の原因として重要。
◉パラインフルエンザウイルス1型は小児のクループ症候群の最大の原因となる。

◆パラミクソウイルス科のレスピロウイルス属およびルブラウイルス属に属し，エンベロープを持つ一本鎖RNAウイルスである。4つの血清型があり，ヒトに病原性を持つものは1, 2, 3型である。3型が最多で，春から夏にかけて流行することが多い。

感染経路　◆主にヒトとヒトの接触か，大きな飛沫（気道分泌物）を介して感染する。

症状　◆潜伏期は2〜6日。

◆小児では鼻かぜ，咽頭痛，嗄声，クループ様の咳やその他の咳を伴う。

◆咽頭とその周囲の炎症性充血，浮腫により声門下の狭窄をきたす疾患をクループ症候群といい，特にパラインフルエンザウイルス1, 2型の関与が大きい。

◆クループ症候群の身体所見は，吸気時の喘鳴stridor，胸骨上窩・鎖骨上窩・肋間の陥没，努力呼吸などがみられ，重症例ではチアノーゼを呈する。X線像で声門下部の気管透亮像の狭小化（いわゆるペンシルサイン）を認める。

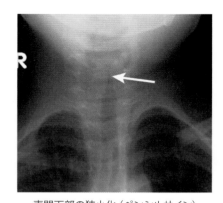

声門下部の狭小化（ペンシルサイン）

診断　◆気道分泌物，咽頭スワブ，鼻咽頭洗浄液からのウイルス分離によって確定診断する。HI抗体やNT抗体は，血清型間や同じパラミクソウイルスであるムンプスウイルスとの交差反応が起こりうる。

◆鑑別診断としては，インフルエンザ菌b型による急性喉頭蓋炎が最も重要である。

治療　◆酸素投与，加湿，エピネフリンの吸入，デキサメタゾンの内服または注射を行う。声門下狭窄が強く窒息の危険がある場合には，気管挿管や気管切開が必要となる。

予防　◆ワクチンはない。

Q118　RS ウイルス

◉年齢を問わず顕性感染を起こすが，特に乳児期には重篤な細気管支炎などの下気道感染症を起こす。

◉RS ウイルスは世界中に存在し，地理的あるいは気候的な偏りはない。温帯地域では冬季にピークがあり，毎年都市部で流行を繰り返す。

◆Respiratory syncytial virus（RS ウイルス）はパラミクソウイルス科のニューモウイルス属に分類される RNA ウイルスで，エンベロープを持つ。

感染経路　◆飛沫感染（感染者の咳やくしゃみ，会話の際のしぶきなど）と，接触感染（感染者との直接接触や，ウイルスがついた手指や物品を触れたりなめたりする間接的な接触）がある。

◆発症の中心は0歳児，1歳児であり，軽症の上気道感染症を発症した年長児や成人から感染することが多い。RS ウイルスは環境中では比較的不安定であるものの，家族内や保育園などでは伝播しやすい。

◆生後1歳までに半数以上が，2歳までにほぼ100％の児が RS ウイルスに少なくとも1度は感染するとされている。

症状　◆2～8日（典型的には4～6日）の潜伏期の後，発熱，鼻汁などの上気道炎症状が数日続く。初感染児の20～30％ではその後，下気道に炎症が及ぶ。特に細気管支炎を起こすと，呼気性喘鳴，多呼吸，陥没呼吸を呈するようになる。

◆重篤な合併症としては無呼吸，ADH 分泌異常症候群，急性脳症などがある。日本における RS ウイルス感染による死亡数は，年平均30人と報告されている。

診断　◆鼻汁や痰からウイルスを分離するか，ウイルス抗原を検出する。イムノクロマト法により抗原を検出できる迅速診断キットが市販されており，感度，特異度はそれぞれ70～90％で臨床上有用である。

◆5類感染症の定点把握疾患であり，指定届出機関は週毎に保健所に届け出なければならない。

治療　◆基本的には酸素投与，輸液，呼吸管理などの支持療法が中心となる。

予防　◆ワクチンはない。

◆咳などの気道感染症状を呈する成人や年長児は，可能な限り，0歳児および1歳児との接触を避ける。子供たちが日常的に触れるおもちゃなどは，こまめにアルコールや塩素系消毒剤で消毒し，流水・石鹸による手洗い，またはアルコールによる手指消毒を励行する。

◆低出生体重児や心肺に基礎疾患がある乳幼児には，遺伝子組み換え技術により作成されたモノクローナル抗体製剤（パリビズマブ）を投与することで，重篤な下気道感染症を予防する効果が期待できる。

Q119 エンテロウイルス属

◎腸管内で増殖する一本鎖 RNA ウイルスである。

◎さまざまな感染症を引き起こす。

◆ピコルナウイルス科エンテロウイルス属は，ポリオウイルス（血清型 1 ～ 3），コクサッキーウイルス A 群（血清型 1 ～ 24）および B 群（血清型 1 ～ 6），エコーウイルス（血清型 1 ～ 34），新エンテロウイルス（血清型 68 ～ 71）の 5 つに分類される。

◆エンベロープを持たないプラス鎖の一本鎖 RNA ウイルスである。

感染経路 ◆鼻汁や口腔内分泌物による飛沫感染，汚染された飲食物や手などを介する接触感染がある。

◆ウイルスは咽頭や回腸末端で増殖する。

症状 ◆ポリオウイルス感染症の約 95％は無症候性であるが，1％程度で脊髄前角炎を起こし弛緩性麻痺をきたす。☞**Q120**

◆ポリオ以外のエンテロウイルスによる症状は，感冒様の上気道炎症状，発熱・筋肉痛を伴うインフルエンザ様症状，無菌性髄膜炎による頭痛などが代表的である。

◆夏から秋にかけて小児で流行する。

◆手足口病（コクサッキー A16，エンテロウイルス 71 など），ヘルパンギーナ（コクサッキー A6 など），急性出血性結膜炎（コクサッキー A24，エンテロウイルス 70 など），流行性筋痛症，無菌性髄膜炎（エコーウイルス 13 など）が代表的疾患である。まれに心筋炎，心膜炎，脳炎を起こすことがある。☞**Q121**

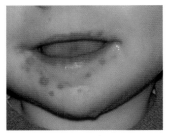

手足口病

診断 ◆培養細胞を用いたウイルス分離同定法と，核酸増幅検査（NAAT）法がある。

◆手足口病，ヘルパンギーナは小児科定点医療機関で届け出が必要である。

治療 ◆特異的な治療法はない。対症療法にて軽快する。

予防 ◆ポリオウイルスに対しては弱毒生ワクチンと不活化ワクチンがある。

Q120 ポリオウイルス

◉ 1988年からWHOが根絶を目指しているが，政治的，宗教的な問題によりワクチン
接種率が上がらない地域があるため，未だに達成できていない。

◉ ポリオウイルスは経口感染する。感染した場合，約90％は不顕性に終わる。麻痺型
ポリオは感染者の0.1～2％に発症し，下肢の麻痺が多い。

◆ ポリオウイルスは，エコーウイルス，コクサッキーウイルスとともに，ピコルナウイル
ス科エンテロウイルス属（腸内ウイルス属）に分類されるRNAウイルスである。

感染経路 ◆ ポリオウイルスの自然宿主はヒトのみ。経口的にヒトの体内に入り，咽頭や小腸の粘膜
で増殖し，リンパ節を介して血流中に入る。その後，脊髄を中心とする中枢神経系に達
し，脊髄前角細胞や脳幹の運動神経ニューロンに感染し，これらを破壊することによっ
て典型的なポリオの症状を生ずる。

◆ 日本では1980年を最後に，野生型ポリオウイルスによるポリオ麻痺はみられていな
い。その後の報告はすべてワクチン株由来の麻痺症例（ワクチン関連麻痺）である。

◆ 現在，アフリカ，中・東アジアなどにおいて，ポリオの発生が報告されている。

症状 ◆ 感染者の90～95％は不顕性に終わる（無症状で，知らない間に免疫ができる）。約5％
は発熱，頭痛，咽頭痛，悪心，嘔吐などの感冒様症状に終始し（不全型），1～2％は上
記の症状に引き続き無菌性髄膜炎を起こす（非麻痺型）。

◆ 典型的な麻痺型ポリオは感染者の0.1～2％であり，6～20日の潜伏期をおいて，前
駆症状が1～10日続いた後，四肢の非対称性の弛緩性麻痺が出現する。麻痺は下肢に
多くみられ，知覚障害はみられない。多くの場合，麻痺は完全に回復するが，麻痺が
残ったり，球麻痺を発症し呼吸障害で死亡することもある。

診断 ◆ 糞便からのウイルス分離が重要である。ポリオウイルスが検出された場合には，ワクチ
ン由来株か野生株かの鑑別が必要となる。

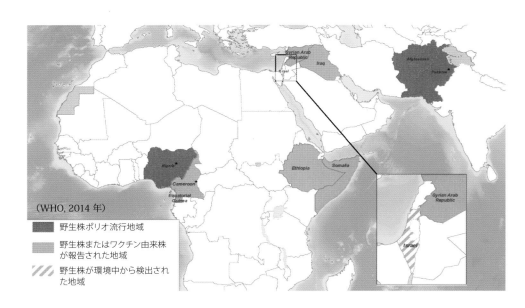

(WHO，2014年)

■ 野生株ポリオ流行地域

■ 野生株またはワクチン由来株
が報告された地域

▨ 野生株が環境中から検出され
た地域

6

ウイルス

◆急性灰白髄炎は2類感染症であり，診断した医師は直ちに最寄りの保健所に届け出なければならない。

治療 ◆対症療法のみ。呼吸障害や気道分泌物の喀出が困難な場合には，気管切開，挿管，補助呼吸が必要となる。

予防 ◆不活化ワクチン（inactivated poliovirus vaccine：IPV）と生ワクチン（oral poliovirus vaccine：OPV）がある。OPVの有効性は90％以上と考えられており，世界各地で行われた一斉投与によるポリオの激減からもその効果は明らかであるが，重篤な副作用としてワクチン関連麻痺がある。日本では2012年より定期の予防接種でIPVが使用されるようになった。

Q121 コクサッキーウイルス

◉エンテロウイルスに属し，糞口感染する。

◉夏に，乳幼児を中心に流行する。新生児も多い。

◉ヘルパンギーナ，手足口病，発疹症，髄膜炎，急性心筋炎など多彩な症状を呈する。

◆ピコルナウイルス科エンテロウイルス属に属し，エンベロープを持たないプラス鎖一本鎖RNAウイルスである。

感染経路 ◆咳やくしゃみなどによる飛沫感染と，水疱の内容物や便中のウイルスが手を介して口や眼などの粘膜に入る接触感染がある。

症状 ◆ヘルパンギーナは夏かぜの代表的疾患である。コクサッキーA群による（コクサッキーB群，エコーウイルスなどが関係することもある）。潜伏期は2〜4日。発熱とともに，口蓋垂，軟口蓋などの口峡部を中心に多発性の小水疱を形成し，浅い粘膜潰瘍（アフタ）となり，4〜7日で治癒する。口の中が痛くて食べられないことがある。まれに無菌性髄膜炎，急性心筋炎などを合併することがある。

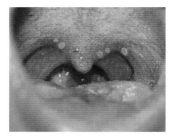

ヘルパンギーナ

夏に流行する小児の感染症

感染症	主な症状	原因ウイルス	感染経路
手足口病	口の中，手，足の裏などに発疹や水疱を形成。あまり高熱は出ない	エンテロウイルス属（コクサッキーウイルスA群，エンテロウイルス71型など）	飛沫感染，接触感染
ヘルパンギーナ	突然の高熱で発症。口の中の奥の方に水疱や潰瘍を形成する。手足に発疹は出ない		
咽頭結膜熱（プール熱）	発熱，咽頭炎，結膜炎など	アデノウイルス	飛沫感染，接触感染感染力が強く，プールなどで伝播する

◆手足口病はコクサッキー A16，エンテロウイルス 71 などによる。口腔粘膜（ヘルパンギーナよりも口腔内前方）や口唇，手掌，足底に小水疱や小丘疹を形成する。発熱は約3分の1にみられるが軽度であり，38℃以下のことがほとんどである。

診断 ◆臨床症状による診断で十分なことがほとんどであるが，ウイルス分離により確定診断がなされる。検体は，口腔内ぬぐい液（特に水疱内容を含んだ材料），糞便，髄膜炎を合併した例では髄液を用いる。

◆ウイルス抗原の検出，PCR などの遺伝子診断も可能。血清学的診断は，急性期と回復期のペア血清を用いて有意な上昇を確認することでなされる。

◆ヘルパンギーナは 5 類感染症の定点把握疾患に定められている。

治療 ◆対症療法のみ。

予防 ◆ワクチンはない。患者との密接な接触を避け，流行時にうがいや手洗いを励行する。

6

ウイルス

Q122 エコーウイルス

◉一本鎖 RNA ウイルスである。

◉夏～秋に流行し，感冒や無菌性髄膜炎の原因となる。

◆ピコルナウイルス科エンテロウイルス属に分類される。エンベロープを持たないプラス鎖の一本鎖 RNA ウイルスである。

◆ECHO ウイルスの名前は Enteric Cytopathic Human Orphan に由来し，胃腸に多くみられるウイルスであるが，そのほか下記のように多くの臨床的症候群の原因となる。

感染経路 ◆鼻汁や口腔内分泌物による飛沫感染，汚染された飲食物や手などを介する接触感染がある。

◆感染したウイルスの多くは鼻咽頭で増殖し，所属リンパ節より全身に広がる。

◆夏季に流行し，主に小児での発熱疾患の原因となる。

症状 ◆感染部位により多彩な症状を示す（髄膜炎，心筋炎，ヘルパンギーナ，肺炎，皮疹など）。多くは感冒様症状で重症例は少ない。

◆成人ではまれに心筋炎の合併がみられる。

◆生後 2 週間以内に感染すると，肝炎や心筋炎を起こし重篤で，ときに致死的となる。

診断 ◆確定診断は，培養細胞を用いたウイルス分離同定法，または糞便中あるいは血清中のウイルスを RT-PCR 法にて検出する。

治療 ◆特異的な治療法はない。対症療法にて軽快する。

予防 ◆衛生状況の悪い場所で感染することが指摘されている。汚染された食物や水を避け，手指消毒を徹底する。

Q123 ライノウイルス

- ◉ かぜ症候群の主な原因ウイルス。
- ◉ 主に飛沫感染により伝播する。

- ◆ ピコルナウイルス科ライノウイルス属に分類される。エンベロープを持たないプラス鎖の一本鎖 RNA ウイルスである。
- ◆ ギリシャ語で鼻を意味する rhis/rhinos が名前の由来である。
- ◆ A, B, C の 3 種あり，少なくとも 156 種以上の血清型がある。

感染経路
- ◆ 小児が主なリザーバーであり，くしゃみや咳などによる飛沫感染，手指を介した接触感染がある。
- ◆ ライノウイルスの多くは ICAM-1（intracellular adhesion molecule-1）を受容体とし，一部のものは LDL 受容体を介して細胞に感染する。
- ◆ ICAM-1 を受容体として感染したライノウイルスは，細胞質内に RNA が取り込まれた後，NF-κB を介したシグナルにより各種の炎症性サイトカインを産生する。

症状
- ◆ 約 1 〜 4 日の潜伏期の後，鼻汁，くしゃみなどの上気道炎症状（鼻かぜ）を呈する。症状は軽く，数日で軽快することがほとんどである。
- ◆ 気道に感染することにより，喘息や慢性閉塞性疾患を増悪させる。
- ◆ 成人では年に 2 〜 3 回感染する。

診断
- ◆ 鼻咽頭のウイルスを real time RT-PCR 法にて検出できる。

治療
- ◆ 特異的な治療法はなく，対症療法にて軽快する。

予防
- ◆ ワクチンはなく，手洗いなどで伝播を防ぐ。

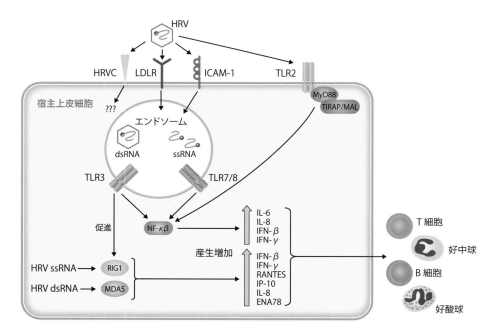

ライノウイルスの情報伝達経路と自然免疫応答

Jacobs SE *et al. Clin Microbiol Rev* 2013; 26: 135-62

Q124　ヒトメタニューモウイルス

◉ 急性呼吸器感染症の原因ウイルスの1つである。

◉ 主に飛沫感染により伝播する。

◆ パラミクソウイルス科ニューモウイルス亜科メタニューモウイルス属に分類される。エンベロープを持つマイナス鎖の一本鎖 RNA ウイルスである。

◆ 鳥に感染するトリメタニューモウイルスと，ヒトに感染するヒトメタニューモウイルスがある。2001 年にオランダの研究者によって発見された。

◆ 2つの genotype（A と B）と 4つのサブグループ（A1, A2, B1, B2）がある。

感染経路　◆ くしゃみや咳などによる飛沫感染と，手指を介する接触感染がある。

◆ RS ウイルスと同じく冬から春にかけて流行する。

◆ ウイルスが気道上皮で増殖することが動物実験で確認されている。

◆ 感染により気道分泌物の過剰産生や気道上皮の過形成を起こし，気道閉塞や気道過敏性をきたす。

症状　◆ 約4〜6日の潜伏期の後，咳や痰，鼻汁など上気道・下気道症状を呈する。

◆ 乳幼児や高齢者では重症な下気道感染症となる。

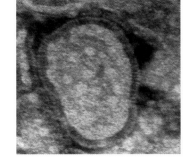

診断　◆ 流行時期や臨床症状が似ている RS ウイルス感染症との鑑別は困難である。

◆ 鼻咽頭の検体を用いた RT-PCR 法，核蛋白を抗原とした酵素免疫測定法（ELIZA）により確定診断する。

治療　◆ 特異的な治療法はなく，対症療法にて軽快する。

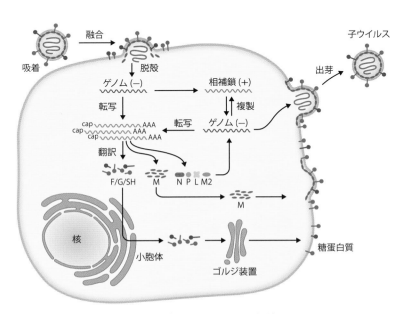

ヒトメタニューモウイルスのライフサイクル

Schildgen V *et al. Clin Microbiol Rev* 2011; 24: 734-54

Q125　ヒトコロナウイルス

◉ かぜ症候群ウイルスの1つで，普通感冒の原因となる。

◉ SARS コロナウイルス，MERS コロナウイルスは重篤な呼吸器疾患を引き起こす。

◉ 新型コロナウイルスは潜伏期が長い呼吸器感染症を引き起こす。

◆ コロナウイルス科に属するプラス鎖の一本鎖 RNA ウイルスで，エンベロープを持つ。

◆ ヒトコロナウイルスは普通感冒の起因ウイルスである。

◆ SARS コロナウイルスは重症急性呼吸器症候群（SARS）を，MERS コロナウイルスは中東呼吸器症候群（MERS）を引き起こす。いずれも2類感染症に指定されている。

◆ 新型コロナウイルス（SARS-CoV-2）は，指定感染症の新型コロナウイルス感染症（COVID-19）を引き起こす。☞ Q127

感染経路　◆ 患者鼻汁の飛沫感染あるいは手指を介した直接感染である。

◆ 冬から春にかけて多発する。成人の普通感冒の約15%がヒトコロナウイルスによる。ヒトコロナウイルスは世界中に分布している。

◆ SARS コロナウイルスは2002年に中国広東省で発見された。自然宿主はコウモリとされている。☞ Q126

◆ MERS コロナウイルスは2012年7月にサウジアラビアで発見され，2016年12月現在，患者数1,841人，死者は652人（致死率35.4%）となっている。韓国でも180人の感染例を認めるアウトブレイクがあった。自然宿主としてはヒトコブラクダが深く関与していると考えられている。

◆ 新型コロナウイルスは2019年12月に中国湖北省で発見された。その後急速に全世界に拡散し，2021年1月現在，感染者は1億人，死者は200万人を超えている。自然宿主はわかっていない。

症状　◆ 普通感冒は，2～14日程度の潜伏期の後，鼻汁過多，鼻閉，くしゃみおよび咽頭痛などの上気道炎を呈する。約20%の症例で37～38℃の発熱をみる。数日で回復するが，増悪すると気管支喘息や慢性気管支炎などへ移行する。

◆ MERS は，発熱，咳，息切れなどで発症し肺炎に至る。下痢を伴うこともある。致死率は約30%に達する。

診断　◆ 臨床症状から，コロナウイルスによる感冒と他のウイルスによる感冒を区別するのは困難である。

◆ 抗菌薬を用いる上で，細菌感染症との鑑別診断が重要である。

治療　◆ 特異的な治療はなく，対症療法のみである。

予防　◆ 一般的な呼吸器感染症の予防策として，手洗い，うがい，マスク着用，外出を控える。

Q126　SARS コロナウイルス

- ◉ 重症の肺炎を合併する重症急性呼吸器症候群（SARS）を起こす 。
- ◉ 2003 年に流行が起こり，多数の感染者と死亡者が発生したが，最近では患者の発生はみられない。
- ◉ 診断は遺伝子診断が有用であるが，有効な治療薬やワクチンは存在しない。

- ◆ ヒトコロナウイルスの一種で，プラス鎖一本鎖 RNA ウイルスであり，エンベロープを有している。このウイルスは動物も保有し，コウモリなどからウイルスが検出されている。
- ◆ 重症急性呼吸器症候群（severe acute respiratory syndrome：SARS）の原因ウイルスである。現在，2 類感染症に指定されている。

感染経路
- ◆ 飛沫感染と接触感染で伝播する。感染者の咳やくしゃみの飛沫にはウイルスが含まれており，これを吸入することで感染する。また，体液などが付着した部位に接触することで，手を介して口などに入り感染することもある。
- ◆ SARS は 2002 年に中国で発生した感染者が初発例と考えられ，その後，世界各地に感染が広がった。2003 年の後半に流行は終息したが，感染者数は 8,000 例を超え，死亡者は 800 名近くに達した。その後，研究室内でウイルスを扱っていたことによる感染など，散発的に感染者の発生がみられている。

症状
- ◆ 潜伏期間は通常 2 〜 7 日間であるが，10 日程度して発症した例も報告されている。
- ◆ 発熱（38℃以上），全身倦怠感，筋肉痛などの症状で発症する。さらに咳，痰，呼吸困難を伴うようになる。一部の患者では下痢や頭痛などの症状も認める。病状が進展すると急性呼吸促迫症候群（ARDS）を合併し，呼吸状態が悪化する。

診断
- ◆ 流行がみられた際に感染者と接触するリスクがあって，症状が合致している例が疑診例となる。
- ◆ 確定診断は SARS ウイルスの検出によって行われる。LAMP 法を用いた遺伝子診断法が保険適応となっている。

治療
- ◆ SARS ウイルスに直接的に有効な薬剤はない。対症療法とともに，呼吸状態が悪化している例には呼吸管理などを併せて実施する。

予防
- ◆ 本ウイルスのワクチンはない。
- ◆ 基本的には流行が認められなければ感染のリスクはないため，流行時に感染者を隔離するとともに，飛沫および接触感染予防策を実施し感染者を広げない対策が必要である。

6

ウイルス

Q127 新型コロナウイルス

◉ 上気道感染，肺炎を主体とする新型コロナウイルス感染症（COVID-19）を起こす。

◉ 遺伝子診断や抗原検出が可能である。

◉ 治療薬は数種類が承認されているが，特効薬と呼べるほど効果が高い薬剤はない。

◉ ワクチンは多くが治験段階であり，一部は投与が始まっている。

◆ ウイルスの名称は SARS-CoV-2 である。ヒトコロナウイルスに属するプラス鎖一本鎖 RNA ウイルスで，エンベロープを有している。

◆ 新型コロナウイルス感染症（COVID-19）の原因ウイルスであり，指定感染症に位置付けられている。

感染経路　◆ 飛沫感染と接触感染で伝播するが，エアロゾル（マイクロ飛沫）と呼ばれる微小な飛沫による感染も起こり得る。ウイルスは目，鼻，口の粘膜面からも侵入し感染する可能性がある。

◆ 2019 年 12 月頃に中国湖北省の武漢で発生した感染者が初発例と考えられる。武漢は閉鎖され感染を終息させることができたが，世界各地に広がった感染は拡大傾向が続いており，2021 年 1 月時点で世界の感染者数は 1 億人，死者数は 200 万人を超えている。

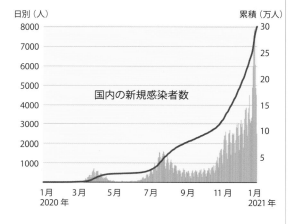

症状　◆ 潜伏期間は 2 ～ 14 日間であるが，平均 5 日間程度で発症しやすい。

◆ 発熱，咳，倦怠感などを訴える例が多く，さらに息切れ，胸痛，頭痛，筋肉痛，関節痛，味覚障害，嗅覚障害などの症状を伴う場合もある。高齢者や，高血圧，糖尿病，慢性呼吸器疾患，心血管系疾患などの基礎疾患を有する例で重症化しやすい。

◆ 病状が進展すると血管炎を起こし血栓症を合併したり，サイトカインストームを発症し急激に悪化することがある。また，回復後も息切れや倦怠感など各種の後遺症が続く場合がある。

診断　◆ 確定診断は SARS-CoV-2 の検出によって行われ，PCR 法や LAMP 法を用いた遺伝子診断法や抗原検出法が保険適応となっている。

治療　◆ 治療薬としては，レムデシビルとデキサメタゾンがすでに承認されている。さらにファビピラビル（アビガン）も有効性が期待できる。

予防　◆ 国内外でワクチン開発が進められている。不活化ワクチン，組換えタンパクワクチン，ペプチドワクチン，mRNA ワクチン，DNA ワクチン，ウイルスベクターワクチンなど様々な種類があり，一部は投与が始まっている。

◆ 感染予防としては飛沫および接触感染予防策が基本であるが，無症状の感染者からも感染する可能性があるため，広くマスクを着用するなど社会的な感染対策が重要である。

Q128　ロタウイルス

◉ 主に乳幼児に胃腸炎を起こし，乳児嘔吐下痢症（白色便性下痢症）と呼ばれている。

◉ 冬から春にかけて嘔吐，下痢を主体に発症し，迅速診断キットによって診断される。

◉ 経口弱毒生ワクチンによる予防が可能である。

◆ レオウイルス科に属する二本鎖RNAウイルスであり，エンベロープを持たない。多数の血清型があり，ウイルス最外層のVP7とVP4蛋白質によって規定される。日本国内における主要な血清型は5種類ある。

◆ ロタウイルスは胃腸炎を起こし，白色便性下痢症とも呼ばれている。主に冬季に乳幼児の間で流行し，白色の下痢便を認めることからその名前が付けられた。

感染経路　◆ 感染者の便や汚染された環境に接触することで，手指などにウイルスが付着し，経口的にウイルスが体内に入って感染を起こす。

◆ ロタウイルスによる胃腸炎は生後6ヵ月から3歳未満の乳幼児に好発し，冬から春の時期に流行する。国内では年間，少なくとも数十万人の患者が発生し，その10分の1程度が入院すると推定されている。

症状　◆ 潜伏期間は約48時間である。

◆ 胃腸炎としての症状（嘔吐，下痢）が主体であり，脱水を合併することがある。下痢は水様白色便が典型的で，頻回にみられる。発熱を認めることも多い。

診断　◆ 下痢便中のロタウイルス抗原を検出できる迅速診断キットが利用でき，10～15分で結果が得られる。

治療　◆ 本ウイルスに直接的に有効な薬剤はない。脱水の管理が重要であり，輸液を行う。

予防　◆ 経口弱毒生ワクチンが使用可能であり，2種類の製品が発売されている。含有する血清型のウイルスに対しては発症の予防効果が期待できる。副反応として腸重積症のリスクを高めることが指摘されている。

Q129　ノロウイルス

◉ 食中毒の最も主要な病原体であり，冬季に流行する。

◉ 嘔吐，下痢，腹痛，発熱などの症状を認め，脱水に陥りやすいが，1～2日で自然に回復する。

◉ 抗原検査で確定診断が可能であるが，有効な治療薬はなく対症療法が行われる。

◆ カリシウイルス科に属するプラス鎖の一本鎖RNAウイルス。以前はノーウォーク様ウイルス（Norwalk-like virus）と呼ばれていた。

◆ 以前はこのウイルスによる胃腸炎を起こした場合でも，一般の医療機関では確定診断のための検査を実施することが困難であったため，「感染性胃腸炎」という診断名を付けていた。その中には，他の病原体による胃腸炎も含まれていた。

感染経路 ◆ノロウイルスは経口的に体内に入り，腸管内で増殖する。食中毒として起こる場合と，感染者から伝播して起こるヒト-ヒト感染があり，後者のほうが多いといわれている。

◆食中毒の原因はカキなどの二枚貝が多く，海水中のウイルスが集積したまま生で食することで感染を起こす。感染者の便や吐物には大量のウイルスが含まれており，ウイルスに汚染した場所を触ることなどによってヒト-ヒト感染のリスクが高まる。

◆厚生労働省の統計では，食中毒として報告された患者の 60 ～ 70％をノロウイルスによる感染例が占めており，食中毒の最も主要な病原体となっている。流行は冬季が多く，12 月頃にピークがみられるが，患者は年間を通じて発生している。

症状 ◆ウイルスが経口的に入って，発症するまで 1 日～数日を要する。

◆主な症状は嘔吐，下痢，腹痛であり，発熱もみられる。典型例では急に激しい嘔気を感じ，いきなり嘔吐してしまう。その後，下痢と嘔吐を繰り返すため，脱水を起こしやすい。症状は 1 ～ 2 日で軽快するが，高齢者，特に寝たきりの人は誤嚥性肺炎を合併するリスクが高くなる。

診断 ◆臨床症状や診察所見をもとに，「感染性胃腸炎」の診断がなされる。季節や流行状況を参考にして，ノロウイルスによるものかどうかを推定する。

◆確定診断には抗原検出キットが利用可能であるが，保険適応は 3 歳未満や 65 歳以上の患者，悪性腫瘍などの疾患を有する者などに限定されている。PCR による遺伝子学的検査も可能であるが，一般的ではない。

治療 ◆ノロウイルスに直接有効な抗ウイルス薬はなく，対症療法が中心となる。特に脱水に対する配慮が重要であり，輸液を行う場合もある。

◆止痢薬は腸管の蠕動運動を抑制し，体内に病原体を留めるため，禁忌である。

予防 ◆感染によって重症化が予想される人は，生ガキを食べないようにする。

◆ノロウイルスは少数のウイルスでも感染が成立するため，感染者からの他の人へ伝播させない対応が重要である。嘔吐や下痢を訴える人が使用したトイレは消毒を行い，非感染者も手指衛生を励行する。アルコールの効果が低いため，石鹸による手洗いが重要であり，消毒には次亜塩素酸ナトリウムなどを用いる。

Q130 デングウイルス

◉蚊が媒介して感染する。ヒトからヒトへの感染はない。

◉デング出血熱は適切な治療をしないと死亡率は高い。

◆フラビウイルス科に属する一本鎖プラス鎖 RNA ウイルスでエンベロープを持つ。デング熱・出血熱（4 類感染症）の起因ウイルスである。

感染経路 ◆デングウイルスに感染した蚊（ネッタイシマカ，ヒトスジシマカ）の刺咬により感染する。ヒト→蚊→ヒトの感染環を形成している。

◆デングウイルスには血清型の異なる 4 型が存在する。デング出血熱は血清型の異なる複数のウイルスによる重複感染か追感染が原因と考えられている。感染力はきわめて強

く，誰にでも感染する。

◆熱帯・亜熱帯地方（特にアジア・オセアニア・中南米）に広く分布する。アフリカにも拡大した。世界では年間約1億人がデングウイルスに感染してデング熱を発症し，約25万人がデング出血熱を発症すると推定されている。

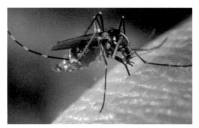

ヒトスジシマカ

◆2014年，70年ぶりに国内感染例が確認され，162例の国内感染者が報告された。2015年以降，国内発生例はみられていない。

症状　◆潜伏期間は3〜14日（多くは4〜7日）。

◆デング熱は急性発症の熱性疾患で，発熱，頭痛，筋肉・関節痛，全身倦怠感が主症状。発熱は5〜7日続き発疹を伴うこともある。デング出血熱が生じなければ，死亡することはまれである。

◆デング熱とほぼ同様に発症し経過した患者の一部が，突然出血傾向やショック状態を起こしデング出血熱となる。解熱時に突然容態が悪化し，血管系の透過性亢進で凝固異常が起こる。出血傾向から，出血斑や歯肉出血が起こる。ヘマトクリット上昇，血小板減少，低血圧からショックを起こす。デング出血熱の死亡率は40〜50％に達するが，適切な補液療法で死亡率を1〜2％まで低下させることができる。

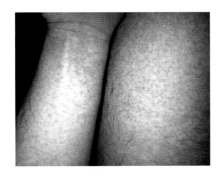

デング熱患者にみられた発疹

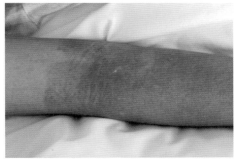

ターニケット試験　陽性

診断　◆駆血帯で圧迫した部位の末梢側に出血斑が観察される（ターニケット試験）。

◆発病早期に，血液からのデングウイルスの分離・同定，RT-PCR法によるデングウイルスゲノムの検出が抗体価上昇前の診断には有用である。血清学的診断として，ウイルス特異的抗体（特にIgM）の上昇を証明する。

治療　◆特異的な治療法はなく，対症療法を行う。血圧低下や出血を伴う重症例では血管確保の上，補液などにより体液量の補正を行う。

◆デング熱は予後良好である。デング出血熱やデングショック症候群では死亡率が高い。

◆ワクチンはなく，日中に蚊に刺されないことが重要である。長袖・長ズボンの着用，昆虫忌避剤を使用するなどの工夫をする。

6

ウイルス

Q131　黄熱ウイルス

◉ 蚊が媒介して感染する。ヒトからヒトへの感染はない。

◉ 黄熱は適切な維持療法を行えば予後は良い。

◆ フラビウイルス科に属する一本鎖プラス鎖 RNA ウイルスでエンベロープを持つ。黄熱（4 類感染症）の起因ウイルスである。

感染経路　◆ ウイルスに感染したサルおよびヒトの血液を吸った蚊（ネッタイシマカ，森林性の蚊など）の刺咬により感染する。ヒトからヒトへの感染はない。

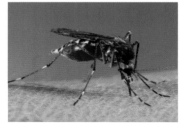

◆ 南米，アフリカ（サハラ砂漠以南）に常在している。患者数は年間約 20 万人（死亡例約 3 万人）と推計され，その約 9 割はアフリカで発生している。

ネッタイシマカ

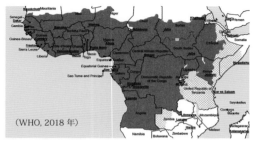

(WHO, 2018 年)

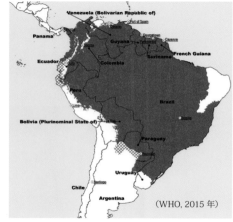

(WHO, 2015 年)

■■■ 黄熱予防接種推奨地域
✕✕ 一般には推奨しない地域
□ 推奨しない地域

◆ 都市部では，主にネッタイシマカを媒介してヒトの間で流行する。また，森林に住むサルなどの間で流行し，森に入ったヒトが感染する。日本での発症の届け出はない。

症状　◆ 潜伏期間は 3 〜 6 日。

◆ 突然の発熱，頭痛，背部痛，虚脱，悪心などの非特異的症状で発症し，他覚所見として眼球結膜の充血，顔面紅潮，舌の発赤，徐脈を認める（感染期）。発症 3 〜 4 日後に症状が軽快し，多くはそのまま寛解する（緩解期）。重症例では数時間から 48 時間の緩解期を経て，発熱，腎障害，出血傾向，黄疸，意識障害などが出現し，多臓器不全を呈する（中毒期）。高齢者において重症化する頻度が高い。

診断　◆ 血液からウイルスを分離するか，血液や肝臓組織からウイルス抗原を検出する。RT-PCR 法を用いたウイルスゲノムの検出も有用である。

治療　◆ 特異的な治療法はなく，対症療法を行う。呼吸・循環管理，水・電解質管理，栄養状態の維持改善および出血傾向に対する輸血などにより，予後は改善する。

予防　◆ 弱毒生ワクチンの単回投与で終生免疫が得られる。流行地へ行く者はワクチン接種が義務づけられている。9 ヵ月以下の児では脳炎の危険性があるため，投与しない。

Q132 日本脳炎ウイルス

◉ 蚊が媒介して感染する。ヒトからヒトへの感染はない。

◉ 発症は 1,000 人に 1 ～ 3 人で，重症例では後遺症が残る。

◉ 不活化ワクチンで予防できる。

◆ フラビウイルス科に属する一本鎖プラス鎖 RNA ウイルスでエンベロープを持つ。日本脳炎（4 類感染症）の起因ウイルスである。

感染経路 ◆ 自然宿主である水鳥からコガタアカイエカを媒介してブタに感染が広がり，ブタ→蚊→ブタの感染環を形成している。ブタの血液を吸った蚊の刺咬によりヒトに感染する。ヒトは感染源にならない終末宿主であり，ヒトからヒトへの感染はない。

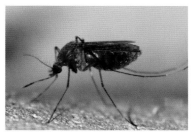

コガタアカイエカ
（国立感染症研究所ホームページより）

◆ 極東から東南アジア，南アジアにかけて広く分布し，全世界で毎年 3 ～ 5 万人の患者と 1 万人以上の死者が発生している。

◆ 日本では 1960 年代は毎年数百名以上の患者が報告されていたが，1992 年以降，毎年数名に減少している。これは，ワクチン接種の普及，衛生環境の改善，媒介蚊に刺される機会の減少などによるものと考えられる。

症状 ◆ 潜伏期間は 1 ～ 2 週間で，個人差がある。

◆ 不顕性感染から，単なる発熱と頭痛，無菌性髄膜炎など臨床症状は多岐にわたる。発病率は 100 ～ 1,000 人に 1 人程度と考えられている。

◆ ひとたび発症すると，致死率は 25％におよび，回復してもその半数程度に重度の障害を残す。

◆ 急性に頭痛，高熱で発症し，数日の経過で意識障害，異常行動，運動機能障害，痙攣が出現，昏睡に至る。項部硬直を伴うこともある。若年ほど重症化する。

診断 ◆ 血清中の日本脳炎ウイルス特異的 IgM を検出する。血液や髄液からウイルスが検出されることはまれである。

治療 ◆ 特異的な治療法はない。合併しやすい肺炎の予防と治療，痙攣のコントロール，脳浮腫への対応，栄養療法およびリハビリテーションなどを総合して行う。

予防 ◆ 不活化ワクチンを投与する。接種スケジュールは下図のように行う。

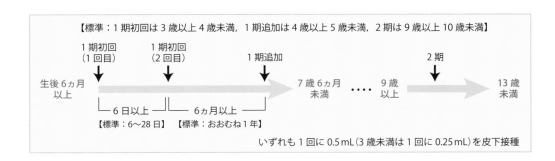

【標準：1 期初回は 3 歳以上 4 歳未満，1 期追加は 4 歳以上 5 歳未満，2 期は 9 歳以上 10 歳未満】

1 期初回（1 回目）　1 期初回（2 回目）　1 期追加　　　　2 期

生後 6 ヵ月以上　　　　　　　　　　　　　7 歳 6 ヵ月未満　・・・・　9 歳以上　　　13 歳未満

└ 6 日以上 ┘└─ 6 ヵ月以上 ─┘
【標準：6〜28 日】　【標準：おおむね 1 年】

いずれも 1 回に 0.5 mL（3 歳未満は 1 回に 0.25 mL）を皮下接種

6
ウイルス

Q133 ウエストナイルウイルス

◎ 蚊が媒介して感染する。ヒトからヒトへの感染はない。

◎ ワクチンはなく，蚊に刺されないことが重要である。

◆ フラビウイルス科に属する一本鎖プラス鎖 RNA ウイルスでエンベロープを持つ。ウエストナイル熱・脳炎（4 類感染症）の起因ウイルスである。

感染経路 ◆ 感染した蚊（イエカ）に刺されることによって感染する。自然界では，鳥→蚊→鳥の間で感染環を形成している。ヒトからヒトへの感染はない。

◆ 北米，アフリカ，中近東，ヨーロッパ，オーストラリアなど広範に分布する。1999 年のニューヨークでのアウトブレイク以降，北米で夏季を中心に数多く報告されている。米国では 2007 年に 3,630 例が報告され，うち死亡例は 124 例であった。日本国内での感染はないが，帰国者が発症した例が報告されている。

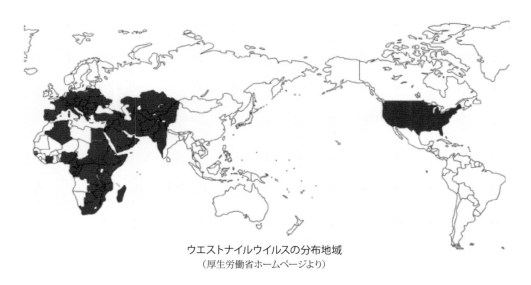

ウエストナイルウイルスの分布地域
（厚生労働省ホームページより）

症状 ◆ 潜伏期間は 2 〜 14 日。

◆ ウエストナイル熱は発熱，頭痛，倦怠感，筋肉痛，吐き気，体幹部の発疹，リンパ節腫脹を伴う。重篤になると，頭痛，高熱，項部硬直，嘔吐，意識障害，痙攣，筋力低下，麻痺を伴い，ウエストナイル脳炎と呼ばれる。

◆ 感染者の約 80％は不顕性感染に終わる。ウエストナイル熱の症状は通常数日で回復し始める。重篤な症状（ウエストナイル脳炎）を示すのは感染者の 1％以下といわれ，高齢者に多い。致死率は重症患者の 3 〜 15％といわれる。

診断 ◆ ウイルス特異的 IgM 抗体を髄液から証明する。または血液・髄液中より RT-PCR 法によりウイルスゲノムを検出する。

治療 ◆ 特異的治療はなく，対症療法を行う。重症化した場合，補液，呼吸管理を行う。

予防 ◆ ワクチンはない。蚊に刺されないよう肌の露出を少なくし，昆虫忌避剤を使用する。

Q134　狂犬病ウイルス

◎ 潜伏期間が長く，感染成立後でもワクチンが有効である。

◎ 感染部位から末梢神経を伝って脳に至る。発病すると呼吸困難を起こし，ほぼ100％死亡する。

◆ ラブドウイルス科に属し，砲弾型でエンベロープを有する一本鎖マイナス鎖 RNA ウイルスである。狂犬病（4 類感染症）の起因ウイルスである。

感染経路　◆ 患獣の咬傷により唾液を介して感染する。患獣に咬まれたり引っ掻かれたりした場合，唾液に含まれるウイルスが侵入する。媒介動物としては，オオカミ，イヌ，コヨーテ，キツネ，ジャッカル，マングース，アライグマ，ネコ，コウモリなどがある。コウモリは症状を示すことなくウイルスを排出できる。

◆ ほとんどすべての哺乳類が感染する。島国や北欧を除いて世界中で発生しており，年間約 5 万人が死亡している。日本では 1970 年と 2006 年にそれぞれ輸入狂犬病として報告されたが，国内発症の狂犬病は 1957 年以降はない。

6

ウイルス

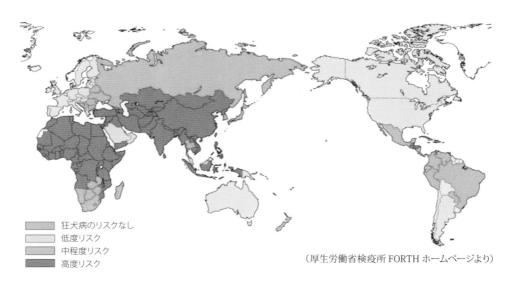

　狂犬病のリスクなし
　低度リスク
　中程度リスク
　高度リスク

（厚生労働省検疫所 FORTH ホームページより）

症状　◆ 潜伏期間は通常 1 ～ 3 ヵ月であるが，1 年以上の報告もある（咬まれた部位によって異なる）。

◆ 発熱，頭痛，倦怠感，筋肉痛，悪心・嘔吐，咽頭痛などの感冒様症状で始まる。咬傷部位の疼痛や周辺の知覚異常および筋の攣縮を伴う。2 ～ 10 日後に運動過多，興奮，不安狂躁などの脳炎症状が出現し，錯乱，幻覚，攻撃性，恐水発作などの筋痙攣を起こし，最終的には昏睡状態から呼吸停止で死に至る。発病するとほぼ 100％死亡する。

診断　◆ 狂犬病を発病前に診断することはきわめて困難である。唾液中のウイルスは，ウイルスが脳内に達して増殖し各臓器に感染が拡大した後でないと検出できない。血清中の特異抗体も死亡直前まで産生されないため，早期診断には役に立たない。咬んだ動物が捕獲されている場合には，安楽死後，脳組織を採取し，ウイルス抗原の検出を行う。

治療	◆海外，特に東南アジアで狂犬病が疑われる動物に咬まれた場合は，傷口を流水と石鹸で十分に洗い流した後，ヒト抗狂犬病免疫グロブリンを投与する。狂犬病ウイルスは，感染機会後にワクチンを接種しても発病を阻止できる可能性がある（曝露後ワクチン）。
予防	◆イヌやネコの登録と予防接種を義務づける。狂犬病流行地域へ旅行する場合，前もって不活化ワクチンの接種をする。

Q135 マールブルグウイルス，エボラウイルスなどの出血熱ウイルス

- ◉いずれも発熱と出血傾向を特徴とし，臨床症状から鑑別はできない。
- ◉きわめて致死率が高いため，患者と濃厚接触した人は患者の診断が確定した時点で健康観察下におく。

◆ウイルス性出血熱はいずれも1類感染症に指定されている（下表）。

ウイルス名（疾患名）	ウイルスの性状	自然宿主	感染経路	分布地域
マールブルグウイルス マールブルグ病	フィロウイルス科 一本鎖マイナス鎖RNA エンベロープあり	不明	患者の排泄物との濃厚接触	アフリカ中東南部
エボラウイルス エボラウイルス病				アフリカ中央部
クリミア・コンゴ出血熱ウイルス クリミア・コンゴ出血熱	ブニヤウイルス科 一本鎖マイナス鎖RNA エンベロープあり	ウシやヤギ	マダニが媒介	アフリカ全土，中近東，中央アジア，インド亜大陸，東欧，中国
ラッサウイルス ラッサ熱	アレナウイルス科 一本鎖アンビセンス（両鎖）RNA，エンベロープあり	げっ歯類 （マストミス）	尿・唾液を介する経口感染	西アフリカ一帯
フニン，サビア，ガナリト，マチュポウイルス 南米出血熱		げっ歯類 （ヨルマウス）	排泄物・血液を介する経口感染	南米

症状	◆発熱，頭痛，筋肉痛などのインフルエンザ様症状に加えて，口腔，歯肉，消化管などから出血がみられる。
診断・治療	◆散発患者では臨床症状からウイルス性出血熱相互の鑑別はできない。
	◆ワクチンはなく，対症療法が中心である。
感染拡大防止	◆次亜塩素酸ナトリウムなど一般のウイルスに対する消毒を行う。空気感染は否定されているため，ホテルの同宿者，飛行機の同乗者は健康観察の必要はない。
	◆濃厚接触者：患者の同居人，看護・介護にあたった人，患者の検体や組織を扱った人は，患者の診断が疑われた段階から接触者として同定し，患者の診断が確定した時点で健康観察下におく。
	◆ハイリスク接触者：患者と粘膜接触（キス，性行為など）があった人，患者の分泌物，排泄物，血液，組織，体液などを扱う際の針刺しや傷口に直接触れる機会があった人は，患者の診断が疑われた時点で直ちに健康観察下におく。

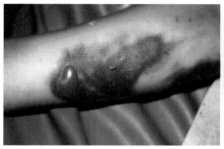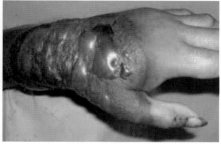

エボラ出血熱患者にみられた皮膚出血斑

◆ 健康観察は，最後の接触から３週間行い，１日２回本人もしくは保護者が口腔内温を
測定する。38.3℃以上の発熱や何らかの症状があれば，直ちに保健所に報告する。

Q136 ハンタウイルス

◎ ネズミの糞尿中のウイルスが感染源。ヒトからヒトへの感染はない。

◎ ワクチンはなく，野ネズミとの接触に注意する。

◆ ブニヤウイルス科に属する一本鎖マイナス鎖 RNA ウイルスでエンベロープを持つ。

◆ 腎症候性出血熱（hemorrhagic fever with renal syndrome：HFRS）およびハンタウイル
ス肺症候群（hantavirus pulmonary syndrome：HPS）の起因ウイルスである。両疾患は
４類感染症に指定されている。

感染経路 ◆ 感染したネズミ（ドブネズミ，ヨルマウスなど）が糞尿中に排出するウイルスが感染源
となる。げっ歯類は自然宿主であり，不顕性に持続感染が成立する。ヒトはネズミの糞
尿中に含まれるウイルスを吸入して感染する。ヒトからヒトへの感染はない。

◆ HFRS はアジアからヨーロッパにかけて広い地域で発生し，特に韓国，中国では年間約
10 万人が発症している（韓国出血熱）。日本では 1970 年代にラットを扱う研究者の間
で実験室内感染が発生した。近年，日本における HFRS 患者は報告されていない。

◆ HPS は 1993 年に米国で発見されて以来，米国だけで 2007 年までに 465 名の患者が
報告され，その約４割が死亡している。HPS 患者はカナダや中南米でも確認されてお
り，アメリカ大陸に広く存在する疾患といえる。

診断・治療 ◆ HFRS は２～４週間の潜伏期間の後，全身皮膚に点状・斑状出血，蛋白尿，血尿をきた
す。臨床経過は有熱期，低血圧期（ショック），乏尿期，利尿期，回復期に分けられる。

◆ HPS は数日～６週間の潜伏期間の後，発熱，筋肉痛，悪寒，悪心・嘔吐，下痢，咳，
頻呼吸，頻脈，呼吸困難をきたし，急速に進行する。

◆ 診断は，血液からのウイルス分離と特異抗体の上昇による。

◆ ワクチンはなく，対症療法を行う。HPS では特に厳重な呼吸・循環管理が必要である。

予防 ◆ 野ネズミとの接触を避けることが最大の防御である。患者が発生したら，発生源を調査
し，ネズミ対策を講じる。

Q137 　ヒトT細胞白血病ウイルス

●HTLV-1は成人T細胞白血病やHTLV関連脊髄症に，HTLV-2はヘアリー細胞白血病に関連している。

●感染経路は，母子感染，性感染，輸血の3つがある。

◆ヒトT細胞白血病ウイルス（human T-cell leukemia virus：HTLV）はヒトに感染するレトロウイルスの一種で，レトロウイルス科オンコウイルス属に属する。

感染経路
◆HTLV-1の感染経路は母子感染，性感染，輸血の3つである。献血者の抗体スクリーニングが開始されて以降は母子感染，特に母乳を介した感染が主要な経路とされる。

◆ヒトのTリンパ球に侵入したHTLVは，その遺伝子の本体であるRNAを逆転写酵素によりDNAに変換し，ヒトのDNAの中に組み込まれることによって生涯その細胞に存在し続ける。

HTLV関連疾患
◆HTLV-1は成人T細胞白血病（adult T-cell leukemia：ATL）・リンパ腫，HTLV関連脊髄症（HTLV-associated myelopathy：HAM）およびHTLV-1ぶどう膜炎などの疾患を引き起こす。これらのHTLV-1関連疾患はHTLV-1感染者（キャリア）から発症するが，キャリアの大部分は無症状である。

◆HTLV-1キャリアおよび関連疾患は，わが国では九州・沖縄地方を含む南西日本に特に多くみられる。

◆ヘアリー細胞白血病hairy cell leukemiaはHTLV-2により引き起こされるまれな疾患で，通常はB細胞を起源とするリンパ球性白血病である。悪性細胞は線毛を有することが特徴である。

ATL
◆初感染から20～30年後に発症することが多く，典型例では末梢血にATL細胞と呼ばれる花びら様の異常リンパ球が出現し，全身の各種臓器に浸潤する悪性の血液腫瘍である。

◆様々な病態を呈し，急性型，リンパ腫型，慢性型，くすぶり型の4病型に分類される。急性型およびリンパ腫型ATLは，予後の悪

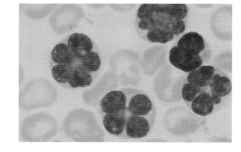

ATL細胞（©ASH Image Bank）

い造血器悪性腫瘍である。慢性型およびくすぶり型ATLはindolent ATLとも呼ばれ，大多数が経過中に急性転化し，長期予後は不良である。

HAM
◆HAMはATLとは明確に異なり，慢性進行性の両下肢麻痺，排尿・排便障害をきたす。頻尿や頑固な便秘，軽度の感覚障害，発汗障害を伴う。歩行障害は軽度の引きずり歩行から，足の突っ張りが強くなると内反尖足となり，歩行困難となる。

治療
◆通常の癌患者に用いられる薬剤はATL患者には効果がない。HAMにおいても同様に効果的な治療は見つかっていない。

◆全世界で約1,500～2,000万人がHTLV-1もしくはHTLV-2に感染しており，このうち5％の患者がATLもしくはHAMを発症する可能性があるとされる。

Q138　ヒト免疫不全ウイルス（HIV）

◉レトロウイルスは逆転写酵素により二本鎖 DNA を作り，宿主 DNA に組み込まれることで増殖する。

特徴
- ◆ヒト免疫不全ウイルス（human immunodeficiency virus：HIV）は，レトロウイルス科レンチウイルス属に属する。HIV-1 と HIV-2 の 2 種類が存在するが，日本ではほとんどが HIV-1 による感染である。
- ◆レトロウイルスは逆転写酵素を持つことで，他の RNA ウイルスと区別される。この酵素は，一本鎖ウイルス RNA を二本鎖ウイルス DNA へと変換させる。
- ◆HIV はケモカインレセプターである CCR-5 または CXCR4 をコレセプターとして，CD4 レセプターを介して宿主細胞（主として CD4 陽性リンパ球）に侵入する。次に逆転写酵素により HIV RNA から HIV DNA を合成し，これがインテグラーゼにより宿主 DNA に組み込まれる。その後，ウイルス蛋白と HIV RNA が合成され，新たなウイルス粒子として宿主細胞から放出される。

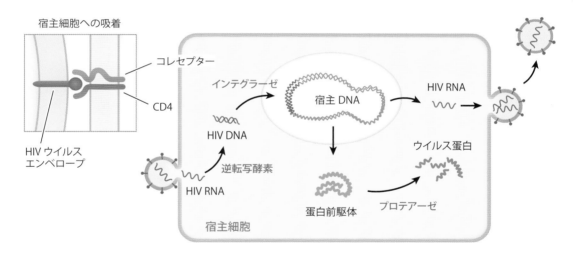

感染経路
- ◆性的接触，輸血，針刺し事故，母子感染の 4 つの経路が知られている。唾液や尿，血液による汚染のない通常の接触，昆虫による刺傷での感染を証明したデータはない。

臨床経過
- ◆初感染から数週間後，1/3 から 2/3 の患者が伝染性単核球症に類似した急性期症候群 acute retroviral syndrome を発症する。発熱，咽頭痛，倦怠感，筋肉痛，リンパ節腫脹，発疹といった症状がみられることがあるが，数週間で消失する。
- ◆急性期症候群が過ぎると症状のない無症候期となるが，この間もウイルスは増殖を続け，宿主の免疫応答により平衡が保たれている状態となる。
- ◆この状態は 5 ～ 10 年程度続くが，ウイルスの増殖と宿主の免疫応答の平衡状態はやがて破綻し，血中ウイルス量が増加，CD4 陽性リンパ球数は減少，免疫不全状態となり後天性免疫不全症候群（acquired immunodeficiency syndrome：AIDS）を発症する。

6

ウイルス

Q139 HIV 感染症 (AIDS)

◉ HIV は主として CD4 陽性リンパ球に感染し，細胞性免疫不全を起こす。

◉ CD4 陽性細胞数の減少に伴って，種々の日和見感染症を発症する。

◉ 治療は抗 HIV 薬の多剤併用療法を行う。

◆ CD4 陽性リンパ球数が減少するにしたがって日和見感染症の発症がみられる。500/μL 以下で帯状疱疹や口腔カンジダ症が発症し，200/μL 以下ではさらに高リスクとなる。最も発症頻度の高い日和見感染症はニューモシスチス肺炎で，本症により医療機関を受診し AIDS 診断の契機となることが多い。☞ Q155

◆ ニューモシスチス肺炎の原因微生物 *Pneumocystis jirovecii* は真菌の仲間とされている。呼吸器症状は徐々に進行するが，しばしば不明熱のみのこともある。胸部 X 線写真で肺門優位の両側性びまん性スリガラス様陰影が特徴である。

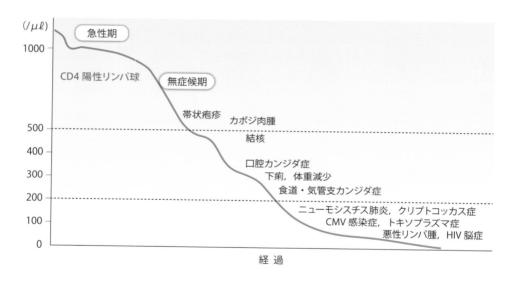

診断　◆ 急性期にはまだ抗体が陽性にならないことがあり（window period），診断は PCR による HIV RNA の検出が行われる。

◆ 無症候期以降は，通常 2 段階の検査が行われる。まず ELISA 法などでスクリーニング検査を行い，陽性の場合にはウェスタンブロット法で確認検査を行う。

◆ HIV と診断されたら，次に CD4 陽性リンパ球数測定と HIV RNA 定量を行い，宿主の免疫状態とウイルスの増殖の程度を把握する。

◆ CD4 陽性リンパ球数の基準値は 700 〜 1,500/μL であるが，HIV 感染症の進行とともに減少し，種々の日和見感染症を発症するようになる。HIV 感染症患者が 23 の指定された日和見感染症（AIDS 指標疾患）を発症した際に，AIDS と診断される。

治療　◆ 無症候であってもウイルスは毎日 100 億個前後の速度で産生されている。そのため，HIV 増殖により発症・増悪する可能性のある心血管疾患や腎・肝疾患，HIV 関連疾患のリスクを減らすことを目的として，早期に治療を開始する。

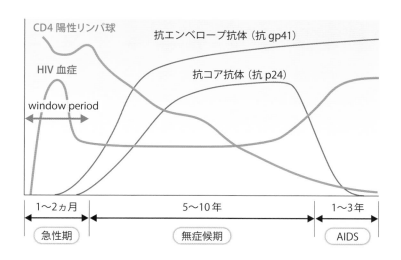

CD4 陽性リンパ球
抗エンベロープ抗体 (抗 gp41)
HIV 血症
抗コア抗体 (抗 p24)
window period

| 1〜2ヵ月 | 5〜10年 | 1〜3年 |
| 急性期 | 無症候期 | AIDS |

6

ウイルス

AIDS 指標疾患

A. 真菌症	1. カンジダ症 (食道, 気管, 気管支, 肺) 2. クリプトコックス症 (肺以外) 3. コクシジオイデス症 4. ヒストプラズマ症 5. ニューモシスチス肺炎
B. 原虫感染症	6. トキソプラズマ脳症 (生後 1 ヵ月以後) 7. クリプトスポリジウム症 (1 ヵ月以上続く下痢を伴ったもの) 8. イソスポラ症 (1 ヵ月以上続く下痢を伴ったもの)
C. 細菌感染症	9. 化膿性細菌感染症 (13 歳未満で 2 年以内に 2 回以上多発) 10. サルモネラ菌血症 (再発を繰り返すもので, チフス菌によるものを除く) 11. 活動性結核 12. 非結核性抗酸菌症
D. ウイルス感染症	13. サイトメガロウイルス感染症 (生後 1 ヵ月以後で, 肝, 脾, リンパ節以外) 14. 単純ヘルペスウイルス感染症 15. 進行性多巣性白質脳症 (JC ウイルス)
E. 腫瘍	16. カポジ肉腫 (HHV-8 ウイルス) 17. 原発性脳リンパ腫 18. 非ホジキンリンパ腫 (EB ウイルス) 19. 浸潤性子宮頚癌 (ヒトパピローマウイルス)
F. その他	20. 反復性肺炎 21. リンパ性間質性肺炎／肺リンパ過形成 (13 歳未満) (EB ウイルス) 22. HIV 脳症 (痴呆または亜急性脳炎) 23. HIV 消耗性症候群 (全身衰弱またはスリム病) (HHV-6 ウイルス)

◆ 抗 HIV 薬として逆転写酵素阻害薬, プロテアーゼ阻害薬, インテグラーゼ阻害薬, ケモカインレセプター拮抗薬がある。3 剤以上を併用した強力な多剤併用療法を行う。

◆ HIV は増殖速度が非常に早く, 高頻度に変異を起こすウイルスである。そのため, 十分な抗 HIV 療法が行われなければ, 薬剤耐性ウイルスが出現する危険性が高い。さらに, 作用機序が同じ薬剤では, 交叉耐性を示すことが多い。

Q140　A 型肝炎ウイルス

　◉急性肝炎の原因となる一本鎖 RNA ウイルスである。

　◉糞口感染により伝播する。

　◆エンベロープを持たないプラス鎖の一本鎖 RNA ウイルスで，ピコルナウイルス科ヘパトウイルス属に分類される。

感染経路　◆汚染された飲食物などを介する糞口感染による。近年は男性間性交渉における性感染症の 1 つとして知られる。

　◆ウイルスは腸管上皮細胞を経て門脈血行性に肝臓に達し，肝細胞で増殖する。

症状　◆平均 4 週間の潜伏期間の後，全身倦怠感，発熱，悪心・嘔吐，黄疸などを呈する。肝障害は，感染細胞に対する CD8 陽性 T リンパ球や NK 細胞による免疫応答によるものと考えられている。

　◆約 1 〜 2 ヵ月で自然治癒し，慢性化しない。

　◆6 歳未満ではほとんどが無症状である。高齢者では重症化しやすい。

診断　◆血清学的診断（RIA 法，ELIZA 法）でウイルスに対する IgM の上昇を確認する。

　◆糞便中あるいは血清中のウイルスを RT-PCR 法で検出する。

　◆4 類感染症に指定されており，直ちに報告が必要である。

治療　◆特異的な治療法はなく，対症療法にて軽快する。

予防　◆不活化ワクチン接種による抗体獲得率はほぼ 100％である。

　◆曝露後に免疫グロブリン製剤が用いられることもある。

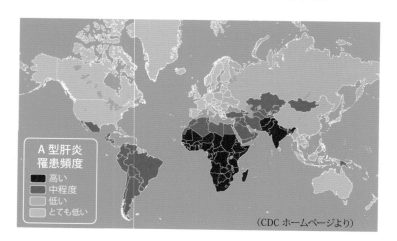

（CDC ホームページより）

Q141　B 型肝炎ウイルス

　◉ヒト肝炎ウイルスの中で唯一の DNA ウイルスである。

　◉ワクチン接種により予防可能。

◆ヘパドナウイルス科に属し，エンベロープを有する二本鎖DNAウイルスである。

◆3種類の抗原を持つ。HBs抗原はエンベロープの表面に存在し，HBc抗原はコアに存在する。HBe抗原は可溶性の抗原であり，ウイルス増殖を反映する。

◆肝細胞の破壊は，ウイルス自体によるものではなく，感染細胞のHBc抗原，HBe抗原に対する免疫応答によるものと考えられている。

感染経路
◆血液，精液，母乳などの体液を介して，母子感染もしくは水平感染（性感染，針刺し）を起こす。

◆性行為で感染し慢性化しやすい欧米型のジェノタイプAが，わが国でも増加している。

症状
◆急性肝炎：1〜6ヵ月の潜伏期の後，肝炎症状が出現するが，90％は一過性感染で終わる。約10％は持続感染に，約1％は劇症肝炎に進行する。

◆慢性肝炎：持続感染者の約80〜90％は無症候性キャリアとなり，10〜20％は慢性肝炎，肝硬変，肝細胞癌へと進行する。

◆HBV再活性化：HBVキャリアもしくは既感染者（HBs抗原陰性でHBs抗体陽性もしくはHBc抗体陽性）では，抗癌剤など免疫抑制下でHBVが再増殖する。HBV再活性化による肝炎は劇症化しやすいため，免疫抑制剤や化学療法を行う前にはHBV感染のスクリーニングを行う。

診断
◆キャリアの診断には，HBs抗原を測定する。

◆急性肝炎の診断には，HBs抗原とIgM-HBc抗体を測定する。

◆活動性の評価には，HBe抗原・HBe抗体，HBV DNA量が用いられる。

治療
◆急性肝炎では基本的に対症療法である。劇症肝炎例では核酸アナログ製剤，血漿交換を行う場合もある。

◆HBV持続感染者における長期目標は，HBs抗原の消失である。HBs抗原消失までは，① HBV DNA量減少，② ALT正常化（30U/L以下），③ HBe抗原陰性かつHBe抗体陽性の3項目を短期目標とする。年齢やHBV DNA量などを加味して，抗ウイルス療法（インターフェロンや核酸アナログ製剤）を行う。

予防
◆不活化ワクチンが推奨される。

◆曝露後には，B型肝炎免疫グロブリンを用いる。

Q142 C型肝炎ウイルス

◉慢性化しやすく，肝癌の主な原因である。

◉主に血液を介して感染する。

◆フラビウイルス科ヘパシウイルス属に属し，球形でエンベロープを有する一本鎖RNAウイルスである。6つの遺伝子型があり，それぞれに亜型が存在する。わが国では1b型が約70％と多い。

◆エンベロープの糖蛋白の遺伝子領域に変異しやすい領域（超可変領域）があり，宿主の免疫機構から逃れて持続感染すると考えられている。

6
ウイルス

感染経路 ◆血液（輸血，針刺しなど）や体液を介して感染する。性感染は少ない。

症状 ◆1〜3ヵ月の潜伏期間を経て急性肝炎を発症するが，ほとんど無症状である。

◆急性肝炎の約70％は慢性肝炎に移行し，その後肝硬変，肝細胞癌へ進展する。

◆慢性肝炎では比較的症状に乏しいが，肝硬変に進展し非代償期になると，黄疸，腹水による腹部膨満，手足の震え，意識障害（肝性脳症）が出現する。

◆多様な肝外合併症（クリオグロブリン血症，シェーグレン症候群など）を伴う。

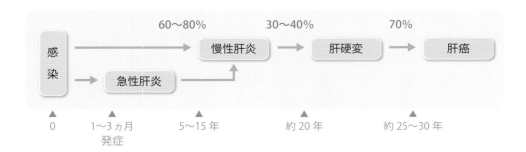

診断 ◆血清学的診断（HCV抗体），RT-PCR法によるHCV RNA量の測定，ウイルス遺伝子型による。

治療 ◆治療目標は，ウイルスの排除と肝硬変・肝細胞癌への進展阻止である。インターフェロンとリバビリンによる抗ウイルス療法に加え，HCVの複製プロセスを阻害する抗HCV薬（プロテアーゼ阻害薬，NS5A阻害薬，ポリメラーゼ阻害薬）が用いられる。☞**Q39**

Q143 その他の肝炎ウイルス

◉D型肝炎ウイルスの増殖には，B型肝炎ウイルスの存在が不可欠である。

◉E型肝炎は人畜共通感染症である。

D型肝炎 ◆D型肝炎ウイルス（HDV）は，HBV由来のHBs抗原からなるエンベロープを持つ一本鎖の環状RNAウイルスである。単独では増殖できず，HBVの共存が増殖に不可欠である。地中海周辺諸国で多く，わが国ではHBVキャリアの約1％程度にみられる。3つの遺伝子型が知られている。

◆血液を介して感染する。HBVと同時感染の場合，B型肝炎後にD型肝炎が起こる。HBVキャリアへの重複感染の場合，80〜90％は慢性肝炎，約5％は劇症肝炎となる。

◆診断は血清学的診断（HBs抗原陽性，HDV抗体陽性），HDV RNA検出による。治療は対症療法である。

E型肝炎 ◆E型肝炎ウイルス（HEV）はエンベロープを持たない一本鎖RNAウイルスで，ヘペウイルス科ヘペウイルス属に分類される。東南アジア諸国およびアフリカ，中南米などに分布する人畜共通感染症である。

◆汚染食物（豚やシカの生肉）や飲料水を介して経口感染し，1〜2ヵ月間の潜伏期の後，

急性肝炎の症状を呈する。通常は 1 ヵ月ほどで治癒し，ほとんど慢性化しない。約 1 ％は劇症肝炎化し，特に妊婦では死亡率が 10 ～ 20 ％に達する。

◆診断は血清学的診断（HEV IgM 抗体），HEV RNA 検出による。治療は対症療法である。

その他　◆GB ウイルスタイプ C（G 型肝炎ウイルス）はフラビウイルス科に属し，HCV と 29 ％のアミノ酸相同性を持つ。ヒトに肝炎を起こしうるかの結論は出ていない。HIV との共感染で，HIV の増殖抑制の可能性が示唆されている。

◆Torquetenovirus（TTV）は原因不明の輸血後肝炎の患者から分離され，アネロウイルス属という新しい属に分類された。多くの遺伝子型があり，他疾患（全身性エリテマトーデス，膵癌，糖尿病など）との関連も示唆されている。

Q144　プリオン

6
ウイルス

◉伝染性海綿状脳症を引き起こす感染性蛋白質をプリオンという。
◉急速に進行する認知症や錐体外路症状を特徴とする。

◆プリオン蛋白質（PrP）は健常なヒトや動物にも発現しているが，その機能は不明である。正常型（PrPC）に対し，感染部位にみられるものをスクレイピー型（PrPSc）という。PrPSc は β シート構造が豊富で，不溶性の線維で凝集体を形成する。

◆プリオンによる疾病は中枢神経系に限定され，神経細胞変性を起こす海綿状変性が病理学的特徴である。

病型　◆ヒトのプリオン病の代表はクロイツフェルト・ヤコブ病（CJD）である。その他いくつかの疾患が知られているが，プリオン病の約 8 割は孤発性 CJD である。

◆孤発性 CJD：原因不明。急速に進行する認知症，錐体外路症状，全身のミオクローヌスが認められ，平均 6 ヵ月で死に至る。

◆遺伝性：家族性 CJD，ゲルストマン・ストロイスラー・シャインカー病，致死性家族性不眠症の 3 つのサブタイプがある。様々な PrP 遺伝子の変異があり，臨床像，病理像が異なる。

◆変異性 CJD：比較的若年に発症。牛海綿状脳症のプリオンがヒトへ伝播したと考えられる。精神症状（異常行動など）や感覚障害が中心である。

◆医原性 CJD：角膜移植，乾燥脳硬膜移植などの医療行為により伝播したもの。

診断　◆脳波や脳 MRI，脳脊髄液（14-3-3 蛋白，総タウ蛋白など）。最終的には脳組織の病理所見による。

治療　◆特異的な治療法は存在しない。孤発性は約半年の経過で死亡し，その他の病型も 1 ～ 2 年で死に至る。

7 真菌

Q145 真菌の分類と特徴

◉ 真菌は動物と近縁の真核生物である。

◉ 病原真菌は子嚢菌門，担子菌門，ムーコル門，ミクロスポリディア門に分類される。

◆ 真菌 fungi は動物と近縁の真核生物であり，ともにオピストコンタという系統に分類される。

◆ 真菌の多様性は著しく，キノコからカビ，酵母に至る広範な生物群である。現在記載されている真菌は 10 万種を越え，推定種数は 150 万程度に及ぶと考えられている。

◆ 環境中では主に分解者として生育しているが，一部のものは他の生物に寄生または感染する。ヒトに寄生・感染する真菌は 500 種程度である。

◆ 真菌細胞は，グルカン，マンナン，キチンなどを含む堅固な細胞壁を有する。細胞壁を通して細胞外に消化酵素を分泌し，栄養物を分解吸収する。様々な二次代謝産物を分泌するものがあり，その中にはカビ毒（マイコトキシン）が含まれる。葉緑体を持たず，光合成を行わない従属栄養生物である。多くの真菌には運動性がない。

◆ 無性生殖を担う分生子（無性胞子）や，有性生殖を担う胞子（配偶子，有性胞子）を形成する。

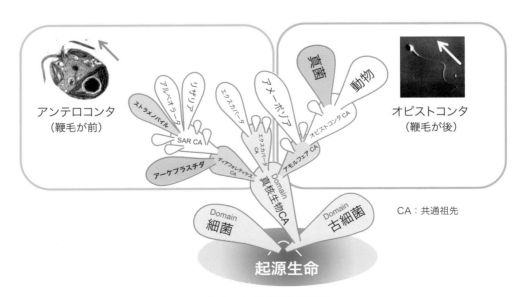

生命の出芽式進化系統樹

(Adl SM, et al. J Eukaryot Microbiol 2012; 59: 429-493 他より作成)

病原真菌の分類

界	門	亜門	ヒト病原真菌の例
真菌界 Fungi	子嚢菌門	タフリナ亜門	*Pneumocystis jirovecii*
		サッカロミセス亜門	*Candida albicans*
		チャワンタケ亜門	*Aspergillus fumigatus* *Trichophyton rubrum* *Exophiala dermatitidis*
	担子菌門	プクキニア亜門	*Rhodotorula rubra (mucilaginosa)*
		クロボキン亜門	*Malassezia restricta*
		ハラタケ亜門	*Cryptococcus neoformans* *Trichosporon asahii* *Schizophyllum commune*
	ムーコル門	ムーコル（ケカビ）亜門	*Mucor circinelloides* *Rhizopus oryzae (arrhizus)*
	トリモチカビ門	エントモフトラ（ハエカビ）亜門	*Conidiobolus coronatus* *Basidiobolus microsporus*
	ミクロスポリディア（微胞子虫）門		*Encephalitozoon cuniculi*

真菌の分類は未だ流動的であること，ヒト病原真菌を含まない分類群はこの表から除外していることに注意。

- ◆ 系統的にかけ離れた細菌とは異なり，真菌はヒトと細胞を分かち合った近縁関係にあり，共有する遺伝的形質は少なくない。したがって，診断のための特異的なマーカーは限られており，治療薬を開発する上で不可欠となる選択的な標的の発見も困難である。
- ◆ 近年の分子系統解析によって，かつて原虫に分類されていたミクロスポリディア（微胞子虫）が真菌の一員であることが明らかとなった。また，「接合菌門」が解体されてムーコル門とトリモチカビ門に再分類されたほか，分類群の名称を含めて大きく変化した。

Q146 真菌の増殖と病原性

- ◉ 通常，単細胞（酵母）または糸状菌（カビ）として発育するが，生活環の一時期に巨大な子実体（キノコ）を形成するものがある。
- ◉ マイコトキシンやキノコ毒を除き，病原因子として決定的なものは知られていない。
- ◉ 37℃以上の温度で発育し，ヒトの組織を栄養源として利用できるすべての真菌は日和見感染の原因菌となりうる。

発育形態
- ◆ 酵母 yeast（酵母様真菌 yeast-like fungi）：自然界において，主に単細胞で発育する。なお，パン酵母，清酒酵母として知られる *Saccharomyces cerevisiae* に対する和名として「酵母」を使用する場合がある。
- ◆ 二形性酵母 dimorphic yeast：*Candida albicans* などのように，発育環境によって仮性菌糸または真性菌糸を形成する酵母。

- ◆ **糸状菌** filamentous fungi（カビ mold）：自然界において主に多細胞糸状菌の形態をとる。先端成長を示し，分岐を伴う。ムーコル門では隔壁が少ない。それ以外の糸状菌では容易に隔壁を見出しうるが，細胞質は隔壁孔を通して細胞間で交通する。
- ◆ **二形性真菌** dimorphic fungi：*Coccidioides immitis* などのように，自然環境では糸状菌として発育するが，生体内に感染した場合には酵母形となるもの。
- ◆ **子実体** fruit body（キノコ mushroom）：主に有性胞子を生じる菌糸組織の集合体のうち，肉眼で認識できるほど巨大なもの。特に子嚢菌門や担子菌門において有性世代を生じるものを，子嚢果，担子器果と呼ぶ。

7

真菌

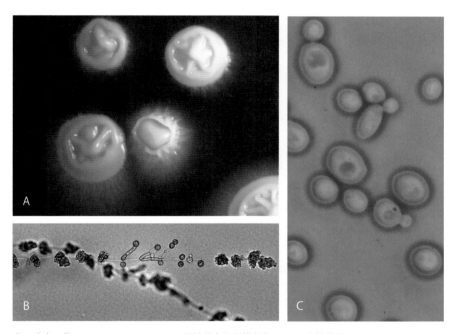

Candida albicans　A：コロニー，B：仮性菌糸と厚膜分生子，C：出芽酵母　（S. Iwaguchi/PFDB）

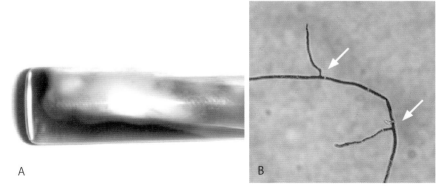

Trichophyton rubrum　A：コロニー，B：分岐

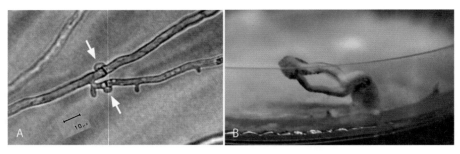

Shyzophyllum commune　A：菌糸隔壁をまたぐクランプ，B：シャーレ上に形成した子実体

増殖

◆真菌は2つの異なるタイプの分生子または胞子を形成する。

◆無性世代：無性生殖によって胞子（無性胞子，分生子）が作られ，それによって増殖を続ける場合，その菌を無性世代 anamorph または不完全世代と呼ぶ。無性生殖の様式としては，出芽，または *Aspergillus* にみられるいわゆる胞子などがある。

◆有性世代：病原真菌ではむしろまれであるが，多くの真菌は，一定の条件下で反対の接合型を示す菌株と混合培養することによって，遺伝的組換えを伴う別のタイプの胞子（有性胞子，配偶子）を作ることができる。このような特別の胞子を作る菌を，テレオモルフ teleomorph または完全世代と呼ぶ。

病原性

◆ヒトに対して病原性を持つ真菌は真菌全体から見ればごく限られた菌種群であり，何らかの病原因子を持っていると想像される。しかし実際には，日和見感染の色彩が強い真菌症起因菌の中で，明らかに病原性に関与する遺伝子または形質は同定されていない。

◆病原真菌には，*Candida albicans* などの常在菌もあれば，*Aspergillus fumigatus* などの環境菌もあり，感染機序および病原性発現のメカニズムに違いがある。

◆① 37℃程度の温度で発育可能であること（ただし in vivo と in vitro では条件が異なるので注意）と，②ヒト組織を栄養として利用可能であることの2点が，病原真菌であるための必要条件である。

Q147　真菌に対する免疫応答

◉病原真菌に対する防御機構は，各種の生理的バリアと自然免疫系が主役である。

◉真菌はアレルゲンとしても重要である。

◆真菌感染に対する生体防御機構としては，健常な皮膚・粘膜および高い体温などによる物理的バリア，種々の抗菌物質による化学的バリア，および常在微生物叢による微生物学的バリアが第一に機能する。これらのバリアを通過した病原真菌に対する防御機構が，自然免疫および獲得免疫である。

◆自然免疫系は，大部分の重篤な日和見内臓真菌症に対する防御因子として重要な役割を果たしている。真菌細胞がレクチンや Toll-like receptor などのレセプターを介して免疫細胞に認識されると，種々のケモカインやサイトカインが放出され，食細胞の活性

化，白血球の遊走・集積を促進する。活性化された食細胞は，貪食した真菌を速やかに殺菌するが，*C. neoformans* や *A. fumigatus* などは細胞内殺菌作用に抵抗するため生き残り，最終的には食細胞の融合により肉芽腫形成に至る。

◆ 獲得免疫系は，白癬や皮膚粘膜カンジダ症などの表在真菌症や地域流行型真菌症，およびクリプトコックス症などの比較的慢性の経過をたどる内臓真菌症に対する防御因子として機能する。そのため，これらの真菌症に対してはワクチンの開発が理論的に可能であり，その研究が進められている。

◆ 真菌に関連したアレルギーとして，夏型過敏性肺臓炎や気管支肺アスペルギルス症をはじめとした呼吸器領域のアレルギー疾患がある。しかし，アレルゲンとなる菌種やその抗原性との関係は，十分に解明されていない。また，少なくとも一部のアトピー性皮膚炎において真菌がアレルゲンとなっていることが知られているが，具体的な菌種との関係は明らかではない。

◆ *Candida* 細胞壁の β グルカンが実験的に冠動脈硬化を惹起することが知られている。本菌がヒト常在菌であり，その菌量が加齢とともに上昇することを考慮すると，慢性疾患の増悪因子として機能している可能性も否定できない。

7

真菌

Q148　真菌感染症の診断法

◉ 深在性真菌症の診断は困難であり，各種所見・検査を総合して行う必要がある。

◆ 皮膚真菌症は，病巣を直視できる上に局所から直接起因菌を検出しうることから，視診，顕微鏡検査および分離培養法によって確定診断が可能である。

◆ 深在性真菌症は一般に致命率が高いものの，日和見感染症として発症し，特異的な所見を欠くことから診断は容易ではない。臨床的には臨床経過，画像所見，病理組織学的所見，微生物学的には顕微鏡検査，培養同定，血清学的検査，遺伝子検査などの結果を総合して診断する。

顕微鏡検査　◆ 原因菌の検出を目的として，検体を未固定，乾燥固定，または水酸化カリウム処理した後，適切な染色を施し，顕微鏡観察する。皮膚科では標準的な確定診断法となっている。内科では，クリプトコックス脳髄膜炎患者の髄液に対する墨汁標本や，カテーテル先端スミアに対するグラム染色，および病理組織学的検査がこれに当たる。

◆ 一部の例外を除いて菌種の同定は不可能であるが，簡便であり，病態と検体によっては，他の検査法に比べて迅速かつ高感度に起因菌を検出しうる。

分離培養　◆ 起因菌の分離培養とその同定は真菌学的検査のゴールドスタンダードである。サブローデキストロース寒天培地などに，必要な場合は抗菌薬を添加し，27℃と37℃の2温度にて最低限2週間程度の培養を行う。

◆ 培養された酵母の同定には，特定の糖などの利用能に基づく生化学的性状試験を行う。また，発育集落の呈色によって酵母様真菌の簡易同定が可能な培地も利用されている。

◆ 培養された糸状菌の同定は，スライド培養法などを用いて形態学的に行われる。

血清診断　◆血清や髄液などの液性検体から真菌の細胞壁や莢膜成分を検出する方法と，抗真菌抗体を検出する方法がある。

　◆大部分の真菌細胞壁の主要な構成成分である*β*-D-グルカンの検出法は，感度・特異度ともに優れており，広く用いられている。ただし，ムーコルなどでは*β*-D-グルカンの上昇はみられないので，注意が必要である。

　◆*Cryptococcus*属の莢膜抗原，*Aspergillus*属および*Candida*属の細胞壁抗原といった属特異的抗原を検出する方法がある。

　◆抗体検査は，肺アスペルギローマ，アレルギー性気管支肺アスペルギルス症，輸入真菌症に対する有効性が知られている。

遺伝子診断　◆主要菌種に限って言えば，信頼性・安全性の面で最も信頼できる手法である。特定のDNA塩基配列を決定後，DNAデータベース上で検索することによって菌種同定と系統解析を行う。また，データベースから特定の真菌を検出できるプライマーを設計することにより，PCR法などを利用した遺伝子診断法も開発されている。

　◆ニューモシスチスに関しては，顕微鏡検査以外では本法が唯一の補助診断法である。

Q149　カンジダ

● 通常は酵母の形で発育するが，発育条件によっては菌糸を形成する。
● ヒト常在菌であり，日和見感染症としてのカンジダ症の原因となる。

分類　◆カンジダは，子嚢菌門サッカロミセス亜門に属する*Candida*属酵母の総称である。現在までに365種が記載されているが，そのうち臨床的に問題となる菌種は20種程度であり，主要な病原菌種はさらに数菌種に限られる。

特徴　◆通常は長径3〜6μmの球形から卵形の酵母の形態をとるが，多くの菌種は単細胞による発育に加えて，菌糸も形成する二形性酵母である。出芽の際に娘細胞が母細胞とつながったまま伸長するために，ウインナーソーセージのように連なった仮性菌糸を形成することがある（これに対し，糸状菌にみられる典型的な菌糸を真性菌糸という）。

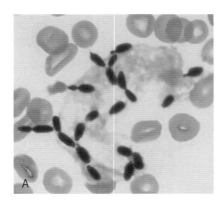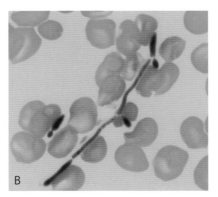

Candida albicans　A：酵母形，B：仮性菌糸（血液塗抹グラム染色）

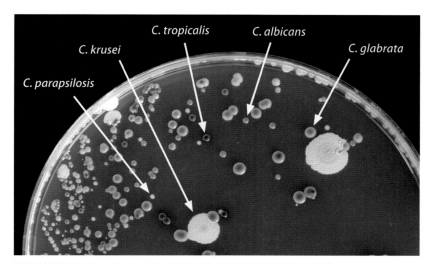

酵素基質培地（CHROMagar Candida）上に発育した各種カンジダのコロニー

◆ *C. albicans* をはじめとした病原菌種の多くは，ヒト常在菌である。分離頻度が低い菌種の多くは，環境中に存在している腐生菌である。どちらも日和見感染または医原性感染の原因菌となり，ほぼ全身の臓器組織を侵す。

菌種 ◆ カンジダ症の原因菌種としては，常在微生物叢を構成する *C. albicans* が最も多い。その他の菌種による感染もまれではなく，近年増加傾向にある。病原菌としての分離頻度は，*C. albicans* が 40 〜 50％を占め，*C. parapsilosis*，*C. tropicalis*，*C. glabrata* がいずれも 20％前後であり，*C. krusei* がそれに続く。

◆ *C. albicans* は，発芽管と厚膜分生子の形成が特徴的である。

◆ *C. glabrata* は，細胞が小型であり，仮性菌糸を形成しない。

Q150　カンジダ症

◎ 深在性カンジダ症は，わが国で最も発生率が高い日和見型深在性真菌症である。

◎ *C. albicans* 以外の分離頻度が異常に増えた場合は，院内感染の可能性も考慮する。

病型 ◆ カンジダ症は日和見感染症として発症する。爪，皮膚，および粘膜に限局する表在性カンジダ症と，全身諸臓器を病巣とする深在性カンジダ症に大別される。

◆ 表在性カンジダ症には，爪カンジダ症や，おむつかぶれとしてみられる乳児寄生菌性紅斑などの皮膚カンジダ症と，鵞口瘡を生じる口腔カンジダ症，外陰腟カンジダ症などの粘膜カンジダ症がある。また，特殊な病態として慢性粘膜皮膚カンジダ症が知られている。

◆ 深在性カンジダ症は，わが国で最も発生率が高い日和見型深在性真菌症である。カンジダ血症をはじめ，全身諸臓器・組織に感染することによって多彩な病型を示す。

◆ カンジダ血症では 20 〜 40％程度の症例にカンジダ性眼内炎を併発することが知られ

ており，視力予後の点で留意する必要がある。逆に，カンジダ性眼内炎の眼底所見から深在性カンジダ症の発症を疑うこともできる。

◆カンジダ症の危険因子は免疫能低下，常在菌叢の乱れ，および解剖学的バリアの破壊である。これらの問題が解決しない限り再燃・再発を繰り返し，深在性感染では終末期感染としての様相を呈する。

診断 ◆基礎疾患や抗菌薬不応などの臨床経過から本症を疑い，検体からの分離培養・同定を行う（確定診断）。培養陽性率が必ずしも高くない上，同定には時間がかかるが，原因菌の分離と抗真菌薬の感受性測定のために培養検査が推奨される。

◆臨床的には，カテーテル検体の直接鏡検，血清診断法（血清βグルカン値，血清カンジダ抗原）によって診断されるケースが少なくない。

治療 ◆カンジダ症の発症が疑われる場合は，病態に応じて可能な限り危険因子を排除する必要がある。たとえば，中心静脈カテーテル関連の真菌血症が疑われる場合は，直ちにカテーテルを抜去する。その上で，抗真菌薬を用いる。

◆内用抗真菌薬としては，安全性と抗菌スペクトルの観点からフルコナゾールが用いられてきたが，起因菌が *C. glabrata* や *C. krusei* の場合は自然耐性が知られているので注意が必要である。ミカファンギンおよびカスポファンギンは安全性に優れ，フルコナゾール耐性菌にも有効であるが，*C. parapsilosis* の感受性がやや劣る。アムホテリシンB脂質製剤やボリコナゾールは，広範囲のカンジダ症原因菌に強い抗真菌活性を示す。

◆原因菌によって抗真菌薬に対する感受性が異なる（☞**Q40**）ことから，カンジダ症の治療に当たって菌種同定が必要となる。施設により起因菌の分離頻度が異なる場合もあるので，日頃から疫学データの蓄積が必要となる。

◆*C. albicans* によるカンジダ症は基本的に内因感染であるが，院内においては医療従事者を介した患者間伝播を示唆する例が散見される。特に *C. albicans* 以外の菌種分離頻度が異常に増えた場合は，院内感染の可能性も考慮して積極的な検索を行う必要がある。

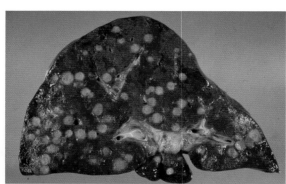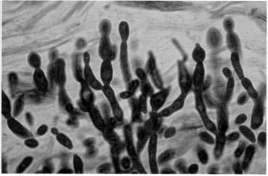

カンジダ性多発肝膿瘍　　左：肉眼像，右：病理組織にみられた *C. albicans*（PAS染色）

Q151　アスペルギルス

◉土壌や建物など環境中に広く生息する腐生菌である。

分類　◆子嚢菌門チャワンタケ亜門に属し，青カビ *Penicillium* とは同じ分類群（ユーロチウム目）に属する。清酒醸造に利用されるコウジカビも *Aspergillus* 属の糸状菌である。

　　　◆*Aspergillus* 属には 260 以上の菌種がある。ヒト病原菌としては，感染症の原因菌種以外に，マイコトキシン産生菌やアレルゲンとなる菌種を多く含む。

特徴　◆土壌や建築物を中心とした環境中に広く生息する腐生菌で，屋内環境からも多く見出される。上水道や製氷機にも多く生育しており，病院の増改築時に症例が増加することが知られているが，患者間における伝播は起こらない。

　　　◆大部分の環境真菌は発育至適温度が 30℃前後であるが，感染の原因菌となるアスペルギルスは 40 〜 50℃の温度に耐えて発育が可能である。

　　　◆菌糸から垂直に伸びた分生子柄の先端は，膨大した頂嚢となり，その上に単層または複層のフィアライドと呼ばれる分生子形成細胞を形成する。

　　　◆フィアライド上に形成された分生子は，疎水性で小型（2 〜 3 μm）のものが多い。そのため，吸入された分生子は肺胞に直接到達でき，肺が初感染巣となることが多い。

　　　◆病理組織上，Y 字形の分岐を示す真菌として有名であるが，この病理所見はアスペルギルスに限らず，子嚢菌門の糸状菌に共通する像である。

菌種　◆感染症の原因となる菌種としては *A. fumigatus* が多いが，*A. niger*，*A. flavus* などによる感染もまれではない。

薬剤感受性　◆ポリエン系のアムホテリシン B（およびその脂質製剤），アゾール系のボリコナゾール・イトラコナゾール，およびキャンディン系のミカファンギン・カスポファンギンに感受性を示す。アゾール系の中でもフルコナゾール（およびそのプロドラッグ）には感受性を示さない。

7

真菌

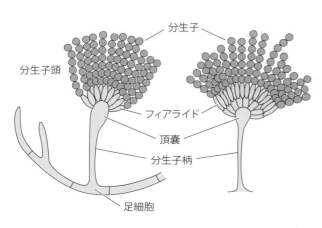

アスペルギルス分生子頭

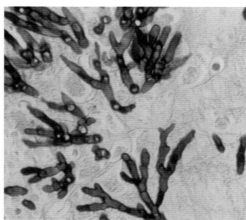

アスペルギルスの Y 字形分岐

Q152 アスペルギルス症

● 肺が初感染巣となり，免疫能が低下すると全身臓器に播種する。
● 播種性アスペルギルス症は，日和見感染型深在性真菌症の中で最も死亡率が高い。

病型
◆ 慢性肺アスペルギルス症（アスペルギローマを含む）：結核などで生じた空洞に好発する。症状は微熱，咳嗽，喀痰および喀血などであるが，訴えのない症例も少なくない。画像診断は容易であるが，起因菌同定のためには喀痰や気管支洗浄液の培養が必須である。血清診断としては抗体検査が有用である。血清抗原は通常検出されない。長期にわたって無症状で経過する例が多い。根治できない限り進展し，自然経過では浸潤（侵襲性肺アスペルギルス症への移行）または喀血により死の転帰をたどる。

◆ 侵襲性肺アスペルギルス症：免疫能低下時に日和見感染症として発症する。発熱，咳嗽，喀痰，血痰，胸痛，呼吸困難がみられる。肺が感染臓器となるが，宿主の感染防御能が劣る場合には血行性に全身臓器に播種する（播種性アスペルギルス症）。一般に治療抵抗性であり，急速かつ致命的な臨床経過をとる。生前診断はときに困難であり，現在わが国で最も死亡数が多い日和見感染型の深在性真菌症となっている。

◆ アレルギー性肺アスペルギルス症：多くの場合，気管支喘息に続発する。気道内に発育したアスペルギルス抗原に対する免疫反応がみられる。反復する喘息発作と発熱をきたす。喀痰または気管支鏡検査にて，アスペルギルス菌糸や好酸球塊を含んだ粘液栓子を認める。

診断
◆ 日和見感染症としての発症が多いことから，結核既往者，免疫能低下患者の臨床経過において感染症状および呼吸器症状に留意する。

◆ 胸部X線やCTによる画像診断，およびガラクトマンナン抗原，β-D-グルカン測定による血清診断は有用であり，遺伝子診断も用いられる。

◆ 確定診断は，気道検体の培養同定，または生検材料の病理組織所見による。

治療
◆ 慢性肺アスペルギルス症に対しては，病変が限局し，残存肺が健常であれば外科的切除が最も効果的である。手術不能例では必要に応じて抗真菌薬の内用を行う。

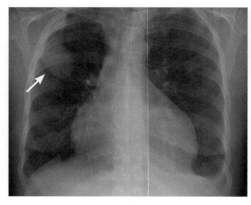

アスペルギローマ

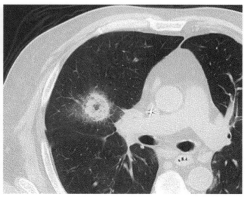

侵襲性肺アスペルギルス症の halo sign
腫瘤を取り囲むすりガラス影（出血を示唆）

◆侵襲性肺アスペルギルス症では，アムホテリシンB（およびその脂質製剤），ミカファンギン，ボリコナゾールの点滴静注またはイトラコナゾールの内用を行う。フルコナゾールは無効である。

◆アレルギー性肺アスペルギルス症には，ステロイドとイトラコナゾールを内用する。

Q153　クリプトコックス

◎環境中に生息する担子菌酵母である。

◎吸入により肺感染を生じ，血行性に髄膜炎を発症する。

◎国内の真菌症起因菌の中で最も病原性が高く，健常人にも全身感染が認められる。

分類

◆*Cryptococcus* 属は，多くの食用キノコと同じく担子菌門ハラタケ亜門に属し，約70菌種が知られている。同じハラタケ亜門に属する病原真菌としては，トリコスポロンや，ときに感染症や喘息の原因となるスエヒロタケがある。

特徴

◆自然界に広く生息している酵母であり，ハトなど鳥類の堆積糞（鳥の体内からの分離は多くない）や朽ち木から分離される。

◆ムコイド型のコロニーを形成する。

◆墨汁染色の検鏡により，菌体周囲にグルクロノキシロマンナンからなる莢膜を有する，直径3〜7μm程度の球形または卵形の酵母として観察される。

菌種

◆世界に広く分布する *C. neoformans* と熱帯を中心に分布する *C. gattii* は，国内の真菌症起因菌の中で最も病原性が高く，健常人にも全身感染が認められる。

◆他の *Cryptococcus* 属酵母の中にも，病原性を示す菌種がある。しかし，これらの菌種によって発症する感染症は，カンジダ症に類似した真菌血症にとどまり，いわゆるクリプトコックス症の病態とは異なる。

薬剤感受性

◆アムホテリシンB（脂質製剤を含む）および各種アゾール（ボリコナゾール，イトラコナゾール，フルコナゾール）に感受性を示す。フルシトシンにも感受性を示すが，耐性化を生じやすいことから，臨床的にはアムホテリシンBとの併用薬として使用される。

7

真菌

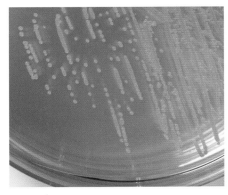

クリプトコックスのコロニー

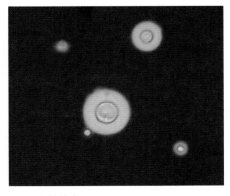

墨汁染色　莢膜を有する球形の酵母

◆キャンディン系（ミカファンギン，カスポファンギン）には耐性である。

感染症 ◆*C. neoformans* または *C. gattii* による感染症をクリプトコックス症という。本菌が経気道的に吸入された場合，通常は肺胞マクロファージによって処理される。吸入した菌量が多い場合や，宿主の免疫能に異常がある場合は，肺クリプトコックス症として肺に病巣を形成する。感染が進展すると血行性に播種し，より親和性の高い髄膜に到達してクリプトコックス性髄膜炎を発症する。

◆播種性クリプトコックス症は感染症法による 5 類感染症（全数把握疾患）である。

◆わが国におけるクリプトコックス症の約半数は，原発性肺クリプトコックス症として健常者に発症する。画像所見で結節陰影を呈するため，結核や肺癌との鑑別が問題となることが多い。無症状の場合も多く，予後は通常良好である。

◆一方，血液疾患，固形癌，臓器移植や糖尿病などの免疫不全患者に好発する続発性クリプトコックス症の予後はやや不良である。

診断 ◆肺クリプトコックス症の確定診断は，培養陽性率が低いため，経気管的肺生検による病理組織学的診断が主となっている。

◆髄膜炎の診断は，髄液の培養および墨汁染色の観察による。

◆補助診断法としての血清診断法（ラテックス凝集法）はきわめて有効である。血清 β-D-グルカン値は上昇しない場合が多い。

治療 ◆クリプトコックス性髄膜炎は，カンジダ症やアスペルギルス症に比較して患者数こそ多くないものの，基礎疾患によらず未治療では致命的となる。頭痛，意識障害などの症状を認めたときは，髄膜炎の可能性を積極的に考慮する。治療には強力な抗真菌化学療法が必要であり，アムホテリシン B（脂質製剤を含む）またはフルコナゾールとフルシトシンの内用を行う。ボリコナゾールは強い抗菌活性が期待できるが，ミカファンギンは無効である。

◆肺クリプトコックス症では，原発性の場合イトラコナゾールまたはフルコナゾールの内用を行うが，続発性では髄膜炎の治療に準ずる。

◆患者からの伝播は一般に生じない。海外においては AIDS 患者におけるクリプトコックス症が著しく増加しているが，わが国においては発症数は横ばい状態である。

Q154 ムーコル

◎ムーコル門の真菌が起因菌となる。

◎ケトアシドーシスを伴う糖尿病患者は鼻脳型ムーコル症のリスクが高い。

◎内臓ムーコル症の頻度は，カンジダ症やアスペルギルス症に比較して低い。

分類 ◆いわゆる「接合菌」は，担子菌門や子嚢菌門と比べて原始的な分類群である接合菌門に属する糸状菌とされてきた。しかし近年，接合菌門は解体され，ムーコル（ケカビ）門とトリモチカビ門 に再分類された。

特徴 ◆自然界に広く生息している腐生菌または植物病原菌であり，ヒトにおける感染は環境中

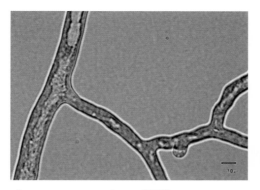

Rhizopus oryzae (arrhizus) 光顕像

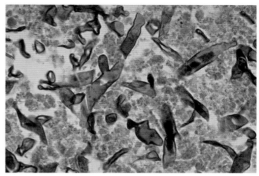

ムーコル症の病理組織像（グロコット染色）
（K. Shibuya/PFDB）

7
真
菌

の胞子嚢胞子を吸入，あるいは刺入することによって生じる。

◆ 嫌気的環境で酵母形となる二形性をとり，アルコール発酵を行うこと，細胞壁にグルカンを持たずキチン・キトサンを主成分とすることが特徴である。病理組織ではほぼ垂直に分岐し，隔壁がほとんどなく幅が広い菌糸を示す。

菌種 ◆ わが国で日和見真菌症として問題となるのは，「接合菌」類のうちのムーコル門の真菌に限られる。リゾパス属 *Rhizopus*，リゾムーコル属 *Rhizomucor*，カニングハメラ属 *Cunninghamella*，ムーコル属 *Mucor*，リクテイミア属 *Lichtheimia* などが知られている。

◆ *Rhizopus oryzae (arrhizus)* は最も高頻度に分離される起因菌である。鼻脳型ムーコル症の大部分は本菌が起因菌とされるが，*Cunninghamella bertholletiae* の分離例も多い。

感染症 ◆ 鼻脳型ムーコル症：鼻粘膜や副鼻腔から感染が始まり，電撃的に脳へ波及して死に至る。病初期では偏頭痛，顔面浮腫，黒色分泌液，眼球突出を認め，壊死部分は黒色を呈する。ケトアシドーシスを伴う糖尿病患者が高リスクである（本症の70%を占める）。高血糖ならびにアシドーシスでは貪食細胞による殺菌作用が抑制されることにより，菌の繁殖を許容するものと考えられている。

◆ 内臓ムーコル症：全身諸臓器を侵すムーコル症であり，肺ムーコル症，消化管ムーコル症，播種性ムーコル症の3病型がある。内臓ムーコル症の頻度はカンジダ症やアスペルギルス症に比較して低く，増加率も顕著ではない。

◆ 皮膚ムーコル症：皮膚粘膜の損傷部位，または播種性ムーコル症の部分症として，膿疱，潰瘍，壊死を生じる。ムーコルは健常皮膚を貫通することができないことから，原発性の皮膚ムーコル症については物理的に本菌が刺入されるか，あるいは熱傷，損傷，血行障害などにより健常皮膚が損なわれていることが，発症に必須の因子となる。

診断 ◆ ハイリスク患者に生じた初期症状を見落とすことなく，早期に鼻粘膜や壊死物質などから菌体を証明することが救命の鍵となる。診断が確定次第，可能であれば広範囲の外科的切除と抗真菌薬の全身投与を行う。

◆ ムーコルは細胞壁からグルカンを検出できないため，β-グルカン検出系は無力である。その他の血清診断系は存在しない。

薬剤感受性 ◆ 本菌が感受性を示す抗真菌薬は，アムホテリシンBとその脂質製剤に限られる。

◆ 近年では，ボリコナゾール使用時のブレークスルー感染としても注目されている。

Q155　ニューモシスチス

●ヒトに固有の常在菌ニューモシスチス・イロベチーが起因菌である。

●エルゴステロールを欠くため，エルゴステロール合成阻害薬は無効である。

分類

◆ニューモシスチス症の起因菌は，子嚢菌門に属するニューモシスチス・イロベチー *Pneumocystis jirovecii* である。かつては原虫と考えられていたが，分子生物学的解析および細胞壁の生化学的解析から，真菌であることが明らかとなった。

◆本菌は最近までニューモシスチス・カリニ *P. carinii* と呼ばれていたが，現在ではラット由来菌とヒト由来菌を別種に分けて，各々 *P. carinii* と *P. jirovecii* と呼んでいる。そのため，従来使われてきた「カリニ肺炎」の病名は，ニューモシスチス肺炎 pneumocystis pneumonia（PCP）と読み替えなくてはならない。

特徴

◆ヒト常在菌として世界中に分布しており，大部分の健常児は幼児期までに曝露される。

◆細胞壁にエルゴステロールを持たないので，エルゴステロールまたはその合成を阻害する抗真菌薬に感受性を示さない。

◆生活環の中で，栄養体（n 世代：配偶子）とシスト（$2n$ 世代：有性世代）を交代しており，シストは β-D-グルカンからなる細胞壁を有する。

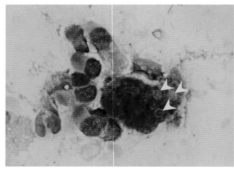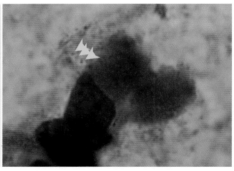

喀痰中にみられたニューモシスチスのシスト（左）と栄養体（右）　Ⓒ大塚喜人博士

感染症

◆発症の危険因子は，細胞性および液性免疫の欠陥である。末梢 CD4 陽性細胞数が 200/μL 以下となった AIDS 患者，免疫抑制療法（特にステロイド投与）を受けている患者，原発性免疫不全症の小児，栄養不良の未熟児などがハイリスクグループとなる。近年，生物学的製剤による治療を受けている関節リウマチ患者や，腎移植患者がハイリスクグループとして注目されている。

診断

◆ハイリスク症例に胸部 X 線で肺門部周囲から両側性に広がる浸潤影を認めた場合に，本症を疑う。

◆培養は困難であり，確定診断は検体の直接検鏡または PCR などの遺伝子診断による。

治療

◆ST 合剤の内服または静注を用いるが，重症例ではステロイドを併用する。ペンタミジンの静注あるいは吸入も行われる。いずれの薬剤使用時も副作用に留意する。

◆深在性真菌症の起因菌の中では例外的に，ヒトからヒトへ空気感染によって伝播する。したがって，本症患者と易感染者との接触が生じうる場合は充分な注意が必要である。

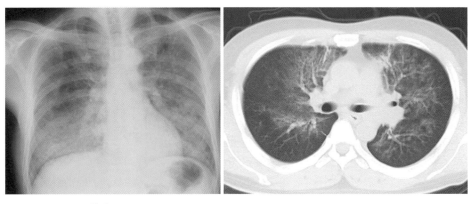

ニューモシスチス肺炎　肺門周囲から広がる両側すりガラス影

Q156　トリコスポロン

◉ 夏型過敏性肺臓炎の原因抗原であるが，日和見感染菌としても問題となる。

◉ キャンディン系抗真菌薬には感受性を示さない。

分類　◆ *Trichosporon* 属は，クリプトコックスと同じく担子菌門ハラタケ亜門に属し，約 40 菌種が知られている。

◆ 深在性感染の起因菌の大部分は *T. asahii*，ごく一部が *T. mucoides* である。

特徴　◆ 主に土壌などの環境，ヒトの消化管や皮膚から分離される。基本的には酵母であるが，気中菌糸に分節分生子を形成し，飛散しやすい。

感染症　◆ 本菌によるアレルギー疾患として夏型過敏性肺臓炎がよく知られている。木部が腐食した家屋に居住する患者で，帰宅時に特異的な咳嗽，呼吸困難，発熱がみられる。

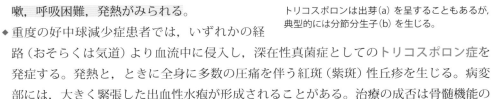

トリコスポロンは出芽(a) を呈することもあるが，典型的には分節分生子(b) を生じる。

◆ 重度の好中球減少症患者では，いずれかの経路（おそらくは気道）より血流中に侵入し，深在性真菌症としてのトリコスポロン症を発症する。発熱と，ときに全身に多数の圧痛を伴う紅斑（紫斑）性丘疹を生じる。病変部には，大きく緊張した出血性水疱が形成されることがある。治療の成否は骨髄機能の回復に依存する。

診断　◆ 確定診断は培養同定による。スクリーニング法として β-D-グルカン検査が有用であり，またクリプトコックス莢膜グルクロノキシロマンナン抗原検査法では交差反応を示す。

薬剤感受性　◆ 各種アゾール（ボリコナゾール，イトラコナゾール，フルコナゾール）に感受性を示す。

◆ アムホテリシン B（脂質製剤を含む）に耐性を示す菌株が報告されている。

◆ キャンディン系（ミカファンギン，カスポファンギン）には耐性である。

Q157 コクシジオイデスその他の輸入真菌症

◉ 海外で感染する強毒菌であり，環境中の分生子を吸入することによって健常人にも感染が成立する。実験室感染が知られており，一般に培養してはならない。

◉ *Coccidioides immitis* は，感染性・病原性ともに最も強い真菌であり，4類感染症に指定されている。

感染症

◆ **コクシジオイデス症**：*Coccidioides immitis* は，今日知られている限り感染性・病原性ともに最も強い真菌である。感染症法で第三種病原体，4類感染症（全例届出）に指定されている。流行地はアメリカ西南部と中南米諸国である。

◆ **ヒストプラスマ症**：原因菌は *Histoplasma capslatum* である。世界各地で流行しており，国内感染の可能性も否定できない。臨床所見は結核に類似している。培養陽性率は低く，また発育には1ヵ月以上を要する場合も少なくない。

◆ **マルネッフェイ型ペニシリウム症**：原因菌は *Taralomyces (Penicillium) marneffei* である。ペニシリウム属近縁種の中では例外的に二形性と強い病原性を示す。27℃培養において，黄色から黄緑色の分生子を形成し，ワインレッドの色素を培地中に拡散することが特徴である。中国・ベトナム国境地帯からタイにかけて流行している。

◆ **パラコクシジオイデス症**：原因菌は *Paracoccidioides brasiliensis* である。流行地はブラジル周辺。進行はきわめて緩徐であり，感染から20年以上経過して発症することもまれではない。再発も多い。

◆ **ブラストミセス症**：原因菌は *Blastomyces dermatitidis* である。流行地はアメリカ東北部，アフリカ，インドである。わが国における発症例はまだ報告されていない。

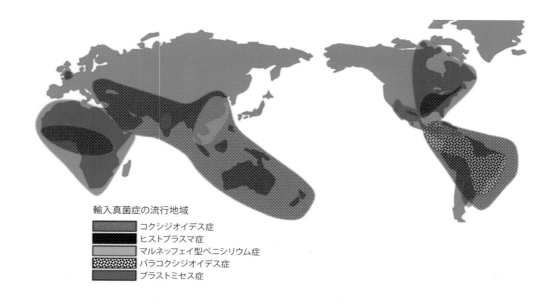

輸入真菌症の流行地域

- コクシジオイデス症
- ヒストプラスマ症
- マルネッフェイ型ペニシリウム症
- パラコクシジオイデス症
- ブラストミセス症

分類	◆ 上記の5菌種のうち，*Taralomyces (Penicillium) marneffei* はアスペルギルスと近縁であり，他の4菌種は白癬菌と同じ分類群（ホネタケ目）に属する。

特徴　◆ 国内で通常みられる深在性真菌症は，基本的に免疫不全患者に生じる弱毒菌による日和見感染症である。これに対して輸入真菌症は，健常者にも経気道的に感染しうる強毒菌による原発性真菌症である点が大きく異なる。

◆ 環境中に発育する分生子を吸入することによって感染が成立する。

◆ 温度依存的二形性を示し，環境中（27℃程度）では糸状菌，感染すると体内（37℃）では酵母形となる。

◆ アムホテリシンBとその脂質製剤，アゾール（ボリコナゾール，イトラコナゾール）に感受性を示す。

診断　◆ 不用意に培養した場合，検査室において二次感染を生じる危険があるので，専門機関を除いて培養検査は禁忌である。流行地をよく把握した上で，疑わしい臨床症状を診た場合には速やかに専門機関に連絡をとらなくてはならない。

◆ 病理組織的診断は，安全性と信頼性の点で推奨できる。

◆ コクシジオイデス症，ヒストプラズマ症，ブラストミセス症に対しては抗体検査が有効である。

7

真菌

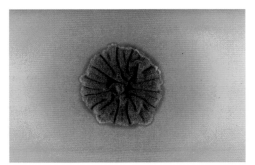 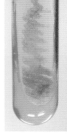

27℃（菌糸形）　　　　　　37℃（酵母形）

Taralomyces (Penicillium) marneffei の温度依存的二形性

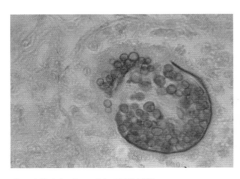 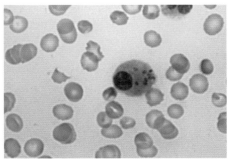

Coccidioides immitis の球状体
©奥平雅彦博士

白血球に貪食された *Histoplasma capslatum*
©奥平雅彦博士

Q158 白癬菌

◉ ケラチンを唯一の窒素源として利用する糸状菌のグループを総称して白癬菌と呼ぶ。

◉ 病原真菌の中では感染力が強く，健常人の皮膚角質および付属器に感染する。

分類
◆ 子嚢菌門チャワンタケ亜門に属する糸状菌であり，白癬を生じる *Trichophyton*，*Microsporum*，および *Epidermophyton* などの属によって構成されている。

◆ 主要病原菌は *Trichophyton rubrum*（約 80％）と *T. interdigitale (mentagrophytes)*（20％）である。

特徴
◆ ケラチンを唯一の窒素源として利用する糸状菌であり，皮膚角質および付属器(爪，毛，毛根)に感染する。通常，顆粒層以下には侵入しない。

◆ 病原真菌の中では感染力が最も強く，ヒトからヒトへの感染が生じる。感染経路は直接接触，あるいは落屑（角質片）などを介した間接接触による。

感染症
◆ 白癬 tinea（あるいは皮膚糸状菌症 dermatophytosis）を生じる。患者または患畜との，間接または直接の接触感染により発症する。ミズムシ（足白癬），タムシ（体部白癬），シラクモ（頭部白癬）などの俗称がある。

◆ 日本の人口の約 20％が足白癬，約 10％が爪白癬と報告されている。皮膚科新来患者の 13％以上を白癬が占め，内訳は足白癬 64％，爪白癬 20％，体部白癬 7％，股部白癬 5％の順である。足部皮膚疾患に限って見れば，その 4 割は足白癬であるという。

◆ 体部の無毛部における典型的な白癬は，境界明瞭で中心治癒傾向を示し，落屑を伴う。

◆ 足白癬では浸潤，びらん，小水疱，または角質増殖を伴う。角質増殖を伴う場合や爪白

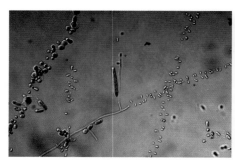

Trichophyton rubrum

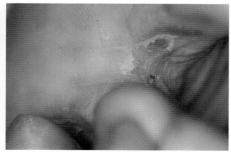

足白癬（趾間部）
（おゆみの皮フ科医院　中村健一先生提供）

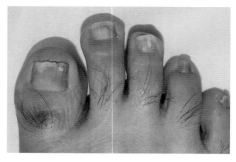

爪白癬
（おゆみの皮フ科医院　中村健一先生提供）

癬を除いて，一般に瘙痒を伴う。

◆頭部または有毛部白癬では，毛囊に侵入した菌により脱毛をきたし，細菌感染を伴ってケルスス禿瘡を生ずる。

診断　◆特有の皮疹から疑い，落屑・被毛の KOH 標本を作成し，直接鏡検によって菌体を確認する。菌種の同定は培養検査による。

治療　◆無毛部の皮疹に対しては抗真菌薬の外用が有効である。爪白癬，角質増殖型白癬，生毛部白癬などでは抗真菌薬の内服が必要である。

Q159　癬風菌

◉ヒトの皮膚常在菌であり，発育に脂質を必要とする。

◉皮膚マラセチア症（癬風，脂漏性皮膚炎，マラセチア毛包炎）の原因となる。

分類　◆癬風菌（でんぷう）と呼ばれる *Malassezia* 属は，担子菌門クロボキン亜門に属する酵母であり，発育に脂質を必要とする。

◆主要病原菌として，ヒト常在菌の *M. restricta*，*M. globosa*，*M. furfur*，動物常在菌の *M. pachydermatis* が知られている。

◆ヒトおよび動物を自然宿主とする皮膚常在菌であり，脂質分泌の多い皮膚の領域を中心に豊富に存在する。

感染症　◆皮膚マラセチア症の起因菌は，従来考えられてきた *M. furfur* ではなく，*M. globosa*（癬

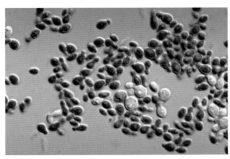

Malassezia restricta

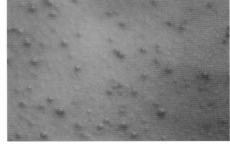

マラセチア毛包炎

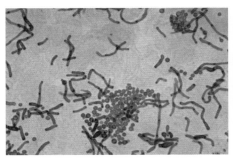

癬風鱗屑の KOH 標本

癬風（腹部の色素沈着斑）
（おゆみの皮フ科医院　中村健一先生提供）

7

真菌

風，マラセチア毛包炎）および *M. restricta*（脂漏性湿疹）と考えられている。

◆癜風は，境界鮮明な色素沈着斑または色素脱失斑を，脂漏部位を中心に体幹上部および上腕に認める。自覚症状に乏しい。

◆脂漏性湿疹は，顔面脂漏部位および頭部に細かな糠状落屑を伴う湿疹を認め，頭部ではフケ症を生じる。

◆マラセチア毛包炎は，胸部，背部および顔面の脂漏部位に，炎症と瘙痒を伴う尋常性痤瘡（ニキビ）に似た皮疹を認める。

◆本菌とアトピー性皮膚炎との関連も報告されている。また，脂肪製剤を含む高カロリー輸液の頻用に伴って，*M. furfur* や *M. pachydermatis* がカテーテル敗血症の起因菌として問題となっている。

診断　◆典型的な皮疹から本症を疑い，鱗屑の KOH 標本の観察により診断する。特徴的な仮性菌糸と円形または楕円形の酵母細胞がみられ，“スパゲッティー＆ミートボール”と称する。

◆カテーテル敗血症の場合は，抜去したカテーテルの先端塗抹の検鏡にて本菌を認める。

◆*M. pachydermatis* を除き，真菌培養に用いる通常の培地では発育しない。培地上に脂質を添加するか，本菌専用の培地を用いる。

治療　◆アゾール系薬の外用，および同薬添加シャンプーの使用が効果的である。

Q160　スポロトリックス

● 植物表面などに生息する環境真菌であり，皮膚外傷に伴って偶発的に感染する。

● 自然界では糸状菌であるが，体内では酵母形となる温度依存的二形性真菌である。

分類　◆*Sporothrix* 属は，子嚢菌門チャワンタケ亜門に属する糸状菌である。国際的には *S. schenckii* が広く知られるが，国内分離株の大部分は *S. globosa* といわれている。

特徴　◆土壌，木材，植物表面に生息する環境真菌であり，自然界では糸状菌であるが，体内（感染型）では酵母形となる温度依存的二形性真菌である。

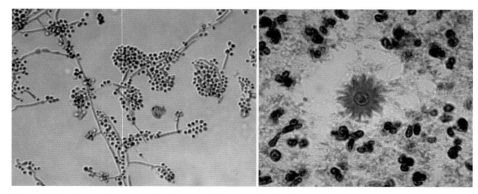

Sporothrix schenckii 　スライドカルチャー像（左）と病理組織にみられた星状体（右）

◆健常者にも感染しうる強い病原性を有し，わが国にみられる深部皮膚真菌症の中で最も発生率が高い。感染地域としては関東以西に多く，東北，北海道には少ない。

感染症 ◆皮膚スポロトリコーシスは，皮膚外傷に伴って偶発的に本菌を接種された健常人が，数週後に膿疱，膿瘍，潰瘍を伴った肉芽腫性病変などの多彩な病像を呈する。好発部位は顔面，上肢である。病巣は徐々に拡大するが，自覚症状は一般に乏しい。

◆原発巣の皮下組織に限局した病変を形成する場合は，固定型（限局性）スポロトリコーシスと呼ばれる。まれに原発巣から上行性に皮膚転移巣が生じることがあり，リンパ管型スポロトリコーシスと呼ぶ。

◆免疫能低下患者において，本菌分生子の吸入，または固定型スポロトリコーシスからの続発症として多発性，播種性に皮疹を生じる場合があり，播種型スポロトリコーシスと呼ばれる。また，肺・中枢神経をはじめとした諸臓器，リンパ節，骨，関節などに病巣を形成することがある。

診断 ◆確定診断は菌の分離と形態学的同定による。スポロトリキン皮内反応は陽性率・特異性ともに高いが，一般には用いられない。

◆菌は膿汁スメアまたは病理組織上，酵母形細胞または星状体として認められるが，細胞数は一般に少ない。その一方で，培養の分離率は高い場合が多い。

治療 ◆ヨウ化カリウムまたはイトラコナゾールの内用，あるいは使い捨てカイロなどを用いた温熱療法が奏効し，臓器播種がない限り一般に予後は良好である。

◆ステロイド外用例では，炎症反応が軽く，組織上菌体が無数に認められる異型スポロトリコーシスを生じることがある。

7

真菌

原虫・蠕虫

Q161　寄生虫の分類と特徴

◉ 体表に寄生する外部寄生虫と，人体内に寄生する内部寄生虫に分けられる。

◉ 内部寄生虫は，多細胞からなる蠕虫類と単細胞からなる原虫類に分類される。

外部寄生虫 ◆ 外部寄生虫には，吸血による痒みや発赤などの皮膚症状を起こすもののほか，病原体を媒介するものがある。

◆ 蚊はマラリアなどの寄生虫性疾患や，多くのウイルス性疾患を媒介する。ダニもまた多くのウイルス性疾患，細菌性疾患，原虫性疾患を媒介する。

外部寄生虫が媒介する疾患

種　類		ウイルス性疾患	細菌性疾患	寄生虫性疾患
蚊	ハマダラカ			マラリア，糸状虫
	イエカ	日本脳炎，西ナイル熱		糸状虫
	シマカ	デング熱，チクングニア熱，黄熱		
	ヤブカ			糸状虫
ダニ	マダニ	クリミア・コンゴ出血熱，ダニ媒介脳炎，重症熱性血小板減少症候群（SFTS）	Q熱，日本紅斑熱，ライム病	バベシア
シラミ	コロモジラミ		発疹チフス	
ノミ	ケオプスネズミノミ		ペスト	

蠕虫類 ◆ 蠕虫類は線虫類，吸虫類，条虫類，鉤頭虫類に分類される。鉤頭虫類の感染はまれ。

◆ 線虫類はすべて**雌雄異体**。丈夫な角皮に覆われ，口と肛門が1本の消化管でつながっている。感染は，虫卵内に形成された感染幼虫の経口あるいは経皮感染による。

◆ 吸虫類は，住血吸虫を除きすべて**雌雄同体**。代謝機能を持つ外被に覆われ，体前端に口吸盤，体腹面に腹吸盤を持つ。感染は，住血吸虫を除き，第2中間宿主内に形成されるメタセルカリア（被嚢幼虫）の経口感染による。

◆ 住血吸虫の感染は，陸生貝類の中で形成されたセルカリア（有尾幼虫）が経皮感染して起きる。

◆ 条虫類も外被に覆われ，その表面にはヒトの腸粘膜微絨毛に似た微小毛が密生する。雌

雄同体で，雌雄それぞれの生殖器官を有する片節からなる。体先端の片節を頭節と呼び，宿主の腸壁に固着するために吸溝や吸盤，額嘴あるいは鉤を持つ。

◆条虫類の感染は，擬葉類では中間宿主内の幼虫（プレロセルコイド）によって，また円葉類では中間宿主の臓器内に形成された嚢虫の経口摂取によって起きる。

原虫類

◆原虫類は，細胞膜に囲まれた1個の細胞からなる単細胞生物である。無性生殖のみで増殖して偽足をもって運動するアメーバ類，1本ないし数本の鞭毛を持つ鞭毛虫類，多数の繊毛を持つ有毛虫類と，その生活史の中で無性生殖と有性生殖の両方を行う胞子虫類に分類される。

◆原虫類の感染は，媒介節足動物の吸血により病原体が経皮的に侵入するもの（マラリア，リーシュマニア，トリパノソーマなど）と，飲料水や食物を介して経口感染するもの（赤痢アメーバ，ランブル鞭毛虫，クリプトスポリジウムなど）がある。

◆有鉤嚢虫症や腟トリコモナス症，アメーバ赤痢，ケジラミなどは性感染症である。

Q162　原虫・蠕虫の増殖様式

◎雌雄の配偶子が受精して新しい個体を産する有性生殖と，配偶子の合体を伴わない無性生殖がある。

◆有性生殖を行うのは，すべての蠕虫類とマラリアやトキソプラズマなどの胞子虫類である。

◆無性生殖のみで増殖するのは胞子虫類以外の原虫類で，1個体が相同の2個体に分裂する2分裂増殖によって個体数を増やす。

◆胞子虫類は，1個体が無性的に同時に多数の個体を産する多数分裂（シゾゴニー）の時期と，雌雄の配偶子が形成されて受精を行う有性生殖の過程を持つ。マラリアを例にとると，蚊の体内では有性生殖を行い，ヒトに感染すると肝細胞や赤血球内で無性生殖により個体数を増やす。

◆トキソプラズマは1個の母虫体の中に2個の娘虫体ができ，この娘虫体が中から母虫体を破壊して増殖を繰り返す内生2分裂で増殖する。

◆蠕虫類の中でも吸虫類では，虫卵から孵化したミラシジウム（体表を繊毛が覆い運動性を持つ幼虫）は第1中間宿主体内でスポロシストと呼ばれる袋状の幼虫に成長したあと，単為生殖により多数のレジア（幼生）を形成する。レジアには口吸盤や単純な消化管が形成されている。1個のレジア内に多数のセルカリア（尾を持ち水中を自由運動する幼生）が単為生殖により形成される。すなわち1個の虫卵が中間宿主内で数千のセルカリアに増殖し，第2中間宿主あるいはヒトへ（住血吸虫のみ）と感染する。

◆第2中間宿主内でメタセルカリア（被嚢幼虫とも呼ばれ，形態は成虫と変わりないが，生殖器官が未発達な幼生）となりヒトへ感染する。住血吸虫のセルカリアはヒトに感染すると成虫となる。

線虫類

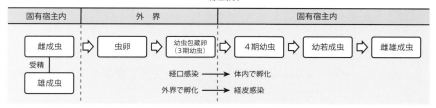

中間宿主を持つ吸虫類

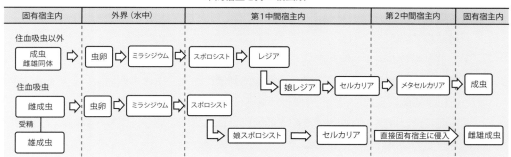

中間宿主を持つ条虫類

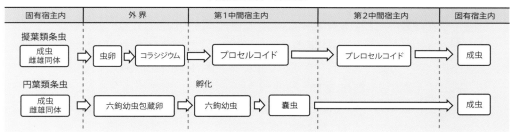

8

原虫・蠕虫

胞子虫類原虫

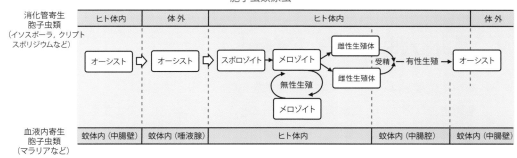

鞭毛虫類原虫

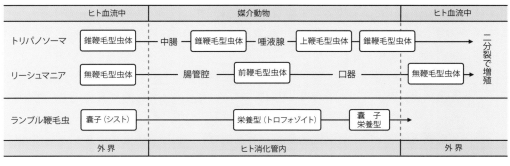

アメーバ類の生活史もランブル鞭毛虫と同じ (ただし, ヒト体内での寄生部位はそれぞれの原虫で異なる)

Q163 原虫・蠕虫の病原性

◉ 病原性が強いと宿主を死に至らしめ，子孫を残すことなく寄生虫自らも死滅してしまう。よって，病原性の弱い寄生虫はヒトへの寄生適応が進んだものといえる。

◆ 宿主に対する病原性は，寄生部位（臓器），寄生数，増殖速度，虫体の出す化学物質に対する宿主の反応，宿主の免疫状態などの要因によって決まる。

◆ 赤痢アメーバは腸管粘膜上皮から組織内に侵入し，粘膜下組織を溶解しながら2分裂増殖していく。

◆ 回虫が多数寄生すると腸閉塞を起こす。

◆ 肝内胆管に寄生する肝吸虫では，機械的刺激に加え，虫体排泄物に対する宿主の炎症反応による胆管上皮の化生や胆管炎がみられる。

◆ 住血吸虫の成虫が血管内で産卵すると，毛細血管に虫卵が詰まり，周囲に炎症反応が起き，その結果肝硬変を生じる。

◆ 腸管粘膜に咬着寄生する鉤虫は，直接宿主の血液をエサとして摂取することにより貧血を起こす。

◆ ヒトを好適宿主とする寄生虫よりも，ヒトを本来の宿主としない寄生虫がヒトに感染したときのほうがヒトへの病原性が強い。たとえば，動物を固有宿主とする蠕虫類は，ヒトの体内では成虫に発育できず，幼虫のまま体内の諸臓器を移動して重篤な症状を引き起こす（幼虫移行症 ☞ Q185）。

◆ 免疫能が低下した人（immunocompromised host）では，病原性の低い寄生虫によっても重篤な病態となる（日和見感染症）。

Q164 原虫・蠕虫に対する免疫応答

◉ 宿主免疫系は外来異物である寄生虫を排除しようとする。

◉ 寄生虫は宿主の免疫機構を回避することによって，宿主内での生活を維持しようとする。

宿主の
免疫応答

◆ 寄生虫に対する自然免疫には，好中球やマクロファージによる貪食，好酸球や抗体と補体の協働作用による虫体の破壊（住血吸虫の幼虫はこの機序により死滅する），虫体成分による肥満細胞の局所動員とヒスタミン分泌による血管透過性の亢進によるさらなる炎症細胞の集積，それらが分泌するケモカインによる炎症の進展などがある。

◆ 獲得免疫応答は，マクロファージや樹状細胞の Toll-like レセプターを介して認識された虫体成分がトリガーとなり，IL-12 の分泌を促し，NK 細胞や NKT 細胞，T 細胞を活性化し，細胞性免疫を誘導する。

◆ 原虫感染は宿主に Th1 優位な免疫応答を誘導し，蠕虫感染は Th2 優位な免疫応答を誘導する。Th1 細胞は細胞性免疫を活性化させ，細胞内寄生原虫類の増殖抑制や殺滅に関

与する。Th2 細胞は IL-4 や IL-5 を分泌し，IgE 抗体産生の増加や好酸球の遊走活性亢進など，蠕虫類感染を特徴づける反応を起こす。

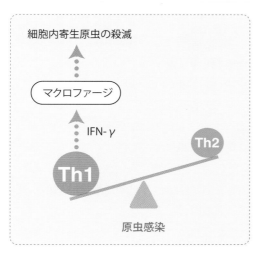
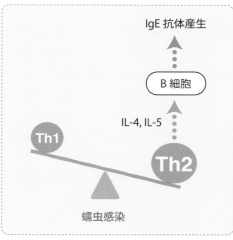

寄生虫の
生存戦略

◆寄生虫は宿主の免疫機構を回避するさまざまな生存戦略を備えている。宿主の攻撃を回避するだけでなく，防御免疫を破壊して宿主を死に至らしめることもある。

◆流血中のトリパノソーマ原虫は，1 個体が同じ表面糖蛋白質（VSG）組成を持つ 2 個体へと次々と 2 分裂増殖していく。しかし，宿主が産生する VSG 特異抗体により流血中の原虫の 99.99999 ％が殺滅されてしまう。ごく少数の生き残った原虫は，分裂増殖している間に突然変異を起こし，異なった VSG 抗原を持つに至った原虫である。変異株を次々と生み出すことで，トリパノソーマ原虫は宿主内で一定数を維持し続けることができる。

◆血管内に寄生する住血吸虫は，虫体表面にヒトの血液型抗原を吸着して，免疫攻撃から逃れている。またマウスの実験では α マクログロブリン類似蛋白を虫体が合成し，これを体表に表出することで，宿主の免疫監視を逃れていると考えられている。このようなメカニズムを分子擬態 molecular mimicry という。

◆寄生虫に対する宿主の排除機構や寄生虫の宿主内での生存戦略は，長い進化の過程において両者がともに獲得してきたものである（共進化）。この宿主・寄生体関係が破綻すると，宿主は病気を発症する。

Q165 原虫・蠕虫感染症の診断法

◉ 肉眼あるいは顕微鏡による観察が基本である。

◉ 補助的診断法としては，抗体や抗原を検出する免疫学的検査がある。

糞便検査 ◆ 虫体や虫卵，原虫を直接，あるいは集卵や培養によって観察し，その形態学的特徴に基づいて診断する。糞便検査で見つかる蠕虫類虫卵および原虫類囊子を図に示した。

抗体検査 ◆ 抗体検査が診断的意義を持つ寄生虫症は，蠕虫類では幼虫移行症，肺吸虫症，住血吸虫症，有鉤囊虫症，原虫類では赤痢アメーバ症，トキソプラズマ症である。

◆ 寄生虫特異 IgG 抗体を検出することが多い。IgG 抗体は感染後 2 週目頃から上昇しはじめ，4 週目頃にピークを迎え，その後徐々に低下していく。再感染時には 1 週目から急激な上昇がみられる。

◆ トキソプラズマ症では IgM 抗体の測定や IgG 結合力試験が感染時期の推定に利用されている。☞ Q169

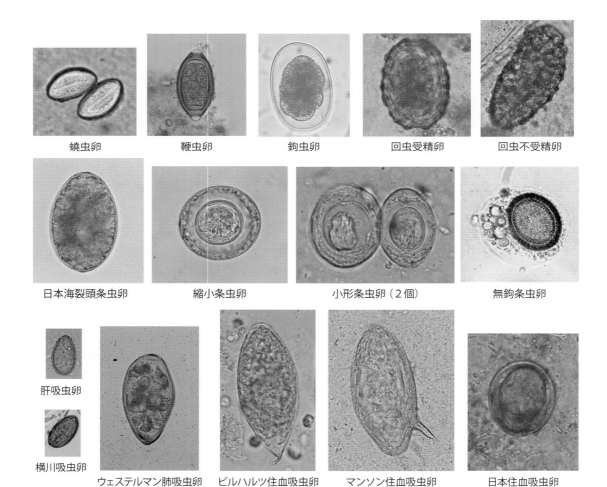

蟯虫卵　　鞭虫卵　　鉤虫卵　　回虫受精卵　　回虫不受精卵

日本海裂頭条虫卵　　縮小条虫卵　　小形条虫卵（2個）　　無鉤条虫卵

肝吸虫卵

横川吸虫卵　　ウェステルマン肺吸虫卵　　ビルハルツ住血吸虫卵　　マンソン住血吸虫卵　　日本住血吸虫卵

糞便検査で見つかる蠕虫類の虫卵

◆ 単細胞生物である原虫類は，培養による虫体の増殖が可能であり，特異抗原の精製・調製が容易である。多細胞生物である蠕虫類は複雑な抗原組成を持つため，同属寄生虫間のみならず無関係な抗原に対しても交差反応を示すことがあり，抗体検査結果の判断は慎重に行う必要がある。

◆ モノクローナル抗体を用いた抗原検査法は，免疫クロマト法による熱帯熱マラリア原虫やバンクロフト糸状虫の抗原検出キット，蛍光抗体法によるランブル鞭毛虫嚢子やクリプトスポリジウムのオーシスト検査キットが市販されている。

遺伝子検査 ◆ アメーバ赤痢の原因となる病原性赤痢アメーバ *Entamoeba histolytica* と非病原性アメーバ（*E. dispar* や *E. moshkovskii*）の鑑別，ランブル鞭毛虫，クリプトスポリジウム，リーシュマニア，裂頭条虫類，旋毛虫などの種の鑑別あるいは亜種の同定で実用化されている。

◆ マラリア原虫の遺伝子検査によって，東南アジアの一部の地域で流行し，形態学的には四日熱マラリア原虫だとこれまで診断されてきたものが，実はサルのマラリア原虫 *Plasmodium knowelsi* であることが判明した。

8

原虫・蠕虫

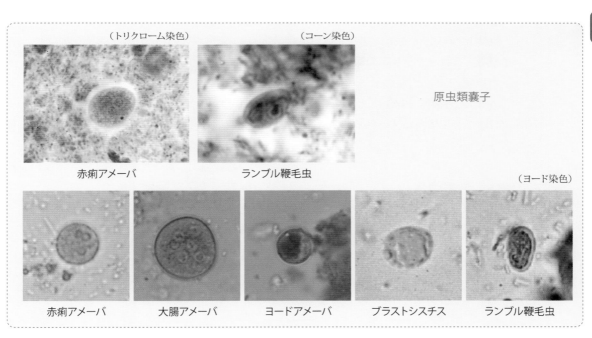

（トリクローム染色）　　（コーン染色）　　　原虫類嚢子

赤痢アメーバ　　　ランブル鞭毛虫

（ヨード染色）

赤痢アメーバ　　大腸アメーバ　　ヨードアメーバ　　ブラストシスチス　　ランブル鞭毛虫

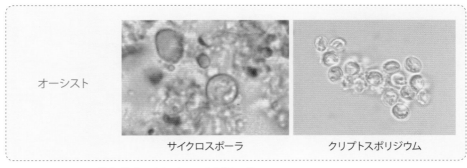

オーシスト

サイクロスポーラ　　クリプトスポリジウム

糞便検査で見つかる原虫類の嚢子

Q166 マラリア原虫の発育

◉ 赤血球内に寄生する原虫で，ヒトに寄生するのは熱帯熱マラリア，三日熱マラリア，四日熱マラリア，卵形マラリアの4種類である。

◉ 蚊の体内で有性生殖し，人体内では無生殖で分裂増殖する。すなわちヒトが中間宿主，蚊が終宿主としての役割を演じる。

◆ 蚊（ハマダラカ）の中腸腔内で受精（有性生殖）したあと，中腸の細胞間隙を通って漿膜上にオーシストを形成する。オーシスト内で多数分裂 schizogony によって形成された多数のスポロゾイトが唾液腺に集まり，蚊の吸血時に人体内に侵入する。

◆ 1個のスポロゾイトは数分以内に肝細胞に侵入し，ここでも多数分裂により数万個のメロゾイトを形成する。この発育段階を赤外型発育と呼ぶ。

◆ 肝細胞を破壊して流血中に出たメロゾイトは直ちに赤血球内に侵入して，無性生殖による発育を開始する。この発育段階を赤内型発育と呼ぶ。熱帯熱マラリア原虫と四日熱マラリア原虫では，肝細胞から放出されたメロゾイトはすべて赤血球に侵入するが，三日熱マラリア原虫と卵形マラリア原虫では，一部のメロゾイトは肝細胞内で分裂せずに休眠体 hypnozoite を形成する。休眠体は数ヵ月あるいは数年後に分裂を開始することがある。これをマラリアの再発 relapse という。

◆ 赤血球内では，未熟栄養体（輪状体 ring form），成熟栄養体（アメーバ体 amoeboid form），分裂体 schizont と発育し，分裂体中に再度メロゾイトが多数分裂により形成される。分裂体内のメロゾイトの数は種によって異なり，6〜30個程度である。

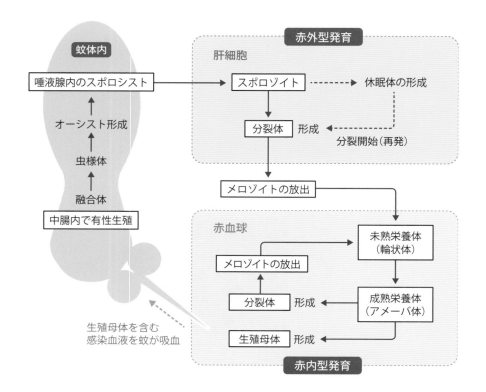

◆成熟栄養体の一部の原虫は雌あるいは雄の生殖母体 gametocyte となって流血中を循環し，蚊に吸血されるのを待つ。生殖母体は蚊の体内で直ちに受精する。雄の生殖母体から雄性生殖体が放出され，雌性生殖母体に侵入すると，受精が完了する。

Q167　マラリアの臨床

● 三大徴候は発熱，貧血，脾腫であるが，発症初期には消化器症状や関節痛，筋肉痛，呼吸器症状など多彩な症状がみられる。

● 熱帯熱マラリアは，非流行地に住むマラリア原虫に対する免疫を有しない人が感染すると短時間のうちに重症化しやすい。

症状　◆マラリアの発熱は，悪寒期，発熱期，発汗期，無熱期を繰り返す。この周期は，三日熱マラリアと卵形マラリアでは 48 時間毎，四日熱マラリアでは 72 時間毎であるが，感染初期や熱帯熱マラリアではこのような周期性は認められないことが多い。また，抗生剤や解熱薬の投与によっても周期性の発熱が修飾される。発熱は，感染赤血球からメロゾイトが流血中に放出されるときにみられる。

診断　◆マラリアの診断は，末梢血塗抹標本のギムザ染色で感染赤血球を確認することによって行われる。一度の検査で陰性でも，数時間後に再検査を行う。マラリア原虫特異抗体を用いた各種の迅速診断キットが市販され，診断に利用されている。

病型　◆熱帯熱マラリアはサハラ砂漠以南のアフリカ大陸，中近東，東南アジア，南太平洋諸国，中南米諸国などの熱帯・亜熱帯諸国に広く分布し，毎年 60 万人以上が死亡しているため悪性マラリアとも呼ばれている。1 週間前後の潜伏期間の後 40℃を超える高熱をもって発症する。マラリア非流行地の人が感染し治療が遅れると，死亡率は 50％を超えるという。また，短時間のうちに重症マラリアと呼ばれる病態に陥る。

◆重症マラリアは熱帯熱マラリア患者でしばしば遭遇する病態であるが，良性マラリアといわれる三日熱マラリアにおいてもまれに肺水腫・急性呼吸促迫症候群などを合併し死に至ることがある。

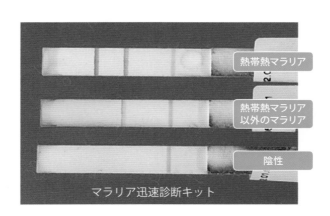

熱帯熱マラリア

熱帯熱マラリア以外のマラリア

陰性

マラリア迅速診断キット

8

原虫・蠕虫

◆三日熱マラリアは1～2週間の潜伏期の後に発症することが多いが，1ヵ月以上1年以内に発症する例もある。休眠体を原因とする再発が年余を経てみられることがある。このため，プリマキンによる根治療法を必要とする。

◆四日熱マラリアの潜伏期間は通常2～3週間であるが，ごく少数の原虫が流血中に残り慢性感染となり数年後に再燃 recrudescence する例も多い。慢性感染ではネフローゼを併発しやすい。最近，感染赤血球の形態は四日熱マラリア原虫と区別できないサルを起源とするマラリア（*Plasmodium knowlesi*）がボルネオ島やインドシナ半島を訪れた旅行者の間で感染が確認されている。24時間周期の発熱がみられ，腎不全などの合併症を併発し，死亡例も報告されている。休眠体はみられない。

◆卵形マラリアは西アフリカに広く分布するが，東南アジア諸国でも患者の報告がある。自然治癒がしばしばみられ，良性マラリアと呼ばれる。

◆マラリアは4類感染症で，確定診断後直ちに届出が必要である。

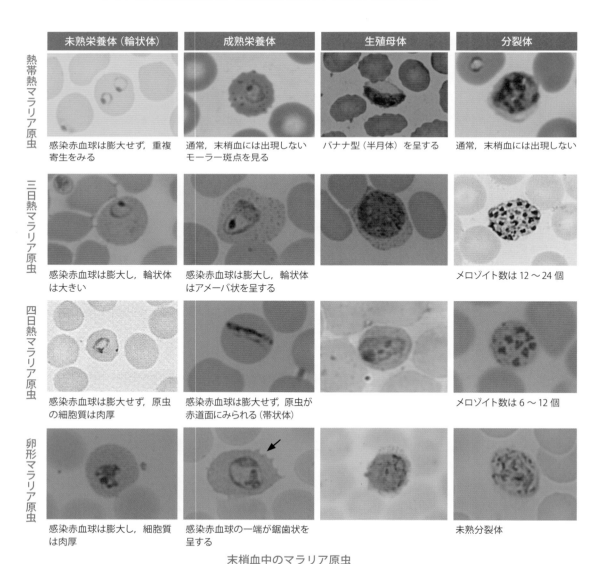

末梢血中のマラリア原虫

Q168 　赤痢アメーバ症

◉ 栄養型アメーバは組織侵入性があり，病変は盲腸から上行結腸と S 状結腸から直腸に好発し，組織を融解しながらタコツボ状潰瘍を形成する（腸アメーバ症）。

◉ 栄養型が血流に乗って他臓器に転移すると肝膿瘍などの腸管外アメーバ症を起こす。

病原体
◆ 嚢子 cyst の経口摂取により感染する。栄養型アメーバ trophozoite は胃液で死滅するので感染源とならない。しかし，肛門性交などでは感染が成立するといわれている。

◆ 栄養型は 10 ～ 60 μm の不定形で，偽足を出して移動する（アメーバ運動）。核は 1 個で中心に核小体を持ち，核膜直下にはクロマチン顆粒が規則正しく配列する。

◆ 成熟嚢子は 4 核で 12 ～ 15 μm の球形をなす。未成熟嚢子には両端が鈍な類染色質体 chromatoid body がみられる。

◆ 栄養型は粘血便や肝膿瘍液中にみられる。室温に長く放置したり冷蔵庫で保管したりすると運動性が失われる。嚢子は有形便中にみられる。形態の詳細な観察にはトリクローム染色やコーン染色を用いて永久標本を作製する必要がある。

症状
◆ 腸アメーバ症：嚢子は小腸で脱嚢し，直ちに分裂して 8 個の栄養型となる。これが大腸に達すると周辺組織を融解しながら 2 分裂で増殖していく。発熱，腹痛，粘血便を排泄するアメーバ赤痢，血便を伴う水様性下痢，腹痛を主症状とするアメーバ性大腸炎，

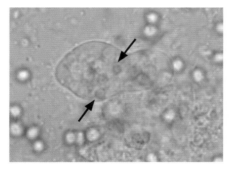

赤痢アメーバ栄養型
赤血球（矢印）を貪食している

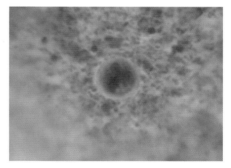

赤痢アメーバ嚢子
核は 4 個あり，この写真では 3 個を分別できる

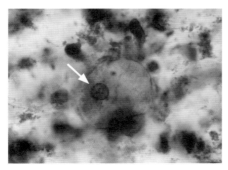

核小体は核の中心に位置し，核膜下にはクロマチン顆粒が規則正しく配列する

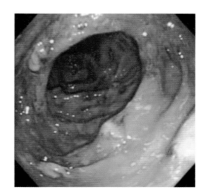

腸アメーバ症の大腸内視鏡所見

8

原虫・蠕虫

大腸壁に肉芽腫を形成するアメーバ腫 ameboma などの病型がみられる。栄養型は健常組織と壊死組織の境界部位にみられる。大腸内視鏡所見は潰瘍性大腸炎に似る。

- ◆腸管外アメーバ症：栄養型が血行性に他臓器に運ばれて起きる病態で，膿瘍を形成する。肝膿瘍が最も多くみられる。膿瘍液は黄褐色～暗赤色・粘稠性で，栄養型をみることがある。肝膿瘍が破裂するとアメーバ性腹膜炎が起きる。アメーバ性肝膿瘍の患者では腸アメーバ症の症状がみられないことが多い。

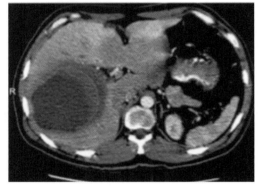

アメーバ性肝膿瘍の CT 像

診断
- ◆粘血便や肝膿瘍液からの栄養型の検出，有形便からの囊子の検出以外に，血清抗体検査，糞便を用いた抗原検出，大腸内視鏡による生検組織からの栄養型の証明，肝膿瘍では CT や超音波検査が診断に役立つ。

- ◆赤痢アメーバ Entamoeba histolytica の栄養型は，非病原性の E. dispar や E. moshkovskii と形態的に区別がつかない。栄養型が貪食した赤血球の有無やアメーバ抗体の証明，組織内の栄養型の存在で鑑別できるが，遺伝子診断が確実である。

- ◆熱帯・亜熱帯国での飲料水（氷）や野菜からの感染（食品媒介輸入感染症），同性・異性間性行為による感染（性感染症），重症心身障害者施設内での集団感染がある。

- ◆5 類感染症で，確定診断後 7 日以内の届出が必要である。

Q169　トキソプラズマ症

- ◉ネコ科の腸管上皮細胞で有性生殖し，ネコ科以外の温血動物に感染すると細胞内で内出芽 2 分裂により増殖する（無性生殖）。
- ◉免疫不全状態で不顕性感染が顕性化し，肺炎，脳炎を起こす。

病原体
- ◆トキソプラズマ Toxoplasma gondii は 1 属 1 種の細胞内寄生原虫である。ネコ科の動物が終宿主で，糞便内にオーシスト oocyst を排泄し，これが感染源となる。ヒトを含む他の温血動物は中間宿主であり，体内で内出芽 2 分裂と呼ばれる増殖形式により無性生殖する。中間宿主体内では囊子 cyst となって筋肉内や脳内に終生寄生する。

- ◆オーシストが糞便内に排泄される期間は 1 ～ 2 週間と短いが，排泄されたオーシストは水中や土壌中で長期間感染力を保持している。

- ◆ヒトへの感染は，オーシストの経口摂取や，囊子に汚染された食肉の不完全加熱による。消化管粘膜から体内に侵入した原虫は，全身のリンパ節や肝臓などの細胞内で増殖する。この時期の原虫を急増虫体 tachyzoite と呼ぶ。急増虫体はトキソプラズマに対する宿主免疫系の成立とともに死滅していくが，筋肉や脳内の原虫は囊子を形成し，こ

の中に多数の緩増虫体 bradyzoite を内包するようになる。

症状　◆抗体を持たない妊婦が感染すると，急増虫体が胎盤を通過して胎児に移行し，胎児体内で増殖する。これを先天性トキソプラズマ症と呼ぶ。妊娠初期に感染すると流産，死産が起きる。妊娠中期〜後期の感染では，出生時は無症状であっても成長するにつれて網脈絡膜炎や精神運動発達遅滞，てんかん発作などがみられるようになる。 ☞ Q17

◆免疫能の正常な人が感染すると無症状で経過し，不顕性感染となる。しかし，筋肉や脳内には囊子が形成されており，血清抗体は陽転する。何らかの原因で免疫力が低下すると発症する（後天性トキソプラズマ症）。AIDS 患者ではしばしば重篤な脳炎や肺炎を起こし，致死的な経過をとることがある。

診断　◆生検材料をマウス腹腔に投与し，原虫分離が試みられるが困難。また羊水などを対象に遺伝子検査が行われているが，母体・胎児へのリスクがある。

◆生きたトキソプラズマ急増虫体はアルカリ性メチレン青で染色されるが，血清中に抗体があると補体様因子の存在下で染色性を失う。これを利用してトキソプラズマ抗体の有無を検査することができる。色素試験 Sabin-Feldman dye test と呼び，特異性の高い抗体検査法である。

◆特異 IgG 抗体は終生持続する。特異 IgM 抗体陽性は 6 ヵ月以内の感染が疑われるが，非特異的反応が多い。妊婦の場合，IgG 結合力試験（avidity test）で抗原との結合力の弱い IgG 抗体と強い抗体の比が 10％未満のときは妊娠中の感染を疑う。

8

原虫・蠕虫

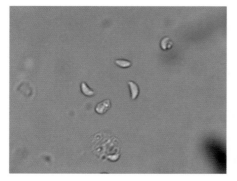

三日月型をした急増虫体（マウス腹水，無染色）

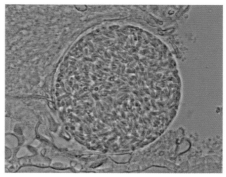

円形をした囊子の内部に多数の緩増虫体をみる

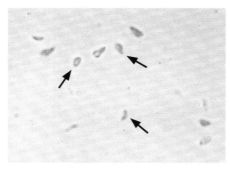

トキソプラズマ原虫はアルカリ性メチレン青によく染まる

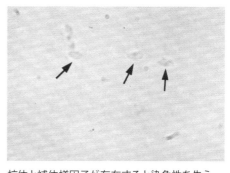

抗体と補体様因子が存在すると染色性を失う

Q170 腟トリコモナス

◉ 組織侵入性のない栄養型のみを持つ鞭毛虫で，2分裂で増殖する。
◉ 腟内だけでなく男性の前立腺や尿道にも寄生し，多くは性交により感染する。

病原体
◆ 腟トリコモナス *Trichomonas vaginalis* は4本の遊離鞭毛と1本の波動膜を持ち，活発に運動する。1本の軸索が縦に走り，これが粘膜に接着する際に役立つとともに粘膜の障害をもたらす。栄養型は2分裂で増殖し，嚢子のステージを持たない。

◆ 腟内の環境は常在菌であるデーデルライン桿菌（乳酸桿菌）によって弱酸性（pH3.8～4.5）に保たれ，外来病原菌やトリコモナスの侵入と増殖が抑制されている。月経直前や月経中，妊娠中あるいは性的興奮によって腟内環境がアルカリ性に変化すると，トリコモナスが増殖しやすい環境になる。

◆ トリコモナスが腟内のグリコーゲンを消費することによってさらに乳酸桿菌の減少を招き，いっそうトリコモナスに感染しやすくなる。

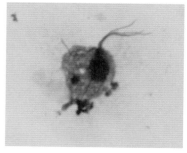

腟トリコモナスの栄養型（ギムザ染色）

感染経路
◆ 栄養型原虫が腟内に侵入すると粘膜上皮に寄生する。男性では前立腺や尿道に寄生する。栄養型は尿中や精液中，あるいは水中で24時間は生存可能であり，性交以外の感染源として浴場，便器などの汚染された器具，手指を介しても感染が起こる。

症状
◆ 潜伏期間は5日ないし4週間で，女性の感染では，悪臭と泡沫を伴う黄色膿性あるいは白色漿液性の帯下がみられ，強い瘙痒感を訴える。腟炎，外陰炎，尿道炎を起こす。男性の場合，前立腺炎，尿道炎，精巣上体炎を起こし，排尿痛や違和感を訴えることがある。多くの感染者では自覚症状を欠き，無症状に経過する。

診断
◆ 腟分泌物や尿沈渣から原虫を検出する。あるいはこれらの検体を市販のトリコモナス培地で培養する。

治療
◆ 治療はメトロニダゾール，チニダゾールによる。再感染が容易に起きるため，患者本人だけでなく，パートナーについても同時に治療を行う必要がある。

Q171 クリプトスポリジウム症

◉ 腸管粘膜細胞の微絨毛内で有性生殖と多数分裂による無性生殖を行う。
◉ 糞便内に排泄されるオーシストはすでに感染力を持つ。
◉ 水様性下痢を起こす水系感染症で，しばしば集団発生をみる。

病原体
◆ クリプトスポリジウム *Cryptosporidium* はマラリアと同じ胞子虫綱に属する細胞内寄生原虫で，*C. hominis* や *C. parvum*，まれに *C. meleagridis* が原因となる。

◆糞便中に排泄された長径 5 μm ほどの**オーシスト** oocyst が感染源で，患者は 1 日 10^{10} 個のオーシストを排泄する。感染力は非常に強く，10 個未満の摂取によっても発症する。不活化には 80 mg/L 以上の塩素濃度で 2 時間の曝露が必要とされ，通常の水道水の塩素濃度では感染力を失わせることができない。さらに，水中では感染力を保持したまま数ヵ月間生存する。それゆえ，水系感染症 waterborne infection の 1 つである。

◆経口摂取されたオーシストは小腸内で脱嚢し，スポロゾイトを放出する。スポロゾイトは直ちに小腸粘膜細胞の微絨毛に侵入し，多数分裂による無性生殖を行う。すなわち，微絨毛内のスポロゾイトは栄養体を経て，中に 8 個のメロゾイトを有する分裂体へと発育し，ついには微絨毛を破壊してメロゾイトが放出される。放出されたメロゾイトは新しい微絨毛に侵入し，これを繰り返す。

◆この過程で一部のメロゾイトから雌雄の生殖母体が形成されると，微絨毛内で受精が起こり，未成熟オーシストが形成される。下痢便とともに排泄される頃には，未成熟オーシスト内に 4 個のスポロゾイトが形成され，感染力を有する成熟オーシストとなる。

感染経路 ◆水源が汚染されることで集団発生が起きる。神奈川県のビルで上下水道配管の施工不備による 460 名の感染，埼玉県の簡易町営水道水を感染源とする 8,800 名の感染，長野県の市営プール利用者 288 名の集団感染が報告されている。

◆1993 年の米国ミルウォーキー市の集団感染では 40 万人を超える感染者を数え，4,000 名が入院治療を受けた。また，1994 年のラスベガスの集団感染では，78 名の感染者のうち 63 名が HIV 感染者で，その多くはクリプトスポリジウム感染が原因で死亡したと報告されている。

症状 ◆免疫能が正常な人が感染した場合，下痢は通常 1 ～ 2 週間ほどで自然治癒するが，1 ヵ月以上にわたってオーシストが排泄されることもある。AIDS 患者など免疫能の低下した患者では水様性下痢が遷延し，死に至ることがある。

診断 ◆糞便内のオーシストをショ糖遠心浮遊法で集めて顕微鏡下で検出する。オーシストは抗酸染色によって赤く染色される。

◆5 類感染症で，確定診断後 7 日以内の届出が必要である。

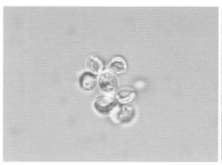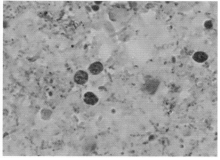

クリプトスポリジウムのオーシスト（左：無染色，右：抗酸染色）

8

原虫・蠕虫

Q172　サイクロスポーラ症

● クリプトスポリジウム症とともに新興感染症の1つである。

● 腸管上皮細胞の細胞質内で無性生殖と有性生殖を行い，オーシストの経口摂取によって感染する。

● 6週間以上におよぶ水様性下痢がみられる。

病原体
◆ *Cyclospora cayetanensis* は胞子虫綱に属する細胞内寄生原虫で，ヒトのみを宿主とする。小腸粘膜上皮細胞内で多数分裂を行う無性生殖期と，雌雄の生殖体が受精してオーシストを形成する有性生殖期がある。

◆ 糞便中に排泄された直後の未成熟オーシストには感染力はなく，外界で1週間かけて成熟オーシストとなり，果物や水を介して経口感染する（水系，食品媒介感染症 waterborne, foodborne infections）。旅行者下痢症の原因としても重要。

症状
◆ 平均1週間の潜伏期を経て発症する。水様性下痢，食欲不振，体重減少，腹部膨満感，腹痛，発熱などをみる。血便はみられない。

◆ 免疫能が正常でも水様性下痢が1ヵ月以上持続する。AIDS患者では年余にわたる慢性の下痢となり，入院加療を必要とする。

診断
◆ 糞便内のオーシストを検出すれば診断が確定する。ホルマリン酢酸エチル遠心沈澱法によりオーシストを濃縮し，無染色で検鏡する。一度の検査でオーシストが見つからなくても，2，3日続けて検査を行う。オーシストは自家蛍光を発するので，クリプトスポリジウムなどとの鑑別に役立つ。

◆ サルファ剤とトリメトプリムの合剤（ST合剤）が有効。

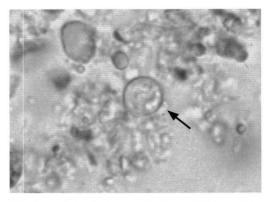

糞便中にみられたサイクロスポーラの未成熟オーシスト

Q173 ジアルジア症

◉十二指腸から小腸上部の腸管腔内や胆嚢内，胆管にも寄生する原虫。

◉栄養型と嚢子がヒトに寄生する。

◉栄養型は無性生殖により2分裂で増殖する。有性生殖期の存在は知られていない。

病原体
- ヒトに感染するジアルジアはランブル鞭毛虫 *Giardia intestinalis* で，多様な遺伝子集団からなり，一部はヒト以外の哺乳動物にも感染がみられる人獣共通感染症である。
- 栄養型は2個の核と4対8本の鞭毛を持ち，活発に運動する。腹面にある吸着円盤で粘膜上皮に接着寄生する。この後方にコンマ状の中央小体 median body が2個みられる。
- 嚢子は4個の核を持ち，厚い嚢子壁に囲まれた長径約 $10\,\mu\text{m}$ の楕円形を呈する。栄養型は十二指腸内の弱アルカリ環境下（pH 7.8）で，胆汁酸や脂肪酸の作用により被嚢化して嚢子となる。
- 排泄直後の嚢子はすでに感染力を持つ。水中では数ヵ月間感染力を保持する。また，水道水の残留塩素濃度（0.1 ppm）では死滅しない。60℃1分間の加熱で感染力を失う。
- 嚢子に汚染された飲料水，野菜，果物が感染源となり，海外で感染する旅行者下痢症の病原体として重要。同性愛者間での感染流行も知られている。

症状
- 1～3週間の潜伏期の後，水様性ないし泥状下痢，脂肪性下痢，腹部不快感，食欲不振がみられる。低栄養児や低 IgA 血症を伴う後天性免疫不全患者では重症化しやすい。
- 放置すると下痢は数ヵ月間持続する。慢性感染では吸収不良症候群を起こす。半数近くの感染者は無症状で，糞便内に嚢子のみを排泄する。
- 合併症としては，過敏性腸症候群や胆道機能不全症などの消化器症状がみられるほか，反応性関節炎，慢性蕁麻疹などの皮膚症状，若年齢層の"ごま塩 salt and pepper"様網膜病変がジアルジア症と関連するという報告がある。

診断
- 糞便内に排泄される栄養型や嚢子を検出する。活発に運動する栄養型は，下痢便や十二指腸液，胆汁液を温生理食塩水に懸濁して直ちに検鏡する。嚢子はホルマリン酢酸エーテル遠心沈殿法によって集め，ヨード液を加えて染色して観察する。
- 5類感染症で，確定診断後7日以内の届出が義務づけられている。

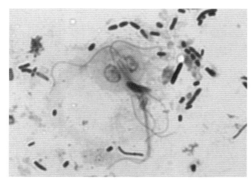

ランブル鞭毛虫の栄養型
8本の鞭毛を持つ

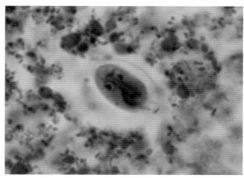

ランブル鞭毛虫の嚢子
コーン染色標本では核と縦線維などがみられる

8

原虫・蠕虫

Q174 リーシュマニア症

● リーシュマニア原虫の種類は地域ごとに異なるが，大きく *Leishmania* 亜属13種と *Viannia* 亜属8種に分類される。

● 内臓リーシュマニア症，皮膚リーシュマニア症，皮膚粘膜リーシュマニア症を起こす。

病原体

◆ 雌サシチョウバエの吸血によって媒介される。サシチョウバエの中腸内で発育した前鞭毛型原虫 promastigote は口吻に集まり，吸血時にヒトに注入される。ヒト以外にイヌやネコ，ネズミなどにも感染し，これらの動物は保虫宿主の役割を果たす。

◆ ヒト体内では細網内皮系細胞に侵入し，無鞭毛型原虫 amastigote となって2分裂で増殖する。原虫で満たされた細胞はついには破裂し，遊離した原虫は新しい細網内皮系細胞に侵入増殖する。これらの感染細胞は流血中をめぐり，内臓（肝臓，骨髄，脾臓）あるいは皮膚，粘膜（口腔粘膜，鼻粘膜）に病変を形成する。

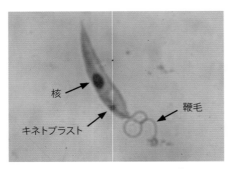

ドノバンリーシュマニア原虫（前鞭毛型）

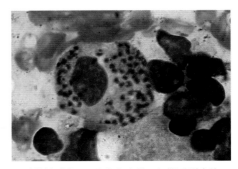

骨髄単核球内にみられた多数の無鞭毛型虫体

症状

◆ 内臓リーシュマニア症は，カラ・アザールあるいはダムダム熱とも呼ばれる。ドノバンリーシュマニア *Leishmania donovani* あるいは *L. infantum* を原因とし，患者の90%がバングラディシュ，ブラジル，インド，ネパール，スーダンでみられる。多くは慢性期になって初めて感染に気づく。潜伏期間は数ヵ月から数年におよび，急性期にはマラリアなどの熱帯病と誤診されやすい。発熱，悪寒戦慄を伴い，肝脾腫がみられる。造血臓器が冒され，貧血や血小板減少が徐々に進行し，放置すると致死的経過をたどる。

◆ 皮膚リーシュマニア症は，*L. major* や *L. tropica* あるいは *L. aethiopica* による旧世界皮膚リーシュマニア症と，*L. mexicana* などによる新世界リーシュマニア症に区別される。アフガニスタン，イラン，サウジアラビア，シリア，ブラジル，ペルーで患者が多い。刺咬部位に無痛性の丘疹が生じ，次第に潰瘍を形成する。新世界リーシュマニア症で生じる潰瘍は数ヵ月で自然治癒することが多いが，細菌の二次感染によって

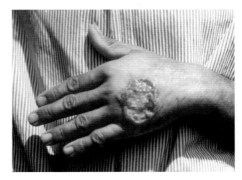

皮膚リーシュマニア症

病変が増悪することもある。

◆粘膜皮膚リーシュマニア症は，*Viannia* 亜属のリーシュマニアによって起きる。口腔粘膜や鼻粘膜が広範囲に侵され，鼻中隔欠損などをきたし，二次感染により致死的経過をたどることがある。ボリビア，ブラジル，ペルーに多い。

診断　◆骨髄穿刺液や血液（内臓リーシュマニア症）あるいは皮膚生検組織（皮膚リーシュマニア症）をNNN培地で培養し，前鞭毛型原虫の増殖を確認する。最近は，これらの生検標本からPCR法による遺伝子診断が行われている。

Q175　トリパノソーマ症

◉血液内に寄生する鞭毛虫類で，キネトプラスト（円盤状のミトコンドリア）を持つ。
◉アフリカでは睡眠病，南米ではシャーガス病がある。
◉節足動物が媒介する。

アフリカ
睡眠病
◆アフリカトリパノソーマ症の病原体は，アフリカ中西部に分布するガンビアトリパノソーマ *Trypanosoma brucei gambiense* と，東部に分布するローデシアトリパノソーマ *T. brucei rohdesiense* である。前者はヒトのみに感染し，後者はガゼルなどの野生動物にも感染する人獣共通感染症である。

◆アフリカトリパノソーマ症はツエツエバエによって媒介される。感染すると数ヵ月から数年の経過で睡眠病 sleeping sickness を起こすが，ローデシアトリパノソーマ感染では症状は急激に進行し，傾眠状態を経ずに死亡する。急性期にはウィンターボトム徴候と呼ばれる項部リンパ節の腫脹がみられる。

◆ツエツエバエは雌雄ともに吸血し，ヒトを刺すときに虫体が体内に侵入し，血液や組織液内で2分裂により増殖する。細胞内には寄生しない。

シャーガス
病
◆アメリカトリパノソーマ症はシャーガス病とも呼ばれ，クルーズトリパノソーマ *T. crusi* によって起きる。イヌやネコ，ネズミ，オポッサム，アルマジロなどを保虫宿主とする。媒介動物はサシガメで，吸血後に排泄される糞便内の虫体が刺し口や粘膜（眼，鼻，口）から侵入する。

8
原虫・蠕虫

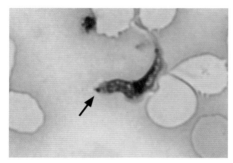

流血中のガンビアトリパノソーマ原虫
キネトプラスト（矢印）近くから波動膜が延びる

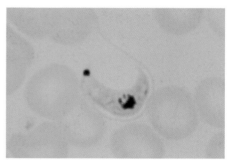

クルーズトリパノソーマ原虫
流血中の原虫はC字型になることが多い

◆ ヒトの細胞内で無鞭毛型→前鞭毛型→上鞭毛型と形態を変えながら発育し，ついには細胞を破壊して血液中に出現し錐鞭毛型 trypomastigote として観察される。血液中では分裂増殖しない。

◆ 輸血感染や臓器移植後の感染，経乳感染，子宮内感染が知られている。また，サシガメが混入した生果実ジュースによる経口感染も報告されている。

◆ 感染局所には小結節（シャゴーマ chagoma）をみる。眼結膜から感染すると片眼性の眼瞼浮腫（ロマーニャ徴候）が起きる。幼児が感染すると高い死亡率を示す。通常は慢性感染となり，無症状期間が 10 年以上続き，成人になってから心筋炎や巨大食道症，巨大結腸症を発症する。80％以上の患者で夜間の視力低下がみられる。

診断

◆ トリパノソーマ原虫を血液，脳脊髄液，リンパ節などから直接あるいは培養により証明する。最近では虫体 DNA の遺伝子診断が可能となっている。

◆ 流血中の錐鞭毛型虫体は，宿主が産生する抗体によって 99.9999％は破壊されてしまう。ごく少数の原虫は，体表を覆っている単一の糖蛋白を次から次へと変異（抗原変異）させることによって宿主の攻撃をかわし増殖する。

Q176　腸管内条虫症

◎ 擬葉類（日本海裂頭条虫，広節裂頭条虫）と円葉類（無鉤条虫，有鉤条虫，小形条虫，縮小条虫など）を区別する。

◎ 頭部にある器官（鉤，吸盤，吸溝）で粘膜に咬着あるいは吸着する。

◎ 雌雄同体で 1 つの片節に雌雄の生殖器官を持つ。消化器官を欠き，体表に密生する微絨毛から宿主の栄養分を吸収する。

擬葉類

◆ 擬葉類条虫の子宮末端は陰茎嚢の近くに開口しており，1 日に数百万個の虫卵が外界に排泄される。糞便とともに排泄された虫卵は，コラシジウム（繊毛で覆われた幼生）となって水中を遊泳しながら第 1 中間宿主（ケンミジンコなど）の体内に侵入し，プロセルコイド（前擬充尾虫）に発育する。これを第 2 中間宿主（サケなど）が摂取し，筋肉内でプレロセルコイド（擬充尾虫）となって，終宿主への感染源となる。

◆ 日本海で捕獲される回遊性サケを第 2 中間宿主とする日本海裂頭条虫，北欧の淡水に生息する陸封性サケを感染源とする広節裂頭条虫がある。

◆ 日本海裂頭条虫は体長数 m から 10 m にもなる。多数の体節からなり，頭節，頸部，未熟節，成熟節，受胎節，老熟節を区別する。雌雄同体で，各片節には雌雄の生殖器官を備える。頸部は細胞分裂が活発で，ここから体節の成長が始まる。

円葉類

◆ 円葉類条虫の子宮は盲端に終わり，虫卵は子宮内に蓄積される。このため片節が破壊されない限り，虫卵は糞便内に現れない。子宮内虫卵は六鉤幼虫を形成し，すでに感染力を持つ。中間宿主が六鉤幼虫を持つ虫卵を摂取すると体内で嚢虫（☞ Q177）を作り，これをヒトが摂取すると腸管内で成虫に発育する。無鉤条虫はウシ筋肉内に，有鉤条虫はブタ筋肉内にそれぞれ嚢虫を作る。

◆ 最近，東アジア地域で，体節の形態は無鉤条虫に酷似するが，ブタを感染源とする点では有鉤条虫に似るアジア条虫が分布していることが明らかになってきた。国内でも感染者の報告が相次いでいる。

症状・診断　◆ 擬葉類の感染では腹部不快感，体重減少，下痢などの消化器症状とともに，糞便内に多数の虫卵をみる。広節裂頭条虫症ではビタミン B_{12} 欠乏による悪性貧血がみられる。プレロセルコイド摂取後，約 1 ヵ月で糞便内に虫卵を確認できる。多くの患者は，排便時に肛門より垂れ下がる数十 cm の体節によって感染に気づく。

◆ 円葉類の感染では倦怠感，頭痛，眩暈などの有症者から無症状者までさまざまである。受胎節が肛門括約筋で破壊されると肛門周囲に虫卵が付着するが，糞便検査では検出し難い。起床時に下着の中に動く体節を見つけて感染に気づく。無鉤条虫の体節は有鉤条虫よりも活発に尺取り運動する。

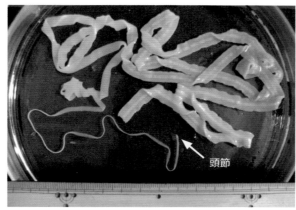

日本海裂頭条虫

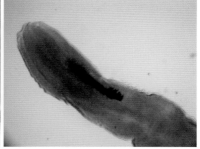

頭節　吸溝で腸管粘膜に吸着する

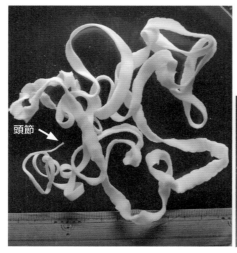

無鉤条虫

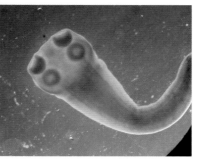

頭節　4個の吸盤を持つ

8

原虫・蠕虫

Q177　有鉤囊虫症

◉ 有鉤条虫の虫卵を摂取したときに起きる。
◉ 囊虫と呼ばれる囊胞が骨以外のあらゆる臓器に形成される。

病原体
◆ 囊虫とは円葉類条虫の幼虫期を指し，形態的には囊尾虫，擬囊尾虫，共尾虫，包虫に分類される。囊尾虫は虫体蛋白質に富む囊虫液を入れた袋と原頭節から続く細長い頸部が接続した形態を持ち，原頭節と頸部は囊虫袋に陥入している。

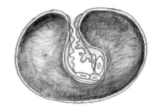

囊尾虫

◆ 有鉤条虫 *Taenia solium* の虫卵をブタが摂取すると，孵化した六鉤幼虫は筋肉内に囊尾虫の形態で寄生する。これをヒトが摂取すると腸管内で成虫になる（有鉤条虫症 ☞ Q176）。

◆ ヒトが有鉤条虫の虫卵を摂取すると，ヒトは中間宿主であるブタと同じように筋肉内に囊虫を作る。これを人体有鉤囊虫症と呼ぶ。

◆ 腸管内に寄生する成虫の駆虫に際して受胎節片節が破損し，虫卵が腸管内で孵化して感染する自家感染や，肛門周囲に付着した虫卵を口肛接触により摂取して感染する。

症状
◆ 囊虫は骨以外のあらゆる組織に寄生する。そのため症状はさまざまであり，中枢神経系に寄生するとけいれんやてんかん様発作，意識障害がみられ，眼寄生では失明，皮下寄生では全身に小結節がみられる。

診断
◆ 排泄された条虫片節を墨汁染色して子宮の分岐数を確認する。分岐数が十数本と少なければ，有鉤条虫成虫の寄生を疑う。この場合は，片節を破壊しないよう慎重に駆虫を行う。

◆ 生検標本の病理組織検査で，袋状の壁内に迷路状の構造物があり，その先端に小鉤がみられたら有鉤囊虫の可能性を疑う。特異抗原を用いた抗体検査も行われる。

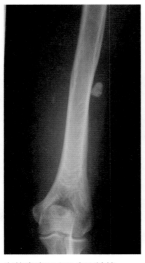

有鉤囊虫による皮下結節

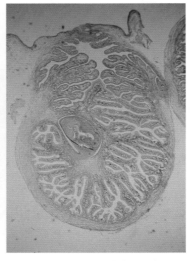

手術で摘出された有鉤囊虫の組織像

Q178 エキノコックス症（包虫症）

- ◉ イヌ科の肉食獣の小腸に寄生する包条虫の虫卵を摂取したときに起きる。
- ◉ 単包虫症と多包虫症があり，多包虫症は北海道で流行がみられる。
- ◉ 肝臓に一次病巣が形成され，肺や脳，骨などの諸臓器に転移する。

病原体

- ◆ 単包条虫 *Echinococcus granulosus* はヒツジやヤギ，シカ，多包条虫 *E. multilocularis* は野ネズミ（アカネズミやエゾヤチネズミ）を中間宿主とする。いずれの生活史においてもヒトは中間宿主であり，人体内では成虫にまで発育できず幼虫のまま増殖する。
- ◆ 単包虫症は西日本で単発例が報告されているが，多くは輸入感染例である。多包虫症は北海道で毎年感染者が報告され，本州でも散発的な発症がみられる。
- ◆ 包条虫は体長 0.2 ～ 1 cm の小さな条虫で，片節は非常に少なく，頭節と未熟節，生殖器官が完成する成熟節，子宮内に虫卵がみられる受胎節に区別される。虫卵の形態は有鉤条虫や無鉤条虫と酷似する。

症状

- ◆ 経口摂取された虫卵は小腸内で孵化し，六鉤幼虫が腸粘膜から侵入する。一次病巣は肝臓で形成される。発育速度は非常に遅く，発症するまでに 10 年以上かかる。ただし，小児では数年で臨床症状を現す。
- ◆ 病巣が大きくなり肝機能障害が現れるまでは無症状に経過し，発症時すでに肝門部への浸潤がみられる。早期発見が重要で，黄疸，肝腫大，肺，骨など全身臓器への転移がみられると予後不良である。
- ◆ 包虫壁は胚層と角皮からなり，これら 2 層が「焼き餅が膨らむ」ように外出芽によって微細な嚢胞が無数に形成され，肉眼的には肺の割面に似る。角皮は PAS 染色で強陽性に染まることから，病理組織診断の一助となる。

治療

- ◆ 病巣が 1 ヵ所に限局する単包虫症では外科的摘出が可能である。浸潤性に増殖する多包虫症では，病巣の縮小を期待して駆虫剤の投与と外科的摘出が唯一の治療となる。
- ◆ 4 類感染症であり，診断後直ちに最寄りの保健所に届け出なければならない。

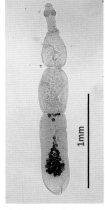

多包条虫の成虫

3～5節からなる小さな条虫で，頭部に鉤と4個の吸盤を持つ

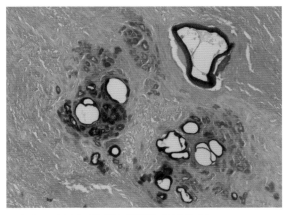

エキノコックス症の肝臓の組織像（PAS 染色）

包虫壁の角皮が PAS に強染する

8

原虫・蠕虫

Q179 住血吸虫症

◉ 中間宿主は淡水貝で，セルカリアが経皮感染する。

◉ 成虫の寄生部位が血管内であることが特徴である。

◉ 虫卵結節によって起きる慢性の炎症反応が病気の本態である。

病原体

◆ 感染者が多く，流行域も広いのは日本住血吸虫 *Schistosoma japonicum*，マンソン住血吸虫 *S. mansoni*，ビルハルツ住血吸虫 *S. haematobium* の3種類である。

◆ かつては国内の各地で日本住血吸虫の風土病的な流行がみられたが，現在では一部地域に中間宿主貝（ミヤイリガイ）は生息するものの新たな感染はない。

◆ 吸虫類の中で唯一，雌雄異体であり，産卵された虫卵内にはすでにミラシジウムが形成されている。淡水中で孵化した虫卵から遊出したミラシジウムが中間宿主貝に侵入し，貝内でセルカリアが形成される。

◆ セルカリアは毛孔や傷ついた皮膚から侵入し，血流に乗って肝静脈に至る。ここで雌雄は抱合し，門脈に移動して産卵を開始する。虫体は門脈を逆行して小腸壁近傍に達し，虫卵は腸間膜静脈の毛細血管を栓塞する。肝臓内では小葉間静脈に虫卵が栓塞し，虫卵結節を形成する。

◆ 日本住血吸虫とマンソン住血吸虫成虫は腸間膜静脈に寄生し，その虫卵結節は腸粘膜上皮とともに壊死脱落し，糞便内に虫卵が検出される。ビルハルツ住血吸虫は膀胱静脈叢に寄生し，その虫卵結節は膀胱粘膜上皮に形成され，尿中に虫卵が検出される。

症状

◆ 日本住血吸虫症とマンソン住血吸虫症は，感染初期の皮膚炎に始まり，産卵が開始される頃に腹痛，粘血便などの消化器症状や発熱，好酸球増多を伴う急性期を経て，慢性期には肝臓内に形成される多数の虫卵結節周囲の炎症とその修復過程で生じるグリソン鞘の線維化（住血吸虫性肝硬変）という経過をたどる。肝硬変が進行すると循環障害によって腹水貯留，食道静脈瘤形成，全身衰弱を起こす。

◆ ビルハルツ住血吸虫症では血尿がみられ，残尿感や排尿痛を訴える。国際がん研究機関は2011年，ビルハルツ住血吸虫の感染と膀胱癌の発症に因果関係を認めた。

◆ 渡り鳥に寄生する住血吸虫のセルカリアがヒトに感染すると，皮膚炎を起こすことがある。セルカリア性皮膚炎といい，強い瘙痒感を伴い水疱を形成する。

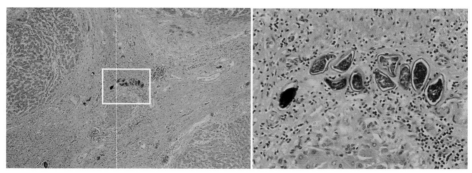

肝グリソン鞘内にみられた住血吸虫の虫卵結節（右は拡大）

Q180 食品媒介寄生虫症

◉ 食品中にヒトへの感染型となる寄生虫が存在する。

◉ 下痢などの食中毒症状を呈する場合，原因が寄生虫と確定されたときには「食中毒事案」として取り扱い，24 時間以内に保健所へ届け出る。

	疾患名	原因寄生虫	食 品	症 状
線虫類	アニサキス症	*Anisakis simplex* *Pseudoterranova decipiens*	サバ，タラ，イカなど	急性腹症，回腸末端炎
	旋尾線虫幼虫症	*Crassicauda giliakiana*	ホタルイカ，ハタハタ	腸閉塞，皮膚爬行疹，稀に眼寄生
	顎口虫症	有棘顎口虫，剛棘顎口虫，ドロレス顎口虫，日本顎口虫	ドジョウ，ライギョ，ブラックバス，ヘビ，カエルなど	皮膚移動性腫瘤，皮膚爬行疹，好酸球増多
	旋毛虫症	*Trichinella spiralis* など	ブタ，クマ，ウマ	下痢，筋肉痛，好酸球増多など
	回虫症	*Ascaris lumbricoides*	生野菜	腹部不快感，多数寄生で腸閉塞
	トキソカラ症	犬回虫，猫回虫	ウシ，ニワトリ	腹痛，好酸球増多，肝機能異常，ぶどう膜炎などの眼症状
	広東住血線虫症	*Angiostrongylus cantonensis*	ナメクジ，アフリカマイマイなど	髄膜刺激症状（頭痛，悪心，嘔吐），項部硬直，意識障害
吸虫類	肺吸虫症	ウェステルマン肺吸虫，宮崎肺吸虫	モクズガニ，サワガニ	血痰，胸水貯留，発熱，呼吸困難。脳異所寄生で痙攣，頭痛
	肝吸虫症	肝吸虫	コイ科の魚	胆管炎，黄疸，浮腫，肝腫大
	横川吸虫症	横川吸虫	アユ，シラウオ	通常無症状
	肝蛭症	肝蛭	セリなど水草野菜	腹痛，好酸球増多，肝機能異常
条虫類	日本海裂頭条虫症	日本海裂頭条虫	サクラマス，カラフトマスなど海産魚	腹部不快感，下痢
	大複殖門条虫症	大複殖門条虫	イワシ？	
	有鉤条虫症	有鉤条虫	豚肉	腹部不快感，片節の運動性は鈍い（無鉤条虫との相違）
	有鉤嚢虫症	有鉤条虫卵	生野菜	皮下結節，神経症状など多彩
	無鉤条虫症	無鉤条虫	ウシ	腹部不快感，排泄片節はよく動く
	マンソン孤虫症	マンソン裂頭条虫幼虫	ヘビ，カエル，ニワトリ	皮膚爬行症
原虫類	クリプトスポリジウム症	*Cryptosporidium hominis* など	水道水	水様性下痢（通常 1 週間で自然軽快）
	サイクロスポーラ症	*Cyclospora cayetanensis*	井戸水，キイチゴ，バジル	水様性下痢（1 ヵ月以上持続）
	ジアルジア症	ランブル鞭毛虫	池，雨水，プール	脂肪性下痢。男性同性愛者間での感染も多い
	アメーバ赤痢	赤痢アメーバ	井戸水	粘血便，肝膿瘍
	トキソプラズマ症	*Toxoplasma gondii*	豚肉	リンパ節炎，網脈絡膜炎，脳炎，肺炎
	クドア食中毒	ナナホシクドア	養殖ヒラメ	一過性下痢，嘔吐
	住肉胞子虫症	*Sarcosystis fayeri*	馬肉	
	シャーガス病	*Trypanosoma cruzi*	媒介昆虫（サシガメ）の混入した果汁	急性期：びまん性リンパ節炎，肝脾腫，心筋炎。慢性期：巨大食道症，巨大結腸症，心不全

8

原虫・蠕虫

Q181 土壌伝播線虫症（回虫，鉤虫，鞭虫）

● 土壌中の虫卵や露地野菜に付着した虫卵の経口感染，あるいは土壌中で孵化した フィラリア型幼虫の経皮感染によって起きる。

● 体内移行するもの（回虫，鉤虫）と体内移行しないもの（鞭虫）がある。いずれも表面 は角皮で覆われ，頭端には口が，尾部には肛門が開口する。

◆ 回虫 roundworm（*Ascaris lumbricoides*），鉤虫 hookworm は小腸上部に寄生し，鞭虫 whipworm（*Trichuris trichiura*）は盲腸に寄生する。いずれも雌雄異体で，糞便ととも に外界に出た虫卵は土壌中で発育し，幼虫包蔵卵となってヒトへ感染する。

◆ 下肥を堆肥として利用する場合，高温発酵により寄生虫卵を死滅させてから使用すれば 感染の恐れはないが，不完全な処理により野菜や塵埃を介して感染が起きる。

回虫
◆ 回虫卵は 25℃の湿潤な環境では約 3 週間で幼虫包蔵卵となり，経口感染する。小腸内 で孵化した幼虫は腸管粘膜から組織内に侵入し，門脈を経由して肝臓に至り，肝静脈， 心臓から肺循環に入り毛細血管に到達する。血管を破り肺胞に出，一度脱皮して 4 期 幼虫となり気管支，気管を逆行し，咽頭で嚥下されて小腸に戻る。これを体内移行と呼 ぶ。幼虫の肺移行期には一過性の肺炎や好酸球増多がみられる（レフレル症候群）。

◆ 雌の成虫は 1 日に 20 万個以上の受精卵を産卵するので，糞便検査で容易に検出しう る。雄の単数寄生では虫卵は見つからない。雌の単性寄生では不受精卵を糞便内にみる （☞ Q165 図譜参照）。

◆ 雌の成虫は 20 ～ 30 cm で，雄はこれよりも小さく，尾端が腹側に弯曲する。

◆ 単数寄生では無症状の場合が多いが，しばしば胆管や膵管などに迷入し，黄疸，急性膵 炎などを起こす。また，虫体や虫卵を核とする胆石の原因となることがある。多数寄生 では腸閉塞を引き起こす。

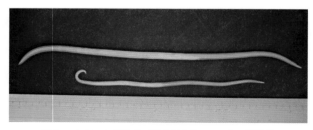

回虫　小さい方が雄で，尾端が曲がっているのが特徴

鉤虫
◆ ヒトの腸管内で成虫にまで発育する鉤虫にはズビニ鉤虫 *Ancylostoma duodenale* とア メリカ鉤虫 *Necator americanus* がある。前者は経皮的にも経口的にも感染が起きるが， 後者は経皮的にのみ感染する。

◆ 糞便とともに外界に出た虫卵は数日のうちに第 1 期幼虫（ラブジチス型幼虫）となって 孵化し，土壌中の有機物をエサに発育を開始する。3，4 日経つと全体が被鞘に覆われ， 外界からの栄養に依存しない第 3 期幼虫（フィラリア型幼虫）となり，ヒトへ感染する。 フィラリア型幼虫は湿潤な環境下で数週間感染力を保つ。

◆ 経皮感染した場合，フィラリア型幼虫は皮膚に侵入後脱鞘し，血流に乗って肺に至る。肺胞を破ってからあとの移行は，回虫の体内移行経路と同じである。経皮感染した局所には瘙痒感を伴う皮膚炎を生じる。

◆ ズビニ鉤虫の経口感染の場合，幼虫は体内移行することなく，直接小腸上部に至り，2回の脱皮を経て成虫となる。しかし，一部の幼虫は腸管粘膜から血流に乗って肺に至るものがある。このとき咳嗽や咽頭の瘙痒感を伴い，レフレル症候群様症状を呈する。これを若菜病と呼ぶ。

◆ 鉤虫卵は他の虫卵に比べ比重が小さい（1.200 以下）。ホルマリン酢酸エチル遠心沈澱法による虫卵検査では検出しづらいため，飽和食塩浮遊法を用いる。

◆ ズビニ鉤虫の口部には 2 対 4 本の歯牙があり，アメリカ鉤虫はカミソリのような歯板を備える。これらの器官によって腸粘膜に強く咬着し，血液を吸引しエサとする。アメリカ鉤虫は 1 日に 0.03 mL，ズビニ鉤虫は 0.2 mL の血液を吸引している。多数の成虫が長期間寄生すると鉄欠乏性貧血を起こし，重症例では発育障害，精神発達遅滞，下血，浮腫，低蛋白血症をきたし，死亡することもある。

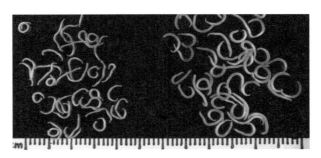

鉤虫　左が雄，右が雌

鞭虫

◆ 鞭虫卵は外界で約 3 週間かかって幼虫包蔵卵となる。小腸下部で孵化後，幼虫は体内移行することなく最終寄生部位である盲腸に至り，成虫となる。糞便内に虫卵がみられるようになるまでに感染から 3 ヵ月以上を要するが，成虫の寿命は 5 〜 10 年と長い。

◆ 成虫は長い食道を持ち，これを盲腸粘膜直下に刺入し，角皮の内外を貫通する多数の小孔を持つ顆粒状縦体 bacillary band を通じて組織液を吸引する。

◆ 少数寄生では無症状だが，多数寄生すると体重減少，倦怠感，貧血，粘血便を起こす（鞭虫性赤痢）。多数感染の小児ではしばしば脱肛を起こす。

◆ 雌鞭虫の産卵数は 1 日 3,000 〜 5,000 個と回虫に比べ少ないことから，検査にはホルマリン酢酸エチル遠心沈澱法などの集卵法が必須である。

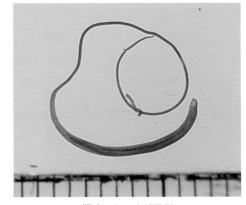

鞭虫　細い方が頭側

Q182　蟯虫症

◉ 盲腸に寄生し，雌成虫は夜半に肛門外へ移動して肛門周囲に産卵する。

◉ 家族内感染や保育園・幼稚園などの集団生活の場でヒトからヒトへと感染が広がり，小規模な流行が繰り返される。

病原体

◆ 蟯虫の雌成虫は体長約 1cm で，尾部は細く長く延び，虫ピンのような形をとるので pinworm とも呼ばれる。頭部にはよく発達した側翼を持つ。雄成虫は 2〜5mm と非常に小さく，寄生数も少ない。

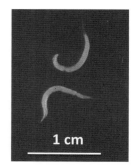

1 cm

蟯虫の雌成虫

◆ 肛門周囲に雌虫体が這い出すと，強い瘙痒感をもたらす。就寝中，無意識に肛門周囲を掻くことで虫卵が爪の間に入る。虫卵は 6〜8 時間後には幼虫包蔵卵となり，おしゃぶりなどにより経口感染する。また，保育園などでの集団生活中に手から手へと虫卵が移動し，感染が広がる。

◆ 産卵後，雌成虫の多くは肛門外で死滅するが，再度腸管内へ侵入することもある。

症状

◆ 持続する瘙痒感のため，肛門周囲を引っ掻くことによる皮膚の湿疹やびらん，睡眠障害，多動などがみられる。成虫が迷入すると虫垂炎や膀胱炎の原因にもなる。

診断

◆ セロファン肛囲検査紙により虫卵検査を行う。雌成虫の産卵が毎夜連続して行われないことから，少なくとも 3 日間の連続検査が望まれる。3 日連続法でも 70％程度しか感染を指摘できないといわれている。糞便内に虫卵をみることはまれである。

◆ 第 1 選択駆虫薬のピランテルパモ酸塩は発育途中の幼虫には効果がない。そのため 2〜3 週間後に再投与し，徹底した治療を行う。再感染は容易に起こる。

◆ 虫卵は紫外線に感受性で，寝具の天日干しは感染防止に効果がある。また，家族内感染がみられるため，家族全員の検査と治療が必要となる。

Q183　糞線虫症

◉ ヒト体内に寄生し単為生殖で増殖する寄生世代と，ラブジチス型幼虫が体外で発育して雌雄の成虫となり有性生殖する自由生活世代がある。

◉ 潜在性に感染し，免疫能が低下すると発育増殖し発症する。

病原体

◆ 経皮感染によって体内に侵入したフィラリア（F）型幼虫は，血行性に肺に到達し，毛細血管から肺胞内に出て気道を逆行し，咽頭を経由して嚥下され，十二指腸〜空腸上部の粘膜内に寄生する。ここで雌成虫に成長する（寄生世代）。

◆ 寄生世代雌成虫は単為生殖で虫卵を産卵し，腸管内で孵化してラブジチス（R）型幼虫となり，糞便とともに外界に排泄される。R 型幼虫は，被鞘をまとって外界からの栄養を必要としない F 型幼虫となり，ヒトへの感染源となる（直接発育）。

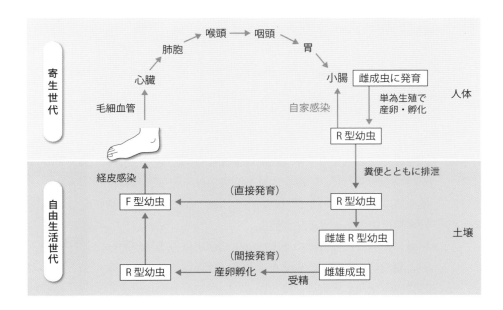

- ◆ 土壌中の R 型幼虫の一部は雌雄に分化・発育して成虫になり，受精が起こると雌成虫は外界で産卵する（**自由生活世代**）。孵化すると R 型幼虫となり，さらに F 型幼虫に発育して，経皮感染を起こす（**間接発育**）。自由生活世代は一代に限られ，何世代にもわたって外界で生活することはできない。
- ◆ 寄生世代 R 型幼虫が外界に出ることなく，腸管内で F 型幼虫に発育して回腸や大腸粘膜，あるいは肛門周囲の皮膚から侵入して感染することがある。これを**自家感染**と呼び，適切な治療を受けなければ長期間にわたり持続感染する。

症状
- ◆ 免疫抑制療法中の患者，免疫不全患者（悪性リンパ腫，ATL，AIDS），糖尿病，妊娠・分娩，栄養失調，慢性アルコール中毒，侵襲の大きな外科手術，臓器移植などの患者では重症化しやすく，自家感染を繰り返すと全身に幼虫が散布され，播種性糞線虫症を起こす。腸管粘膜侵入時に病原菌が侵入し，敗血症を起こすことがある。

診断
- ◆ 糞便内の R 型幼虫の検出には普通寒天平板培養法を実施し，3 〜 4 日後に出現する R 型幼虫の這痕を確認する。播種性糞線虫症では喀痰検査でもしばしば R 型幼虫をみる。
- ◆ 鉤虫や東洋毛様線虫との鑑別は F 型幼虫で可能。

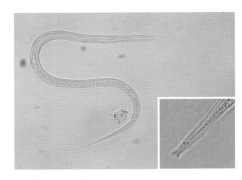

フィラリア型幼虫
尾端に V 字型の切れ込みがみられる

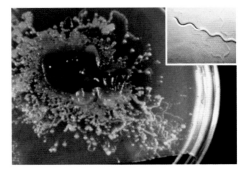

普通寒天平板培地とラブジチス型幼虫の這痕
（沖縄県衛生環境研究所　安里龍二氏提供）

8

原虫・蠕虫

Q184　糸状虫（フィラリア）症

◉ リンパ系に寄生するバンクロフト糸状虫，マレー糸状虫と，組織内に寄生する回旋糸状虫（オンコセルカ）が重要。

◉ リンパ系糸状虫は象皮病を起こし，患者の社会復帰を阻む。

◉ オンコセルカ症ではミクロフィラリアに対する炎症反応の結果，角膜炎が生じる。

リンパ系
糸状虫症

◆ バンクロフト糸状虫，マレー糸状虫は蚊（イエカ，ヤブカ，ハマダラカ）によって媒介される。成虫は鼠径リンパ節や腋窩リンパ節近傍のリンパ管に寄生する。このためリンパ液の還流障害とうっ滞が生じる。

◆ 慢性に経過すると表皮の肥厚，皮下結合組織の増殖が進行し，象皮病と呼ばれる病態を生じる。運動機能が高度に障害されるが死亡することはない。バンクロフト糸状虫症では乳糜尿や乳糜血尿をみる。

◆ 成虫は流血中にミクロフィラリア（第1期幼虫）を卵胎生で産出する。これを蚊が吸血すると第3期幼虫にまで発育し，次の吸血時にヒトに注入されると感染が成立する。感染後数ヵ月から1年程度で成虫になる。

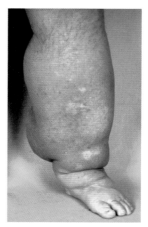

下肢象皮病（元東京医科歯科大学
篠永哲助教授提供）

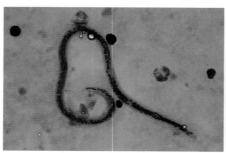

バンクロフト糸状虫ミクロフィラリア

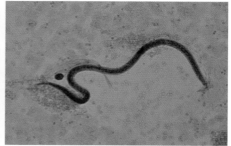

マレー糸状虫ミクロフィラリア

オンコセル
カ症

◆ オンコセルカは吸血昆虫であるブユによって媒介される。成虫は皮下組織内で厚い結合組織に覆われたこぶを作る（オンコセルカ腫瘤）。卵胎生でミクロフィラリアを組織内に産出する。血液中にはみられない。

◆ ミクロフィラリアに対する炎症反応により皮膚炎が起き，強い瘙痒感，皮膚の脱色，肥厚をきたす。また結膜や角膜から侵入し，角膜炎が進行すると失明する（河川盲目症）。

◆ このような強い炎症反応は，ミクロフィラリア体内から共生細菌である *Wolbachia* 由来の抗原蛋白が放出された結果，宿主の Toll-like レセプター（TLR-2 や TLR-4）を介して起こる免疫応答で，寄生虫自身による破壊作用によるものではない。*Wolbachia* 菌を標的とする新しい治療法が注目されている。

診断

◆ リンパ系糸状虫は，血液中のミクロフィラリアを集虫法により検出する。ミクロフィラ

リアは夜間に定期的に出現するため，午後10時から午前2時頃に採血する。成虫が死滅するとミクロフィラリアも検出できなくなるので，循環抗原を検出するキット（市販品あり）を用いて診断を行う。

◆オンコセルカ症の診断は，皮膚の小片を切除し，微温生理食塩水中に放置し，ミクロフィラリアの遊出の有無を検査する（検皮法）。

Q185 幼虫移行症

◎動物を固有宿主とする蠕虫類がヒトに感染したときに起きる病態である。

◎人体内では発育できず，通常は幼虫期のまま体内諸臓器を移動し，重篤な症状を引き起こす。多くの場合，好酸球増多がみられる。

◎抗体検査や生検組織標本にみられる虫体断端の特徴から診断される。

アニサキス症 ◆イルカやクジラを終宿主とするアニサキス（*Anisakis simplex* や *Pseudoterranova decipiens*）の幼虫がヒトの胃腸粘膜に刺入して起きる。発症にはⅢ型アレルギー反応が関与するとの説があり，2度目以降の感染では腸管の攣縮を伴う激しい消化器症状（嘔吐，下痢，心窩部痛）をみる。粘膜の浮腫，出血もしばしばみられ，一過性腫瘍状陰影（vanishing tumor）と診断されることもある。

◆治療は，胃アニサキス症の場合は内視鏡で幼虫を確認し摘除する。腸アニサキス症が疑われる場合には，対症療法に努め，腸閉塞などの症状を呈した場合には手術適応となる。

イヌ糸状虫症 ◆イヌ糸状虫はイエカやシマカ，ヤブカによって媒介され，イヌ科動物の肺動脈に寄生する体長20〜30cmの糸状の寄生虫である。イヌの血液内にミクロフィラリアを産出し，これを吸引した蚊の体内で感染幼虫となり，ヒトを吸血した際に感染が起こる。

◆人体内では幼若成虫にまで発育し，肺の細小動脈に栓塞し，末梢組織を壊死させる。胸壁に接する肺小動脈末端部に小結節状の充実性の腫瘤（銭形陰影 coin lesion）がみられ，肺癌，肺結核との鑑別が必要となる。近年は胸腔鏡下肺切除術による治療が行われ，術

8
原虫・蠕虫

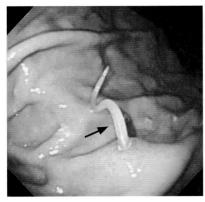

胃アニサキス症の内視鏡所見

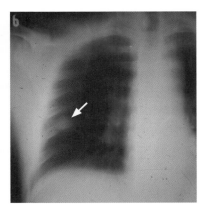

イヌ糸状虫症でみられた coin lesion

後組織診断で虫体が確認される例が多い。

トキソカラ症 ◆*Toxocara* 属のイヌ回虫，ネコ回虫による。公園などの砂場に散布された虫卵の誤飲や感染幼虫の寄生した待機宿主（ウシやニワトリ）の生食によって発症する。幼虫は肝臓から肺へと移行し，肝や肺に移動性の小結節がみられる。

◆肝腫大，肺炎を起こす内臓型と，網膜内に幼虫が出現しぶどう膜炎を起こす眼型がある。中枢神経に寄生する例も知られている。内臓型では好酸球増多が必発するが，眼型では上昇しない。血清や硝子体液，髄液中の抗体上昇で診断される。

顎口虫症 ◆国内では有棘顎口虫 *Gnathostoma spinigerum*，ドロレス顎口虫 *G. doloresi*，剛棘顎口虫 *G. hispidum*，日本顎口虫 *G. nipponicum* の４種類である。有棘顎口虫では遊走性移動性腫瘤，その他の顎口虫では皮膚爬行疹（みみずばれ）を生じる。皮膚の真皮や比較的浅い皮下組織に爬行疹がみられるときは外科的摘出を試みる。

◆移動性の腫瘤が出没を繰り返す有棘顎口虫症では，アルベンダゾールを投与すると幼虫が皮膚の浅い部位に移動してくるといい，この時期に外科的に摘出する。

種　類	固有宿主	第１中間宿主	ヒトへの感染源（第２中間宿主・待機宿主）
有棘顎口虫	イヌ，ネコ科	ケンミジンコ	ライギョ，ドジョウ，カエル
剛棘顎口虫	イノシシ，ブタ		ドジョウ
ドロレス顎口虫			ヤマメ，サンショウウオ，カエル，ヘビ，淡水魚
日本顎口虫	イタチ		ドジョウ，ナマズ，カエル，ネズミ，ヘビ，ヒメマス，ブラックバス

広東住血線虫症 ◆クマネズミやドブネズミの肺動脈に寄生する広東住血線虫の成虫が糞便内に産出する第１期幼虫を，アフリカマイマイやナメクジなどの中間宿主が摂取すると，体内で第３期幼虫となる。これをヒトが誤って食べると感染する。傷ついた皮膚からの経皮感染も起こりうる。人体内では第４期幼虫〜幼若成虫にまで発育し，クモ膜下腔，脊髄などに寄生する。

◆急激な感冒様症状で発症し，髄膜脳炎様の激しい頭痛がみられ，悪心，嘔吐，発熱，項部硬直，知覚障害，意識障害がみられる。また，髄液中の好酸球数が増加する（好酸球性髄膜脳炎）。眼球内に侵入すると失明する。

◆髄液からの幼虫検出率は低く，喫食歴や抗体検査結果から診断される。駆虫薬はないが，腰椎穿刺による頭痛の軽減，ステロイド薬投与などの対症療法のみで予後は良好である。

旋尾線虫症 ◆旋尾線虫の幼虫移行症は皮膚爬行疹型，腸閉塞型，眼型の３病型がある。感染源として重要なのはホタルイカであり，消化管の中に幼虫が寄生する（寄生率２〜３％程度）。そのほかハタハタ，マダラ，スルメイカ，ゲンゲにも幼虫が寄生する。ゲノム解析結果から，成虫はクジラの腎臓に寄生する *Crassicauda giliakiana* ではないかと推測されている。

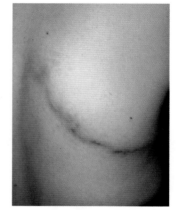

旋尾線虫症の皮膚爬行疹（岐阜市民病院皮膚科加藤優佳先生提供）

◆有効な駆虫薬はない。幼虫が小さい（体長 10mm，体幅 0.1mm）ため，腸閉塞型ではアニサキス症のように内視鏡で見つけることはできない。爬行疹型では病変の先端部位を大きく切除すると，組織中の幼虫を捕まえることができる。眼型では外科手術が第1選択となる。

動物由来鉤虫症

◆イヌやネコの鉤虫のフィラリア型幼虫が経皮感染し，線状の皮膚爬行症を起こすことがある。東南アジア諸国やブラジルなどで感染する輸入感染症で，ブラジル鉤虫，セイロン鉤虫，イヌ鉤虫が原因となる。海岸などの砂地を素足で歩いていて，あるいは体幹の露出部を砂地に曝すことで経皮感染する。幼虫は表皮内を爬行し，好中球や好酸球浸潤を伴う水疱形成がみられる。

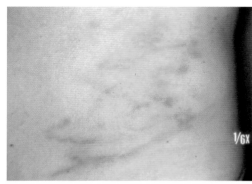
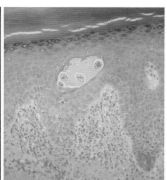

動物由来鉤虫症の皮膚爬行疹　　　　　　表皮内の動物由来鉤虫断端

マンソン孤虫症

◆マンソン裂頭条虫の幼虫（プレロセルコイド）の寄生したヘビやカエルの生肉を喫食して感染する。プレロセルコイドは皮下組織内をゆっくりと移動するため，幼虫周囲に結合組織の増殖がみられ，触診では索状に触れる硬結を認める。幼虫周囲には好酸球と形質細胞の浸潤がみられる。外科的摘除が治療の第1選択である。

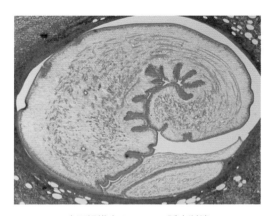

皮下組織内のマンソン孤虫断端

9 臨床上重要な感染症の特徴と原因微生物

Q186 上気道炎

◉ 急性上気道炎（いわゆる風邪）はライノウイルス，コロナウイルスなどが原因となることが多い。

◉ 溶血性連鎖球菌はリウマチ熱や糸球体腎炎を引き起こすことがある。

溶連菌性咽頭炎

◆ 化膿連鎖球菌 *Streptococcus pyogenes*（A群β溶血性連鎖球菌）による咽頭炎。好発年齢は5〜15歳で，成人でもしばしばみられる。扁桃腺が発赤・腫大し，白い膿で満ちた病変となる。発熱（高熱のことが多い），悪寒，頭痛，嚥下時の咽頭痛を伴う。

◆ 診断は，咽頭培養や咽頭ぬぐい液を用いたイムノクロマト法迅速検査による。

◆ 溶血性連鎖球菌は免疫系と相互作用し，未治療群の3%にリウマチ熱や急性糸球体腎炎などを引き起こす。このため培養結果が判明する前にペニシリン系抗菌薬で治療を開始することが多い。

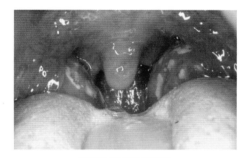

白苔を伴う咽頭腫脹

咽頭炎・喉頭蓋炎

◆ インフルエンザ菌 *Haemophilus influenzae* や肺炎球菌 *Streptococcus pneumoniae* などの細菌，ウイルス感染によって引き起こされる。

◆ 喉頭蓋炎では気道閉塞をきたすことがあり，注意を要する。

副鼻腔炎

◆ 半数以上が肺炎球菌，モラクセラ・カタラーリス *Moraxella catarrhalis* またはインフルエンザ菌によって引き起こされる。バクテロイデス属のような嫌気性菌や真菌が原因となることもある。

◆ 鼻炎から始まるものや，歯に由来するもの（歯性上顎洞炎）がある。

中耳炎

◆ 肺炎球菌，化膿連鎖球菌，インフルエンザ菌などによる。

◆ 生後半年から1年半の小児に多い。耳痛，耳漏（鼓膜穿孔），発熱などの症状を呈し，鼓膜は発赤，膨隆する。解剖学的なつながりから，髄膜炎，脳膿瘍，静脈洞血栓，急性乳突炎などを合併することがある。

◆ 治療はペニシリン系抗菌薬などを用いる。

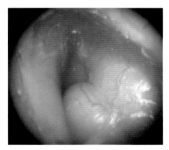

中耳炎の鼓膜所見　膿汁の貯留が観察される（千葉県立保健医療大学 工藤典代先生提供）

Q187 細菌性肺炎

◎肺炎球菌をはじめとするグラム陽性球菌にはβラクタム薬が有効。

◆肺炎は細菌，ウイルス，真菌などによって引き起こされるが，病原体により細菌性肺炎とそれ以外（マイコプラズマ，レジオネラ，クラミジア，ウイルスなど）の非定型肺炎に分ける。この分類は治療薬の選択に大きな意味を持つ。

病原体　◆細菌性肺炎の原因菌は肺炎球菌 *Streptococcus pneumoniae*，黄色ブドウ球菌，肺炎桿菌 *Klebsiella pneumoniae*，緑膿菌などである。

病態　◆大葉性肺炎は，1つあるいは複数の肺葉を冒す。肺炎球菌や肺炎桿菌が主な起炎菌である。線維素の沈着が特徴であり，それらが凝集すると硬化 consolidation が起こったり，含気が低下したりする。しばしば胸膜炎を伴う。

◆気管支肺炎は，気管に始まり，まだら状に肺胞の方向に向かって周囲の組織に広がっていく。ウイルス感染，心疾患や他の肺疾患に引き続いて続発性に発症し，大量の線維素の沈着はない。

症状　◆悪寒，発熱，喀痰，咳嗽など。

診断　◆臨床所見のほか，胸部 X 線写真，喀痰培養などによる。肺炎球菌やレジオネラなどではイムノクロマト法による尿中抗原の検査も可能である。

治療　◆第 3 世代セフェム薬またはレスピラトリーキノロンを用いる。

Q188 非定型肺炎

◎マイコプラズマ，クラミジアなどの非定型病原体は細胞壁を持たないため，βラクタム薬が効かない。

◎治療はマクロライドやニューキノロン，テトラサイクリンによる。

マイコプラ
ズマ肺炎
◆*Mycoplasma pneumoniae* による肺炎。すべての年齢層で発症するが，5 ～ 19 歳の若年層に最も多い。発熱や倦怠感だけで，呼吸器症状を示さない患者もいる。しばしば歩行可能であり，歩く肺炎 walking pneumonia と呼ばれることがある。

◆発熱は 8 ～ 10 日続き，咳嗽や胸痛とともに徐々に解熱する。診断は血清学的にされることが多い。☞ Q92

◆治療はマクロライドやフルオロキノロンを用いる。

レジオネラ
肺炎
◆*Legionella pneumophila* による肺炎。在郷軍人病として知られる。

◆レジオネラは，クーリングタワーやシャワーヘッドなどの湿った環境に定着したアメーバの体内で生育し，エアロゾルとして空気中に浮遊する。これを吸入して感染する。

◆2 ～ 10 日の潜伏期の後，発熱，悪寒，頭痛などの症状で発症する。レジオネラに対する尿中抗原や培養検査で診断される。4 類感染症に定められている。☞ Q76

◆治療はマクロライドやフルオロキノロンを用いる。

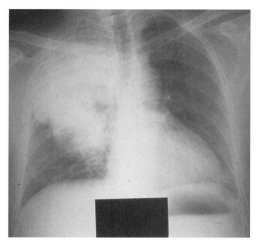

クレブシエラによる細菌性肺炎（大葉性肺炎）

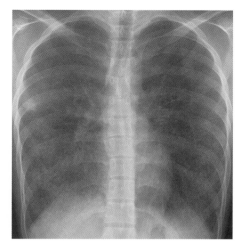

マイコプラズマによる非定型肺炎

クラミジア肺炎
- ◆*Chlamydophila pneumoniae* による肺炎は，市中肺炎の約1割を占める。飛沫感染で伝播し，3〜4週間の潜伏期間の後，発症する。上気道炎・気管支炎では乾性咳嗽が主体であり，肺炎では喀痰を伴う。5類感染症の定点把握疾患である。☞ **Q94**
- ◆*Chlamydia trachomatis* は，クラミジア子宮頸管炎を持つ母親から分娩時に産道感染し，新生児に肺炎を起こす。
- ◆*Chlamydophila psittaci* の吸入によって起こるオウム病は，上記のクラミジア肺炎に比べ重症であり，4類感染症に指定されている。
- ◆治療はテトラサイクリンが第1選択である。

百日咳
- ◆*Bordetella pertussis* は莢膜を有するグラム陰性桿菌である。組織や血液には侵入せず，毒素を産生し局所の粘膜障害を生じる。そのために引き起こされる気管支炎様症状が特徴である。5類感染症の全数把握の対象疾患である。☞ **Q79**
- ◆治療はマクロライドが用いられる。
- ◆予防はワクチン（定期予防接種）である。

Q熱
- ◆リケッチアに属する *Coxiella burnetii* によって起こる。宿主は野生動物，飼育牛や羊である。家畜の糞や分泌物，あるいはダニ咬傷を介して感染する。☞ **Q77**
- ◆症状は発熱，頭痛，倦怠感など，非定型肺炎に似ている。慢性例では心内膜炎がときにみられる。診断は血清学的診断のほか，急性期の血液からPCR法により遺伝子検出も可能である。4類感染症に定められている。
- ◆治療はテトラサイクリンを使用する。

ノカルジア症
- ◆放線菌類のノカルジア *Nocardia asteroides* によって起こる。土壌や水中に存在する本菌を吸入することで感染し，肺ノカルジア症を起こす。喀痰などの検体の培養により診断する。治療はST合剤などが用いられる。☞ **Q90**

9

臨床上重要な感染症の特徴と原因微生物

Q189　感染性下痢症

◉ 症状だけでは起因菌の特定は困難であり，病歴聴取が重要である。

◉ 食中毒の原因微生物としてはノロウイルスが最も多い。

病原体　◆ 小腸型：毒素による腸管分泌促進（下痢症状）が主体。

ウイルス：ロタウイルス，ノロウイルスなど。

細菌：*Vibrio cholerae*, *Bacillus cereus*, *Staphylococcus aureus*, 毒素原性大腸菌（ETEC），*Clostridium perfringens* など。

原虫：ジアルジア，クリプトスポリジウム，サイクロスポーラなど。

◆ 大腸型：腸管粘膜障害による発熱，粘血便が主体。

細菌：腸管出血性大腸菌，サルモネラ *Salmonella enteritidis*，赤痢菌 *Shigella*，カンピロバクター *Campylobacter jejuni*。

原虫：赤痢アメーバなど。

◆ *Vibrio parahaemolyticus*，*Yersinia enterocolitis*，*Campylobacter fetus* などは，どちらの病態もとりうる。

感染経路　◆ 糞口感染。

食中毒の原因微生物

食中毒細菌	サルモネラ，腸炎ビブリオ，病原性大腸菌，黄色ブドウ球菌，ウェルシュ菌，セレウス菌，カンピロバクター（ジェジュニ，コリー），ボツリヌス菌，エルシニア・エンテロコリチカ，ナグビブリオ，ビブリオ（フラビアリス，ミミカス），エロモナス（ハイドロフィラ，ソブリア），プレシオモナス・シゲロイデス
その他の細菌	赤痢，コレラ，チフス，リステリア，仮性結核菌，連鎖球菌，ビブリオ・バルニフィカス，腐敗細菌
ウイルス	ノロウイルス，その他
真菌	アスペルギルス，ペニシリウム，フザリウムが産生するカビ毒（マイコトキシン）
寄生虫	水系：クリプトスポリジウム，サイクロスポーラなど
	魚類由来：アニサキス，旋尾線虫，顎口虫，横川吸虫，クドアなど
	獣肉由来：旋毛虫，ウェステルマン肺吸虫，宮崎肺吸虫

食中毒の流行時期

主な季節	原因微生物	感染経路	主な感染源
夏	カンピロバクター	経口	食肉など
	ビブリオ	経口	魚介類（生食）など
	サルモネラ	経口	食肉，鶏卵など
	腸管出血性大腸菌（O157 など）	経口	食肉（内臓肉）など
	黄色ブドウ球菌	経口	調理者の手指（おにぎり）など
通年	ウェルシュ菌	経口	カレーなど
冬	ノロウイルス	経口	二枚貝，ノロウイルス感染者など

症状	◆嘔吐，下痢，発熱を主訴とする。症状が2週間以内に改善するものを急性，1ヵ月以上続くものを慢性に分ける。
診断	◆病歴聴取が重要である。
	◆検査は便培養を行う。便中白血球の存在は炎症性の下痢を示唆する。
治療	◆基本的には対症療法である。大腸型や幼児，高齢者，細胞性免疫低下，好中球減少症，臨床症状の強い患者には抗菌薬投与を考慮する。

Q190 腸管出血性大腸菌感染症

◉大腸菌の中で特別な病原因子を産生する一群である。

◉しばしば集団発生（食中毒）が報告される。

	◆大腸菌はO抗原とH抗原で分類され，毒素を産生する血清型の代表的なものにO157：H7，O111，O26，O104：H4などがある。
病原体	◆腸管上皮細胞への定着因子としてインチミンがある。Ⅲ型分泌装置を介して様々な蛋白（EspA，EspB，EspD，EspF）を分泌する。
	◆蛋白質合成阻害活性を持つベロ毒素（志賀様毒素 Shiga-like toxin ともいう）を産生し，血管障害を引き起こす。抗原性の異なるベロ毒素1と2がある。
感染経路	◆糞口感染。加熱不十分な肉類やミルク，水，野菜などの摂取による。
症状	◆血性下痢，腹痛。
	◆約10％で溶血性尿毒症症候群（hemolytic uremic syndrome：HUS）や脳症などの重篤な合併症をきたす。HUSは，溶血性貧血，血小板減少症，急性腎不全からなる症候群である。痙攣，昏睡など中枢神経症状の出現は死亡率と相関する。
診断	◆便培養，ベロ毒素の検出（免疫学的検査，遺伝子検査）による。
	◆3類感染症に指定されており，診断後直ちに保健所に届け出る。
治療	◆水分の補給（必要に応じて輸液）。
	◆抗菌薬の使用については定まった見解がない。

Q191 渡航者下痢症

◉多くは海外渡航後1週間以内に生じ，数日で自然軽快する。

◉長引く下痢では，寄生虫の関与を考慮する。

	◆渡航先として，アジア，中東，アフリカ，メキシコ，中南米はリスクが高い。
	◆食事や飲料水，季節，ワクチン接種歴などの病歴聴取が重要である。
病原体	◆細菌：腸管毒素原性大腸菌 enterotoxigenic *Escherichia coli*，カンピロバクター *Campylobacter jejuni*，赤痢菌，サルモネラ *Salmonella typhi/enteritidis*，コレラ，大腸菌群。

9

臨床上重要な感染症の特徴と原因微生物

◆ウイルス：ノロウイルス，ロタウイルス，アストロウイルス，A 型肝炎ウイルス，E 型肝炎ウイルスなど。

◆寄生虫：ジアルジア，サイクロスポーラ，クリプトスポリジウム，赤痢アメーバなど。

症状　◆嘔吐，下痢（もしくは血性下痢），発熱など。

診断　◆便培養，便の虫卵・虫体検査。

治療　◆対症療法に加え，ニューキノロン，マクロライド，第 3 世代セフェムなど。サイクロスポーラに対して ST 合剤。赤痢アメーバやジアルジアに対してメトロニダゾール。

◆東南アジアではカンピロバクターやサルモネラのキノロン耐性が報告されている。

Q192　*Clostridioides difficile* による下痢症

◉ *Clostridioides* (*Clostridium*) *difficile* は抗菌薬関連下痢症の主な原因菌である。

◉芽胞はアルコール消毒に抵抗性で，院内にはびこりやすい。

◆抗菌薬使用中に腸内の正常細菌叢が抑制されることにより，*C. difficile* が異常増殖し，毒素を産生する。

起因菌　◆*C. difficile* は偏性嫌気性グラム陽性桿菌である。芽胞として環境中に長期間生存できるため，病院や施設での集団発生につながる。アルコール消毒は無効で，次亜塩素酸ナトリウムが有効である。☞ Q86

◆毒素（トキシン A，トキシン B，バイナリートキシン）を産生する。

感染経路　◆糞口感染。健常人の保菌率は数％であるが，2 歳未満の小児では保菌率が高い。

症状　◆水様下痢，嘔吐，腹痛など。

◆重症化するとイレウスとなり，むしろ下痢を認めない。さらに進行すると中毒性巨大結腸症となり緊急手術が必要なこともある。

診断　◆毒素検出（ELIZA 法），GDH 抗原検出，便培養，遺伝子学的検査（PCR 法）。

治療　◆メトロニダゾール，バンコマイシン，フィダキソマイシン。

予防　◆トキシン B に対するモノクローナル抗体（ベズロトクスマブ）。

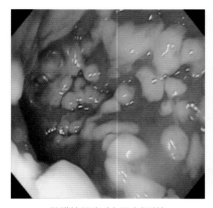

偽膜性腸炎（大腸内視鏡）

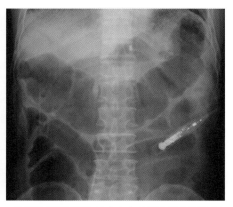

偽膜性腸炎患者にみられた中毒性巨大結腸症

Q193　尿路感染症

◉ 原因菌として最も多いのは大腸菌である。

◉ 尿流障害の合併に注意する必要がある。

成人の尿路感染症

◆ 主な感染部位により上部尿路感染症（腎臓・尿管）と下部尿路感染症（膀胱・尿道）に分け，尿流障害の有無やカテーテル留置の有無により単純性尿路感染症と複雑性尿路感染症に分ける。

起因菌　◆ 比較的正常な尿路では，膀胱や尿管の移行上皮に特異的な接着因子を持つ大腸菌が原因となることが最も多い（75％以上）。大腸菌以外のグラム陰性菌では，その他の腸内細菌，特にクレブシエラ，プロテウス・ミラビリス，および緑膿菌の関与が多い。グラム陽性菌では，腸球菌やコアグラーゼ陰性ブドウ球菌の関与が多い。

◆ 大腸菌などの腸内細菌では，基質拡張型βラクタマーゼ産生菌などの耐性菌が増加している。

症状　◆ 腹痛，排尿痛，頻尿，背部痛などの症状は，尿路感染症を疑わせる。

診断　◆ 確定診断は，検尿による膿尿の確認，血液・尿培養による原因菌の検出による。

◆ 尿路結石，尿路腫瘍，前立腺腫大による尿流障害の有無についてチェックする。

治療　◆ セファロスポリン系，キノロン系抗菌薬などにより治療する。基質拡張型βラクタマーゼ産生菌に対してはタゾバクタム／ピペラシリンやカルバペネム系を使用する。

小児の尿路感染症

◆ 小児の尿路感染症は，乳児では男児，幼児期以降は女児に多い。

◆ 特に乳幼児では，上部尿路の感染と下部尿路の感染を区別することが難しい。

起因菌　◆ 原因菌の90％以上は大腸菌である。

症状　◆ 尿路感染症の主要症状を年齢群別にみると，発熱は全年齢層を通じて認められるが，腹痛，排尿痛，頻尿，背部痛といった成人の尿路感染症でみられる症状は，幼児期以降にならないと認められない。乳児期には不機嫌，哺乳力不良，嘔吐といった非特異的な症状を示す場合がほとんどである。

診断　◆ 乳児の尿路感染症を臨床症状のみから疑うことは困難であり，呼吸器症状を伴わない乳児の発熱をみた場合には，常に尿路感染症の存在を念頭に置き，検尿，血液・尿培養を行う必要がある。

◆ 尿路感染症と診断された患児に対して各種画像検査（超音波検査，排尿時膀胱撮影，腎シンチなど）を実施し，膀胱尿管逆流などの尿流障害の有無，腎実質

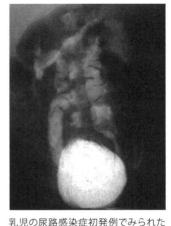

乳児の尿路感染症初発例でみられた両側膀胱尿管逆流。膀胱内に注入された造影剤が逆流して，両側尿管・腎盂が造影されている。

の scaring の有無を確認する。

◆尿流障害を早期に発見することにより，抗菌薬の予防投与や外科的処置による治療を適切に実施し，腎症や末期腎不全への進展を防ぐことができる。

治療　◆セファロスポリン系抗菌薬などにより治療する。

Q194　敗血症

◉敗血症は，「感染症によって重篤な臓器障害が引き起こされる状態」と定義される。

◉敗血症性ショックは，「急性循環不全により細胞障害および代謝異常が重度となり，死亡率を増加させる可能性のある状態」と定義される。

病態　◆敗血症 sepsis は感染に対する生体反応が調節不能な病態であり，生命を脅かす臓器障害を導く。

◆敗血症の診断基準は，ICU 患者とそれ以外（院外，ER，一般病棟）で区別される。ICU 患者では，感染症が疑われ SOFA スコア 2 点以上の急上昇があれば，敗血症と診断する。

◆非 ICU 患者では，quick SOFA（qSOFA）2 項目以上で敗血症を疑う。最終診断は ICU 患者に準じる。

◆敗血症性ショック septic shock は，適切な輸液負荷にもかかわらず平均血圧 65 mmHg 以

qSOFA（quick SOFA）
・ 意識変容
・ 呼吸数 ≧ 22 /min
・ 収縮期血圧 ≦ 100 mmHg

感染症が疑われ，上記 3 つのクライテリアのうち 2 項目以上を満たす場合に敗血症を疑い，集中治療管理を考慮する。敗血症の確定診断は，合計 SOFA スコアの 2 点以上の急上昇による。

qSOFA 2 項目以上では，1 項目以下に比べて院内死亡率が 3 〜 14 倍に増加することが報告されている。

SOFA スコア		0	1	2	3	4
意識	Glasgow coma scale	15	13〜14	10〜12	6〜9	< 6
呼吸	PaO_2 / FIO_2 (mmHg)	≧ 400	< 400	< 300	< 200 および呼吸補助	< 100 および呼吸補助
循環		平均血圧 ≧ 70 mmHg	平均血圧 < 70 mmHg	ドパミン > 5 μg/kg/min あるいはドブタミンの併用	ドパミン 5 〜 15 μg/kg/min あるいはノルアドレナリン ≦ 0.1 μg/kg/min あるいはアドレナリン ≦ 0.1 μg/kg/min	ドパミン > 15 μg/kg/min あるいはノルアドレナリン > 0.1 μg/kg/min あるいはアドレナリン > 0.1 μg/kg/min
肝	血漿ビリルビン値 (mg/dL)	< 1.2	1.2 〜 1.9	2.0 〜 5.9	6.0 〜 11.9	≧ 12.0
腎	血漿クレアチニン値	< 1.2	1.2 〜 1.9	2.0 〜 3.4	3.5 〜 4.9	≧ 5.0
	尿量 (mL/day)				< 500	< 200
凝固	血小板数 (× 10^3/μL)	≧ 150	< 150	< 100	< 50	< 20

上を維持するために循環作動薬を必要とし，かつ血清乳酸値 2 mmol/L（18 mg/dL）以上を認める場合に診断される。

症状 ◆敗血症の臨床像は，基礎疾患，感染症の症状と全身性の炎症徴候とが複合的に重なって現れる。高熱がみられる場合もあれば，正常体温あるいは低体温のこともあり，「熱がないから大丈夫」とは言えない。

◆早期徴候としては過換気がみられることがあり，見当識障害やその他の神経症状もしばしば早期にみられる。

診断 ◆血液培養が必要不可欠である。少なくとも 2 ヵ所から十分量の血液を採取する。

◆病歴，身体所見，画像検査などから感染巣を絞り込み，抗菌薬投与前に血液培養とともに推定感染部位から適切に培養検体を採取する。深部に感染巣がある場合には，通常の培養容器に加えて嫌気培養用容器にも検体を採取する。

治療 ◆感染の治療，血行動態と呼吸の管理，病原体の除去が重要である。抗菌薬治療は，検体採取後速やかに開始する必要がある。抗菌薬投与開始が敗血症の診断から 1 時間以内であれば，死亡リスクが低下することが示されている。

◆感染巣が明らかな場合は，病巣の除去・ドレナージが必須である。

◆抗菌薬の選択は，培養結果が判明するまではグラム陽性菌と陰性菌の双方に有効なものを経験的に十分量投与することが重要である。エンピリックセラピー（経験的治療）に採用する抗菌薬を選択する際に，培養検体のグラム染色所見が有用な場合がある。

◆原因菌の抗菌薬感受性が判明したのち速やかに狭域・単剤の抗菌薬へと変更する戦略をデエスカレーションという。

Q195 髄膜炎

◉髄膜炎は，中枢神経系のびまん性炎症性疾患である。

◉ほとんどは細菌，真菌，ウイルスなどによる感染性炎症であるが，まれに悪性腫瘍，膠原病などの非感染性疾患が原因となることがある。

◉適切な治療を行っても予後不良の場合がある。

◆細菌，真菌，ウイルスなどの微生物が，血行性もしくは直接に髄腔内に侵入・感染して起きる。まれに悪性腫瘍や膠原病などの非感染性疾患が原因となることがある。

◆細菌性髄膜炎を含む，肺炎球菌，インフルエンザ菌，髄膜炎菌による侵襲性感染症は，5 類感染症として全例届出の義務がある。

◆細菌性髄膜炎の場合，わが国では市中感染患者のほとんどは 5 歳未満の乳幼児であり，1 歳未満の乳児が約半数を占めている。

起因菌 ◆インフルエンザ菌の頻度が最も高く，次いで肺炎球菌，B 群溶血性連鎖球菌，大腸菌の順となっている。年齢別にみると，生後 2 〜 3 ヵ月以前は B 群溶血性連鎖球菌と大腸菌が主要な原因菌であるが，生後 3 〜 4 ヵ月以降はインフルエンザ菌と肺炎球菌の頻度が高くなる。成人でも肺炎球菌の頻度が高い。髄膜炎菌による細菌性髄膜炎は，わが

国ではまれである。

◆肺炎球菌ではペニシリン耐性肺炎球菌，インフルエンザ菌では β ラクタマーゼ非産生アンピシリン耐性インフルエンザ菌が多くみられ，使用されるペニシリン系やセファロスポリン系抗菌薬に対する感受性低下が問題となっている。

◆適切な治療を行っても数％の割合で死亡し，十数％の割合で何らかの後遺症を残す。

◆院内発症の細菌性髄膜炎は，頭部外傷や脳外科・耳鼻咽喉科手術，髄液検査などによる機械的損傷では直接的に，免疫能の低下した患者では血行性に，細菌が中枢神経系に侵入して発症する。原因菌としては，コアグラーゼ陰性ブドウ球菌，黄色ブドウ球菌，グラム陰性桿菌（腸内細菌，ブドウ糖非発酵グラム陰性桿菌）などが多い。

◆市中発症の無菌性髄膜炎は，毎年夏季に流行がみられ，エコーウイルス，コクサッキーウイルスなどのエンテロウイルスが原因となる頻度が高く 80 〜 90％を占めている。そのほかムンプスウイルスが原因となる場合がある。

◆無菌性髄膜炎は一般に細菌性髄膜炎と比べて予後は良好で，輸液などの対症療法のみでほとんどの場合後遺症を残すことなく軽快する。

◆そのほか結核菌，真菌（クリプトコックスなど）が原因微生物としてあげられる。

病態　◆原因微生物が血行性に中枢神経系に侵入して発症するのが一般的である。ときに副鼻腔や中耳など近隣臓器から直接侵入する場合もある。脳外科手術や髄腔内へのデバイス留置による場合は，細菌が直接侵入して細菌性髄膜炎を起こす。

◆血液と中枢神経の間には血液 - 脳関門と呼ばれるバリアがあり，通常は血液中の微生物が中枢神経に入り込むことはない。このバリア機能の破綻や，微生物の持つ病原性や中枢神経親和性により，中枢神経に侵入しやすくなる。

◆中枢神経内では，白血球による貪食殺菌などの免疫機構が働きにくく，また抗菌薬などの薬剤も到達しにくいので，治療に難渋する場合が少なくない。

症状　◆典型的な症状は，発熱，頭痛，嘔吐，髄膜刺激症状（項部硬直，ケルニッヒ徴候）である。

◆新生児・乳児では，発熱，不機嫌，哺乳力低下，痙攣，大泉門膨隆，なんとなく調子が悪いなど，非特異的症状を示すことが多い。

◆病変が脳実質に及んで髄膜脳炎を呈すれば，意識障害・脳局在症状を伴うようになる。

髄液所見による髄膜脳炎の鑑別

種類	外観	増加する細胞の種類	蛋白	糖	備考
細菌性	白濁	多核球	増加	低下	塗抹染色，ラテックス凝集反応
結核性	水様，ときにキサントクロミー	単核球			抗酸菌染色，PCR，クロール低下，ADA 増加
真菌性					墨汁染色（クリプトコックス），ラテックス凝集反応
ウイルス性	水様（日光微塵）	単核球（病初期には多核球の場合もあり）	増加（軽度）	正常	

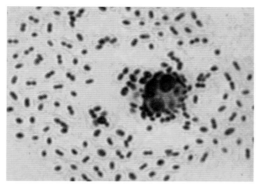

髄液中の肺炎球菌（グラム染色）

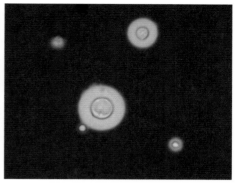

髄液中のクリプトコックス（墨汁染色）

| 診断 | ◆診断の決め手は髄液検査である。髄液中の細胞数，蛋白，糖，アデノシンデアミナーゼ（ADA；結核を疑った場合）の測定に加え，髄液の微生物学的検査（塗抹鏡検・グラム染色，培養検査，細菌抗原検査，PCR，ウイルス分離など）を行う。 |
| | ◆血液培養は必ず実施する。 |

診断

◆診断の決め手は髄液検査である。髄液中の細胞数，蛋白，糖，アデノシンデアミナーゼ（ADA；結核を疑った場合）の測定に加え，髄液の微生物学的検査（塗抹鏡検・グラム染色，培養検査，細菌抗原検査，PCR，ウイルス分離など）を行う。

◆血液培養は必ず実施する。

治療

◆細菌性髄膜炎に対しては，アンピシリン，セフォタキシム，セフトリアキソン，パニペネム／ベタミプロン，メロペネム，バンコマイシンなどの抗菌薬を，推定される原因菌の種類により，単独もしくは併用で使用する。薬剤の髄液移行性を考慮して，高用量を使用する必要がある。

◆結核性髄膜炎に対しては，イソニアジド，リファンピシン，ピラジナミド，エタンブトール，硫酸ストレプトマイシンなどの抗結核薬を併用する。

◆真菌性髄膜炎に対しては，アムホテリシンB（リポソーム製剤），フルコナゾールなどの抗真菌薬を使用する。

◆無菌性髄膜炎に対する特異的治療はないが，単純ヘルペスウイルス，水痘・帯状疱疹ウイルスの関与が考えられる場合には，アシクロビルを使用する。

◆細菌性および結核性髄膜炎の急性期には，デキサメタゾンなどの副腎皮質ステロイド薬を併用する。

◆バゾプレシン分泌過剰症（SIADH）を併発しやすいので，適切な輸液管理を行う。

◆痙攣に対しては抗痙攣薬を使用する。

予防

◆ワクチンで予防できる疾患は，ワクチン接種により予防する。

◆細菌性髄膜炎に対してはインフルエンザ菌b型（Hib）ワクチン，肺炎球菌結合型ワクチン，髄膜炎菌結合型ワクチンが有用である。

◆ムンプスウイルス，水痘・帯状疱疹ウイルスによる無菌性髄膜炎に対しては，ムンプスワクチン，水痘ワクチンの接種がそれぞれ有用である。

9

臨床上重要な感染症の特徴と原因微生物

Q196 骨髄炎

● 骨折などの外傷に伴って皮膚表在菌が侵入し，骨髄を侵す。

● 血行性感染も起こりうる。

病態
◆ 骨髄の感染であり，長管骨の骨幹端部に好発するが，脊椎などにも起こる。

◆ 開放骨折や術後に創部から菌が侵入して感染が起こる。隣接感染巣から感染が波及したり，血行性の感染も起こりうる。

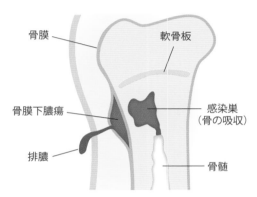
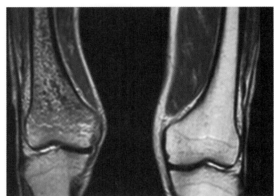

膝関節にみられた骨髄炎（右は正常骨髄）

起因菌
◆ 細菌によるものが多い。原因菌は黄色ブドウ球菌が多く，ほかにグラム陰性菌など各種の細菌が原因となりうる。

症状
◆ 急性骨髄炎では発熱，感染局所の疼痛，腫脹，熱感，発赤，圧痛を認める。

◆ 慢性骨髄炎は急性骨髄炎に比べて臨床症状が乏しい。

診断
◆ 血液検査では，CRP や白血球数の上昇など炎症所見が認められ，骨破壊によってアルカリホスファターゼ（ALP）が上昇する。

◆ 単純 X 線などの画像検査で骨の吸収，破壊，硬化などの所見が観察される。慢性化すると，骨皮質の肥厚や腐骨などを認める。骨シンチグラフィーでは集積像を認める。

◆ 起因菌の精査は創部の検体を培養して検出する。

治療
◆ 外科的治療が有効であり，病巣の掻爬を行う。

◆ 抗菌薬は，起因菌が判明するまでは広域スペクトラムの抗菌薬を投与する。起因菌が判明した段階で，感受性が高く局所への移行性の良い狭域スペクトラムの抗菌薬に変更する。なお，メチシリン耐性黄色ブドウ球菌（MRSA）の場合はリネゾリドなどの抗MRSA薬を選択する。

Q197　感染性心内膜炎

◉ 傷ついた心内膜に細菌が付着して疣腫と呼ばれる感染巣を形成する。

◉ 抜歯を契機として発症した場合は，口腔内常在菌である緑色連鎖球菌などが起因菌となる。

病態
- 心内膜や弁膜に病原微生物を含む疣腫または疣贅（vegetation）を形成し，菌血症や塞栓症，心不全など多彩な臨床症状を呈する疾患である。
- 弁膜症など心臓の弁に障害がある症例に発症しやすい。抜歯などの歯科治療や外科的処置などに伴って一過性の菌血症を起こし，弁に菌が付着することが多い。

起因菌
- 主な起因菌は緑色連鎖球菌 *Streptococcus viridans* やブドウ球菌属（黄色ブドウ球菌とそれ以外のブドウ球菌），腸球菌などである。

症状
- 本疾患に特異的な症状はなく，微熱や全身倦怠感，食欲不振，関節痛などが続く。黄色ブドウ球菌が原因の場合は，発熱や全身症状が強く現れやすい。
- 塞栓症，Osler 結節（指趾の有痛性結節），Janeway 発疹（無痛性の小赤色斑）などがときに見られる。

疣腫

弁膜への菌の付着

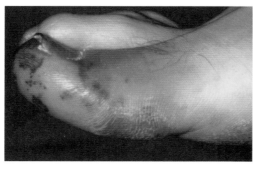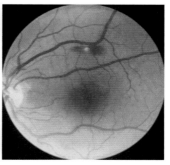

感染性心内膜炎患者にみられた下肢の出血斑（左）と眼底の出血所見（右）

診断
- 血液培養の陽性率が高い。感染巣が不明にもかかわらず血液培養陽性が続く場合に診断のきっかけになる。
- 確定診断には心エコーによる疣腫の検出が重要である。ただし，経胸壁心エコーは感度が低く，経食道心エコーが有用である。
- Duke 診断基準が広く用いられており，たとえば2回の血液培養陽性あるいは心エコーで疣腫などの心内膜病変が確認できれば診断が確定する。

治療
- 手術が可能な例では優先的に手術を考慮する。
- 抗菌薬はグラム陽性球菌を想定してペニシリン製剤を主に選択し，相乗効果を期待して

9

臨床上重要な感染症の特徴と原因微生物

ゲンタマイシンなどのアミノグリコシド系抗菌薬やリファンピシンを併用する。起因菌が判明したら，さらに推奨される抗菌薬に変更する。

Q198　胆道感染症

◉十二指腸 Vater 乳頭部から逆行性に菌が侵入することが多く，主に腸内細菌が起因菌となる。

病態
◆胆道系（肝内胆管，肝管，総胆管，胆嚢，胆嚢管など）の感染を総称した用語であり，胆管炎や胆嚢炎が代表的な疾患である。
◆結石や腫瘍による胆汁のうっ滞に伴い，細菌感染を起こすことが多い。一般的には十二指腸の Vater 乳頭部から菌が侵入すると考えられているが，血行性の場合もありうる。

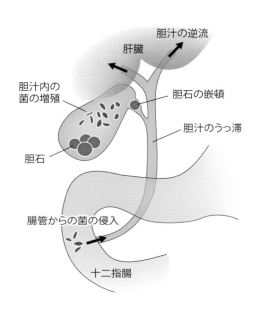

起因菌
◆腸内細菌が大半を占める。多くがグラム陰性菌であるが，腸球菌などのグラム陽性菌や嫌気性菌の感染も認められる。

症状
◆急性胆管炎や急性胆嚢炎では発熱，腹痛を訴え，黄疸を伴いやすい（Charcot の 3 徴）。まれに意識障害やショックを伴うこともある（Reynolds の 5 徴）。
◆急性胆嚢炎では，圧痛のために吸気動作が止まる Murphy 徴候が認められる。

診断
◆血液生化学検査で白血球増加，CRP 上昇など炎症所見を認め，ALP や γ-GTP などの肝・胆道系酵素やビリルビンの上昇を認める。
◆腹部エコーや CT 検査により，急性胆管炎では胆管の拡張や狭窄，胆管結石を認める。急性胆嚢炎では胆嚢の腫大，胆嚢壁の肥厚，胆嚢結石などが認められる。最近では MRI を利用した胆管造影が用いられ，胆管結石の描出率に優れている。

治療
◆急性胆管炎では，内視鏡的あるいは開腹による胆管ドレナージを行い，胆汁うっ滞を改善させる。
◆胆道系に移行性の良い抗菌薬を投与する。胆石や腫瘍については手術の適応を検討する。

Q199 肝膿瘍

◉ 細菌性肝膿瘍とアメーバ性肝膿瘍がある。

◉ 細菌性の場合，クレブシエラや大腸菌などのグラム陰性桿菌が多い。

病態　◆ 胆道，門脈，肝動脈を経て菌が侵入する場合が多い。胆道からの感染は結石や腫瘍による胆汁のうっ滞，門脈からの感染は憩室炎などの腸疾患，肝動脈からの感染は菌血症によって二次的に起こることが多い。

起因菌　◆ 細菌性肝膿瘍の起因菌としては *Klebsiella* 属や大腸菌などのグラム陰性桿菌が多く，*Bacteroides* 属や腸球菌による感染もときにみられる。単独の菌だけでなく複数の菌による感染も起こりうる。

◆ 近年，台湾において粘稠性の強い莢膜を産生する肺炎桿菌による肝膿瘍の増加が報告されている。

◆ アメーバ性肝膿瘍は赤痢アメーバによって起こる。☞ Q168

症状　◆ 発熱や腹痛（右上腹部痛，右季肋部痛），倦怠感，悪寒，戦慄などを認める。

診断　◆ 血液生化学検査で白血球数増加，CRP 上昇などの炎症所見を認める。胆道系感染症を伴う場合は ALP などの胆道系酵素が高値を示す。

◆ 診断には腹部エコー，CT が有用で，肝内部に低吸収性の占拠性病変を認める。

治療　◆ 膿瘍のドレナージと抗菌薬の投与が基本である。起因菌が不明の時点では，胆道移行性に優れ主にグラム陰性桿菌に有効な抗菌薬を選択する。

◆ アメーバ性肝膿瘍にはメトロニダゾールを用いる。

9

臨床上重要な感染症の特徴と原因微生物

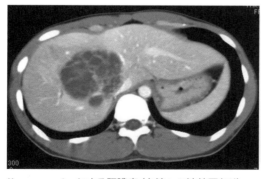

K. pneumoniae による肝膿瘍（台湾への渡航歴あり）

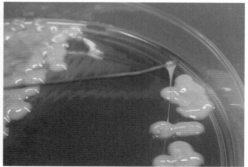

肝膿瘍の穿刺により粘稠性の強い莢膜を産生する *K. pneumoniae* が培養された

Q200 性行為感染症

◉ 梅毒，淋病，非淋菌性尿道炎，AIDS が代表的疾患である。

◆ 性行為感染症（sexually transmitted infection：STI）とは，性行為を介して病原微生物が伝播する感染症をいう。表に示すような疾患があげられるが，それ以外に疥癬や伝染性単核球症などを含める場合もある。

代表的な性行為感染症とその病原体

分　類	疾　患	病原体
ウイルス	AIDS	HIV（ヒト免疫不全ウイルス）
	性器ヘルペス	HSV（単純ヘルペスウイルス）
	尖圭コンジローマ	HPV（ヒトパピローマウイルス）＊
	肝炎	HBV（B 型肝炎ウイルス）
細菌	淋病	淋菌
	軟性下疳	軟性下疳菌
	鼡径部肉芽腫	*Calymmatobacterium granulomatis*
スピロヘータ	梅毒	梅毒トレポネーマ
クラミジア	非淋菌性尿道炎	クラミジア・トラコマチス，ウレアプラズマなど
	鼡径リンパ肉芽腫	クラミジア・トラコマチス
寄生虫，原虫	腟トリコモナス症	トリコモナス原虫
	アメーバ赤痢	赤痢アメーバ
	毛じらみ症	ケジラミ
	ジアルジア症	ランブル鞭毛虫

＊ HPV は子宮頚癌の原因でもある

梅毒

◆ 梅毒トレポネーマ *Treponema pallidum* による性行為感染症であるが，ときに母親から胎児に垂直感染を起こす。☞ Q17

◆ 臨床経過は，陰部に潰瘍を伴う無痛性の硬結（硬性下疳）を認める第 1 期（感染後 10 日〜3 ヵ月），バラ疹や扁平コンジローマが出現する第 2 期（3 ヵ月以降），ゴム腫を各臓器に認める第 3 期（3 年以降），心血管系梅毒や神経梅毒など各種症状を呈する第 4 期（10 年以降）に分ける。

◆ 診断には血清反応としてガラス板法（STS）と TPHA 法，および IgM 抗体などが用いられる。治療はペニシリン系抗菌薬を用いる。

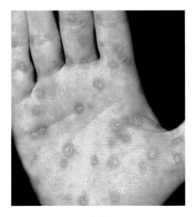

バラ疹

淋病	◆淋菌 *Neisseria gonorrhoeae* による感染症。男性は主に尿道炎を起こし，性行為後 2 ～ 7 日程度で排尿時痛や白色の尿道分泌物を認める。女性は主に子宮頸管炎を起こすが，症状が明確でない場合が多い。クラミジアとの混合感染例も少なくない。☞ **Q78**
	◆診断は尿道分泌物のグラム染色や遺伝子増幅法による。
	◆淋菌は多剤耐性化の傾向があり，セフトリアキソンやスペクチノマイシンなど一部の抗菌薬のみ使用可能である。
非淋菌性尿道炎	◆クラミジア *Chlamydia trachomatis* やウレアプラズマなど淋菌以外の病原体による尿道炎を非淋菌性尿道炎と呼ぶ。
	◆性行為後 1 ～ 3 週間の潜伏期を経て排尿時痛や尿道分泌などの症状を認めるが，淋病に比べて症状は軽い。女性は明らかな症状を認めない場合もあるが，不妊の原因になりうる。
	◆治療にはキノロン系あるいはマクロライド系抗菌薬を用いる。
AIDS	◆ヒト免疫不全ウイルス（HIV）による感染症である。CD4 陽性 T 細胞が徐々に破壊され，細胞性免疫不全をきたすことで各種の日和見感染症や悪性腫瘍などを合併した段階でAIDS と判定される。
	◆HIV 感染後 1 ～ 2 ヵ月で感冒様症状を伴うが，その後は無症候性キャリアとして 5 ～ 8 年が経過し，カンジダ口内炎やニューモシスチス肺炎，サイトメガロウイルス感染症などの日和見感染症を発症する。☞ **Q139**

9

臨床上重要な感染症の特徴と原因微生物

索引

索引

索引

Q シリーズ　新微生物学

定価（本体 3,200 円＋税）

2016 年 6 月 11 日　第 1 版
2018 年 9 月 13 日　第 1 版 2 刷
2021 年 3 月 6 日　第 2 版

編　集　舘田一博・松本哲哉・岩田敏・
　　　　槇村浩一・赤尾信明
発行者　梅澤俊彦
発行所　日本医事新報社　**www.jmedj.co.jp**
　　　　〒101-8718　東京都千代田区神田駿河台 2-9
　　　　電話 03-3292-1555（販売）・1557（編集）
　　　　振替口座 00100-3-25171

印　刷　ラン印刷社

©2021　Kazuhiro Tateda　Printed in Japan
ISBN978-4-7849-1194-3

装丁；花本浩一　DTP；深谷稔子

電子版の閲覧方法

巻末の袋とじに記載されたシリアルナンバーで、本書の電子版を閲覧できます。

手順① 弊社ホームページより会員登録（無料）をお願いします。
（すでに会員登録をしている方は手順②へ）

会員登録はこちら

手順② ログイン後、「マイページ」に移動してください。

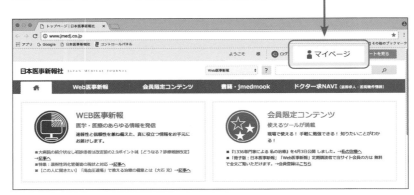

手順③ 「会員限定コンテンツ」欄で、本書の「SN登録」をクリックしてください。

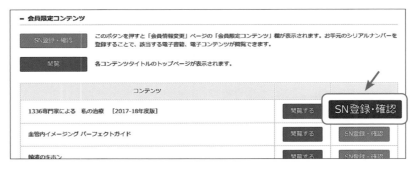

手順④ 次の画面でシリアルナンバーを入力し、「確認画面へ」をクリックしてください。

手順⑤ 確認画面で「変更する」をクリックすれば登録完了です。以降はマイページから
電子版を閲覧できます。

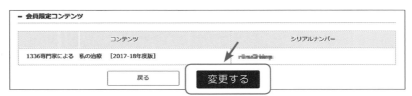